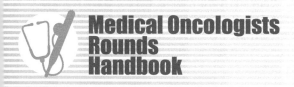

Medical Oncologists Rounds Handbook

肿瘤内科
医师查房手册

李黎波 ○ 主编
罗荣城 ○ 主审

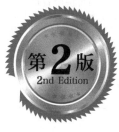

第2版
2nd Edition

U0194347

化学工业出版社
·北京·

本书在第 1 版的基础上，按最新的治疗指南更新了内容，增加了 3 个病例。本书结合病例，以肿瘤内科临床需要为内容取舍标准，对肿瘤内科常见肿瘤及急症的主要知识点作了较为全面和深入的阐述，突出肿瘤内科临床查房实践中的重点知识和逻辑思维，但又不仅是其临床查房工作的简单再现，还广泛涉及肿瘤内科诊治的最新的研究进展和循证医学证据。图文并茂，设置问题目录便于读者查阅。

　　本书适合初上临床的轮转医师、临床型研究生、见习/实习医学生，也适合肿瘤内科的住院医师和主治医师阅读、参考。

图书在版编目（CIP）数据

　　肿瘤内科医师查房手册/李黎波主编. —2 版. —北京：
化学工业出版社，2017.7（2023.10重印）
　　ISBN 978-7-122-29838-6

　　Ⅰ.①肿…　Ⅱ.①李…　Ⅲ.①肿瘤-内科-诊疗-手册
Ⅳ.①R73-62

　　中国版本图书馆 CIP 数据核字（2017）第 126348 号

责任编辑：戴小玲　　　　　　　　装帧设计：史利平
责任校对：王　静

出版发行：化学工业出版社（北京市东城区青年湖南街 13 号　邮政编码 100011）
印　　装：北京盛通数码印刷有限公司
850mm×1168mm　1/32　印张 11½　字数 350 千字
2023 年 10 月北京第 2 版第 8 次印刷

购书咨询：010-64518888　　　　　　售后服务：010-64518899
网　　址：http://www.cip.com.cn
凡购买本书，如有缺损质量问题，本社销售中心负责调换。

定　　价：45.00 元

编者人员名单

主　编　李黎波

副主编　蔡晓军　孙玲玲　张晓娜　陈　润

编　者　李黎波　陈　润　金龙伟　冯劼妮

　　　　　　袁燕玲　蔡晓军　孙玲玲　陈耀成

　　　　　　廖亚勇　李文敏　曾利娴　宋姗姗

　　　　　　肖雅娟　彭忠忠　刘韧耕　张骞予

　　　　　　陈　凤　罗晓君　朗月红　唐子博

　　　　　　刘　晨　江海涛　张晓娜

主　审　罗荣城

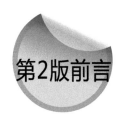

第2版前言

　　本书自 2012 年出版至今已有 5 个年头。这 5 年来，我们从各种渠道获得了读者对本书的反馈意见，不论是赞赏的还是提出宝贵建议的，均表达了广大读者对本书的厚爱。当听到许多年轻医师们说他们在肿瘤内科查房时常带着本书，我们深感欣慰，也感到教学的重任。

　　随着现代医学科技的迅猛发展，肿瘤的确诊率日益提高，以及抗肿瘤药物不断更新换代，肿瘤治疗方案也在不断更新，原来的查房手册已经跟不上时代的进展了，故我们在第 1 版的基础上进行修订。

　　《肿瘤内科医师查房手册 (第 2 版)》依然保留首版的诸多优点：所选病例都是临床上比较典型的教学病例，对各个肿瘤病种有很好的代表性；以各个临床实例为主线，从实习医师到住院医师、主治医师/进修医师逐级提问，内容涉及肿瘤的病因学、病理学检查、影像学检查、放疗治疗、手术治疗、内科治疗以及生物靶向治疗等诊疗知识，最后由主任医师作总结，针对各个肿瘤病种的特殊性逐一讨论、分析和总结，从而达到系统化、规范化地介绍肿瘤诊疗知识。再版参考了最新版的 NCCN 指南以及国家卫生部颁布的诊疗指南，更新了知识内容；并在原有临床病例的基础上添加了新的病例，丰富了初版的内容。

　　限于作者水平，尽管再三修改，仍难免存在不足之处，恳请各位同仁、读者不吝指正。也希望读者们能够一如既往地喜爱本书并多提宝贵意见和建议，以备再版时参考。

编者

2017 年 5 月 8 日

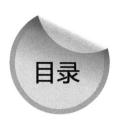

目录

第四章　头颈部肿瘤　156

第五章　骨及软组织肿瘤　192

第六章　皮肤肿瘤　221

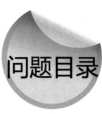

问题目录

大肠癌伴肠梗阻 54

直肠癌 59

直肠类癌 64

胰腺癌 69

原发性肝细胞肝癌 76

肝内胆管细胞癌　　84

前列腺癌　　90

睾丸肿瘤　　99

卵巢恶性肿瘤   107

卵巢癌   116

宫颈癌   121

❓ 鼻咽癌放疗后吞咽困难　　165

❓ 甲状腺癌　　168

❓ 喉癌　　173

舌癌 181

脑胶质瘤 186

恶性纤维组织细胞瘤 ●211

腹膜后脂肪肉瘤 ●216

基底细胞癌 ●221

皮肤鳞状细胞癌 227

恶性黑色素瘤 232

多发性骨髓瘤（MM） 240

多发性骨髓瘤 246

恶性淋巴瘤 ⬤251

中枢神经系统淋巴瘤（PCNSL） ⬤259

乳腺导管内癌 265

浸润性乳腺癌伴腋淋巴结转移 269

上腔静脉综合征 276

急性肿瘤溶解综合征 301

第一章 呼吸系统肿瘤

老年男性，反复咳嗽、胸痛半年，加重伴消瘦乏力1个月——肺鳞癌

❀ [实习医师汇报病历]

患者男性，68岁，因"反复咳嗽、胸痛半年，加重伴消瘦乏力1个月"入院。入院前于外院门诊行胸部X线检查示右上肺一类圆形阴影，大小约4.0cm×3.0cm，周围毛刺状。查体：消瘦，神情疲倦，左、右锁骨上均可触及1~2个约0.9cm×0.8cm的肿大淋巴结，质地硬、活动性差、表面欠光滑、边界欠清楚、无明显压痛。患者吸烟40年，每天20~30支。入院初步诊断：右上肺占位性病变，性质待定。

❓ 主任医师常问实习医师的问题

🔴 **目前考虑诊断为什么？**

答：右上肺癌并锁骨上窝淋巴结转移。

🔴 **诊断为肺癌的依据是什么？ 鉴别诊断是什么？**

答：（1）诊断依据

① 老年男性。

② 主诉咳嗽、胸痛反复发作，并有消瘦乏力1个月。

③ 有吸烟史40年。

④ 胸部X线片发现右上肺肿物。

⑤ 查体见消瘦、神情疲倦并且发现左、右锁骨上淋巴结肿大。

（2）需要与以下疾病鉴别

① 肺结核：结核可有咳嗽、消瘦的症状，但多见于年轻患者，多

伴有发热等全身中毒症状，影像学检查见病灶边界清楚，密度较高，有时会有钙化点。

② 肺炎：起病急，常先有寒战、高热等毒血症症状，然后出现咳嗽、胸痛等症状，抗生素治疗后病灶消失。

③ 肺部良性肿瘤：通常无明显的症状。胸部 X 线片显示病灶多为边缘光滑，不会有锁骨上窝淋巴结转移。

④ 肺脓肿：多有发热、寒战症状，反复咳嗽、胸痛、咳脓痰病史，胸部 X 线片显示多为胸部病灶，中央空洞形成，边缘不规则。细菌培养多为阳性。敏感抗生素治疗有效。

> **下一步需要做哪些检查项目？各有什么临床意义？或有什么优缺点？**

答： 胸部增强 CT、头颅 MRI、腹部及锁骨上窝淋巴结超声检查、全身骨扫描及肿瘤标志物检查，必要时做支气管镜检查。如果患者经济条件好的话，可考虑做全身 PET-CT。

（1）胸部增强 CT　可了解病灶的大小以及其与周围组织的关系，如有无浸润至胸膜，有无与胸壁粘连，有无侵犯气管支气管；还可了解有无纵隔淋巴结转移等。如果是周围型肺癌，病灶靠近胸壁，可以考虑通过 CT 引导穿刺取得病理标本确诊。CT 对病灶的测量也可作为肿瘤治疗后疗效评价的重要指标。

（2）头颅 MRI　可以排除患者有无脑转移病灶。其优点是比 CT 检查更细致，容易发现小的转移病灶。

（3）腹部及锁骨上窝淋巴结超声检查　腹部超声可以排除有无肝脏转移病灶，排除腹膜后淋巴结转移，排除肺癌肾上腺转移，因为部分肺癌有可能转移到肾上腺。如果是女性还需要检查妇科超声，了解子宫、附件的情况。锁骨上窝淋巴结超声检查可以确定淋巴结的大小以及与周围组织的关系，判断能否行淋巴活检，同时还可以作为肿瘤治疗后疗效评价的指标之一。

（4）全身骨扫描　排除全身骨转移病灶。

（5）肿瘤标志物检查　可以通过标志物癌胚抗原（CEA）、糖原抗原（CA）19-9、CA72-4、CA125、CA153、神经元特异性烯醇化酶（NSE）、鳞状细胞相关抗原（SCC）、细胞角蛋白21-1 片段（Cyfra21-1）等，大致判断肿瘤是腺癌还是鳞癌。另外，肿瘤标志物也可以作为肿瘤治疗后疗效评价的指标之一。

（6）支气管镜检查 可以检查肿瘤灶在支气管内的大小和范围，必要时可以通过活检、刷片或者细胞学取得病理学诊断依据。

● **哪些因素与肺癌的发生有关？ 也就是说肺癌的病因有哪些？**

答：肺癌的病因至今尚未明确。不过，目前公认与肺癌有密切关系的因素有以下几个。

（1）**吸烟** 大量调查资料显示，肺癌的病因与吸纸烟关系极为密切。肺癌发病率的增长与纸烟销售量增多呈平行关系。纸烟中含有苯并芘等多种致癌物质。实验动物吸入纸烟烟雾或涂抹焦油可诱发呼吸道和皮肤癌症。有吸烟习惯者肺癌发病率比不吸烟者高10倍，吸烟量大者发病率更高，比不吸烟者高20倍。临床确诊的肺癌病例中，每日吸纸烟20支以上，历时30年以上者，占80%以上。近20～30年，我国吸烟情况非常严重，近3亿人口有吸烟习惯。长期吸烟可导致支气管黏膜上皮细胞增生，鳞状上皮化生，诱发鳞状上皮癌或未分化小细胞癌。无吸烟嗜好者，虽然也可患肺癌，但以腺癌较为常见。

（2）**大气污染** 工业发达国家肺癌的发病率高，城市比农村高，厂矿区比居住区高，主要原因是工业和交通发达地区，石油、煤和内燃机等燃烧后和沥青公路尘埃产生的含有苯并芘、致癌烃等有害物质污染大气。资料显示，大气中苯并芘浓度高的地区，肺癌的发病率也增高。大气污染与吸纸烟对肺癌的发病率可能互相促进，起协同作用。

（3）**职业因素** 20世纪30年代文献报道欧洲某矿区肺癌发病率高。经过多年的调查研究，目前已公认，长期接触铀、镭等放射性物质及其衍化物、致癌性碳氢化合物、砷、铬、镍、铜、锡、铁、煤焦油、沥青、石油、石棉、芥子气等物质，均可诱发肺癌，主要是鳞癌和未分化小细胞癌。

（4）**肺部慢性疾病** 如肺结核、硅沉着病（矽肺）、肺尘埃沉着病（尘肺）等可与肺癌并存。这些病例癌症的发病率高于正常人。此外，肺支气管慢性炎症以及肺纤维瘢痕病变在愈合过程中可能引起鳞状上皮化生或增生，在此基础上，部分病例可发展成为肺癌。

（5）**人体内在因素** 如家族遗传，免疫功能降低如获得性免疫缺陷综合征（艾滋病）患者，代谢活动、内分泌功能失调等也可能对肺癌的发病起一定的促进作用。

⊛ [住院医师补充病历]

患者男性，因咳嗽胸痛伴消瘦入院，有吸烟史多年。入院后胸部增强 CT（图 1-1、图 1-2）示：右肺上叶见一大小约 4.1cm×2.9cm×2.3cm 团块影，边界不清楚，病灶周围见毛刺及斑状密影，对比增强扫描后呈不均匀强化，CT 值为 28～55Hu，纵隔及双肺门多发肿大淋巴结，部分融合成团，内见坏死及钙化。彩色 B 超示：左、右锁骨上各探及一个淋巴结，分别为 0.9cm×1.0cm 及 0.9cm×0.8cm。头颅 MRI、腹部超声及全身骨 ECT 未见明显异常。肿瘤标志物 CEA 112.2μg/L、SCC 4.5μg/L、Cyfra21-1 41.86μg/L，明显升高。行肺内肿物穿刺，病理结果为低分化鳞状细胞癌。

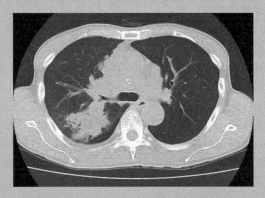

图 1-1 胸部 CT 片（肺窗）

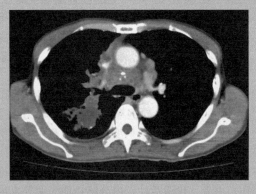

图 1-2 胸部 CT 片（纵隔窗）

主任医师常问住院医师的问题

● MRI 图像和 CT 图像有何不同？ MRI 的优势是什么？

答：MRI 成像主要是利用人体中最多的氢质子在磁场中产生的共振效应，通过计算机处理后得到的图像。一般分为 T1 加权像、T2 加权像、质子密度像这三种图像。

CT 图像的对比度依赖于组织的 X 线衰减系数。

肿瘤密度与软组织密度接近，一般需要注射造影剂才能更好地显示和定性。

MRI 的优势在于以下几点。

① 有较高的组织对比分辨率，有多种参数的选择和变化，从而有可能对各种病变的性质加以判断。

② 没有放射线损害。

③ 可以多方位、多平面成像，可以更准确地判断病变的位置及范围。

④ 常不需要造影剂就可对部分病变的性质进行判断。同时也不用注射造影剂便可对血管、淋巴结或肿瘤进行准确判断。

● 该患者目前的诊断和治疗原则是什么？

答：根据临床症状、体征结合影像学检查（CT 和超声提示右肺占位，纵隔、双肺门、右侧锁骨上窝淋巴结转移）和实验室检查及穿刺病理结果，目前诊断为右肺鳞癌ⅢB 期（$T_{2a}N_3M_0$）。

因为患者已处于ⅢB 期，已无手术切除的指征，治疗上应该考虑给予同期化放疗，同时强烈要求患者戒烟。

● 具体的治疗方案是什么？

答：以放化疗为主要手段，治疗目的为延长生命，提高生活质量。

由于患者的一般情况尚可但是年龄偏大，PS 评分为 1～2 分，故考虑行同步化放疗。可以用顺铂/依托泊苷化疗，具体为：顺铂 50mg/m^2、d1、d8、d29、d36，依托泊苷 50mg/m^2、d1～d5、d29～d33。同期胸部适型放疗，总剂量 60～70Gy，分割剂量 2Gy，疗程为 6～7 周。

如果患者拒绝同步放化疗，可以考虑系统化疗，方案可以考虑：NP [诺维本 25mg/m^2，iv，d1、d8，顺铂（DDP）80mg/m^2，iv gtt，d1，21d 重复] 和 TP 方案（紫杉醇 135～175mg/m^2，iv gtt，d1，顺铂

$60\sim80mg/m^2$，iv gtt，d1 或 d3，21d 重复）。以及 GP、DP 方案，在化疗的基础上可联合使用血管内皮抑素，提高疗效，延长生存期。

 主任医师常问主治医师的问题

● **一线治疗失败，应如何选择二线治疗？**

答：对一线治疗达到疾病控制（完全缓解、部分缓解和稳定）的患者，可选择维持治疗。目前同药维持治疗有循证医学证据支持的药物有培美曲塞（非鳞癌）和吉西他滨；有循证医学证据支持的换药维持治疗的药物有培美曲塞（非鳞癌）。

该患者为鳞癌，如一线治疗选择吉西他滨，可考虑同药维持治疗药物为吉西他滨。对于表皮生长因子受体（EGFR）敏感突变患者可以选择表皮生长因子受体酪氨酸激酶抑制剂（EGFR-TKI）进行维持治疗。

● **如果患者出现大咯血，应如何处理？**

答：肺癌大咯血是肺癌最凶险的并发症之一，临床上也常见。一般一次咯血在 50ml 以上或者 24h 内咯血大于 500ml 称为大咯血。90% 以上的大咯血来源于支气管动脉。大咯血的主要死因是窒息，其次是失血性休克。

大咯血的处理有以下几个方面。

（1）常规处理

① **体位**：患侧卧位，禁止健侧卧位或坐位，避免血液和血块堵塞健侧支气管。禁止患者起床活动。大小便均应在床上进行，冬天远离暖气和空调。饮食以温凉饮食为主，应进食流质，禁食热、辛、辣等刺激性食物。保持大便通畅，大便时禁用力或屏气，必要时可使用润滑剂或缓泻药。

② 解除患者紧张情绪，鼓励患者尽量将血咯出，不要强忍下咽，如果有因过度紧张导致血压升高时，可适当应用镇静药。

③ 剧烈咳嗽患者禁止使用吗啡等强镇咳药物，对于老年、体弱、慢性阻塞性肺疾病（COPD）、肺功能重度减退的患者尽量不用镇咳药物，避免抑制咳嗽反射而导致窒息。

④ 常规吸氧，保持呼吸道通畅。

（2）止血药物　原则是针对不同止血机制选择联合应用 3～5 种药物。

① 作用于血管或减少毛细血管通透性的药物：垂体后叶素，强烈

收缩血管起到止血作用，为最常用、最有效的止血药，具体方法：5～10U 溶于 30ml 葡萄糖注射液静脉推注，10～15min 结束，续用 10U 溶于 250ml 液体中，以 2U/h 维持。每天剂量控制在 30～50U。注意，孕妇、心力衰竭患者、冠心病患者、高血压病患者和肺源性心脏病患者等慎用或禁用。

② 普鲁卡因、酚妥拉明：扩张血管，降低肺循环压力而止血，多用于垂体后叶素无效或有禁忌证时，具体方法：普鲁卡因皮试阴性方可使用，40～60mg 溶于葡萄糖注射液 30ml，10～15min 内推注完毕，每天 2 次；酚妥拉明 10～20mg 加入 5％葡萄糖 500ml 缓慢静滴，注意检测血压。

③ 卡巴克洛（安络血）：可降低毛细血管通透性，增加毛细血管抵抗力。

④ 肾上腺皮质激素：有抗炎、抗过敏及降低毛细血管通透性作用。5mg 地塞米松溶于葡萄糖注射液 20ml 中静脉推注，每天 4～6 次，合并感染和有皮质激素禁忌者禁用。

⑤ 作用于血小板和抗纤溶系统药物：酚磺乙胺（止血敏）可增加血小板循环量，增加血小板功能和血小板黏附性，每天剂量不能超过 3g；氨基己酸能抑制纤维蛋白溶解酶原的激活因子，阻止纤溶酶的形成，使纤维蛋白溶解，达到止血目的，氨基己酸每天剂量不宜超过 29g；巴曲酶（立止血）能促进出血部位血小板循环量，增加血小板功能和血小板黏附性，每日剂量不超过 3g。静脉注射和肌内注射均可。

⑥ 其他药物：阿托品、山莨菪碱（654-2）可减少回心血量和循环血量，降低肺动脉压而止血。山莨菪碱（654-2）20～30mg 加入 250～500ml 注射液静脉滴注，每日 1 次。云南白药属于中药类，可缩短凝血时间，具有止血作用。

（3）亚冬眠疗法　通过中枢镇静作用，扩张周围小动脉，减慢心率，从而降低肺循环压而达到止血目的。对于高度紧张患者可以使用，用二氢麦角碱 0.3～0.6mg、异丙嗪 25mg、盐酸哌替啶 50mg 加入 5％葡萄糖 500ml 中静脉滴注。血压控制在 90/60mmHg 或收缩压在用药前舒张压水平。有垂体后叶素禁忌者可选用。仅用于呼吸功能差、呼吸衰竭、严重肝肾功能障碍和血液病等。

（4）支气管镜　可用于局部用药止血，凝血酶 200～500U 直接喷于出血灶；或 0.1％肾上腺素 0.3～0.5ml 喷洒出血灶。冷 0.9％氯化钠（生理盐水）灌洗，4℃冰生理盐水 500ml 或加肾上腺素 4mg，一次注入

60～100ml，保留 1min 后抽出，注意给氧，勿使血氧饱和度过低。此外还有激光止血和气囊导管止血等方法。

（5）支气管动脉栓塞术　对于小动脉出血疗效好。多由股动脉穿刺介入治疗，出血的支气管动脉注入造影剂后可见"冒烟征"。固定导管，注意有无共干动脉，一定要避免误栓。用支气管动脉栓塞术一定要注意抓住治疗时机以及从科室运送到介入科的时间问题，因为短时间内如果大量咯血无法排出，很可能导致窒息。

（6）肺切除术　对于内科非手术治疗无效，仍有生命危险的大咯血患者可考虑手术治疗。但仍要注意手术的时机。

（7）输血　大咯血患者可以少量多次输新鲜血液以补充血容量，刺激骨髓造血，补充凝血因子、血小板，帮助止血。

大咯血最紧急的状况是窒息，此时患者突然咯血停止，面色苍白，烦躁，随即神志不清。多由于血块阻塞主气管所致，或者血液广泛淹没双肺；此时最简单、最有效的方法是倒立患者，清除口咽部积血，拍击背部，尽可能使气管内的血液"倒出来"，以达到恢复气管通畅的目的，如果患者呼吸恢复，可放平患者后给予高流量吸氧，补充血容量，应用止血药物和呼吸兴奋药，也可行气管切开清除气管内积血。

● **肺癌的随访应注意哪些事项？**

答：对于新发肺癌患者应当建立完整病案和相关资料档案，诊治后定期随访和进行相应检查。具体检查方法包括病史、体检、血生化和血液肿瘤标志物检查、影像学检查和内镜检查等，旨在监测疾病复发或治疗相关不良反应、评估生活质量等。术后患者随访频率为治疗后 2 年内每 3～6 个月随访 1 次，2～5 年内每 6 个月随访 1 次，5 年后每年随访 1 次。

主任医师总结

对肺鳞癌的治疗，我们应在循询证医学的指引下，同时兼顾个体化的原则。但是还是要以综合治疗为基石。

① ⅢB 期包括有对侧纵隔淋巴结转移（$T_{1\sim3}N_3$）者和不可切除的 T_4（侵犯心脏等）$N_{2\sim3}$ 组淋巴结转移者。不建议对有 $T_{1\sim3}N_3$ 病变（即对侧淋巴结转移）的肺鳞癌患者进行手术治疗，但对怀疑 N_3 者，建议通过纵隔镜或其他检查［如锁骨上淋巴结活检、胸腔镜、细针穿刺活检、纵隔切开术、超声内镜引导下经支气管针吸活检（EBUS-TBNA）或超声内镜引导下细针穿刺活检术（EUS-FNA）等活检术］

获得淋巴结病理学证据，如为阴性，按照ⅢA期治疗；如为阳性，推荐同步放化疗后巩固化疗。

② 对于肺癌伴有孤立转移灶的患者，能够进行外科干预的患者，应考虑处理转移病灶，这样能够带来更好的总生存期。如出现单纯脑转移病灶，可用X刀或者γ刀治疗；肝转移病灶，可给予肝脏转移瘤的射频消融治疗。

③ 鉴于肺鳞癌中EGFR检出率较低且对EGFR-TKI疗效欠佳，故在鳞癌中检测EGFR突变还没有被NCCN指南推荐。但是毕竟有部分鳞癌患者可从EGFR-TKI治疗中获益的，故我们提倡大标本诊断肺鳞癌可以不做EGFR突变状态检测，但只要是小标本无论是肺鳞癌还是肺腺癌都需要做EGFR突变的检测。出于经济方面原因及突变的优势人群考虑，我们推荐对于不吸烟、年轻、女性、小标本诊断肺鳞癌患者更应当行EGFR突变状态检测。

④ 如果出现肿瘤阻塞支气管，影响呼吸功能，可通过在纤维支气管镜下行微创治疗，如强激光消融、氩氦刀治疗、微波治疗和光动力治疗，也能够达到不错的治疗效果。

⑤ 对于晚期肺癌患者，近几年免疫治疗取得了进展，已证实如抗PD-1抗体、抗PD-L1抗体等可有临床获益。

⑥ 此外，还可以采用中医中药治疗，可提高生活质量，延长生存期。

查房笔记

中年男性，咳嗽半年，痰中带血 3个月——肺腺癌

✵ ［实习医师汇报病历］

> 患者男性，55 岁，因"咳嗽半年，痰中带血 3 个月"入院。入院前于门诊行胸部 X 线片示：左上肺一类圆形阴影，大小约 5cm×3cm，周围毛刺状。查体：右锁骨上可触及一大小约 2cm×2cm 肿大淋巴结，表面光滑，质地硬，固定，边界欠清，轻触痛。患者吸烟 30 年，每天约 20 支。入院初步诊断：左上肺占位性病变，性质待定。

主任医师常问实习医师的问题

● **就目前所提供的资料，考虑诊断是什么？**

答：左上肺占位性病变，性质待查；首先考虑肺癌。

● **诊断为肺癌的依据是什么？ 可以通过哪些方式取得病理结果？ 各有何优缺点？**

答：（1）诊断依据

① 咳嗽半年，痰中带血。

② 胸部 X 线片发现左上肺肿物，查体发现右锁骨上淋巴结肿大。

③ 吸烟 30 年。

（2）可以通过以下几种方式取得病理结果。

① 痰细胞学检查：优点是简便易行，缺点是检出率低，很难明确肿瘤的性质，比如小细胞癌或者腺癌。一般来说在管腔内发生的肿瘤容易检出。

② 右侧锁骨上窝淋巴结穿刺活检：简便易行，检出率较高，但是有时仍有假阳性结果。前提必须是淋巴结阳性。

③ 支气管镜活检：比较直观，可以直接观察到病灶，对于发生在支气管内的肿瘤最有价值，但是对于周围型肺癌意义不大。

④ CT 引导下经皮肺部肿物穿刺活检：如果以上三种方法都无法取得病理结果的情况下，可以采取该法，优点是检出率较高，缺点是费用高、风险高，容易出现气胸、血气胸甚至大出血，尤其是肿瘤位于心脏和大血管附近时，必须谨慎操作。常见于周围型肺癌。

⑤ 支气管镜下针吸活检（或细针穿刺活检）：如果患者没有锁骨上窝淋巴结转移，没有咳嗽咳痰，支气管镜下没有发现肿瘤，而且又不是周围型肺癌，但在 CT/MRI 确定有气管或支气管旁肿物或淋巴结转移情况下，可以考虑支气管镜下针吸活检（或细针穿刺活检），需要经验丰富的医师操作才行。

● **提高患者痰细胞学检查阳性检出率的关键因素有哪些？**

答：（1）收集高质量痰液　患者应当首先咳出上呼吸道留存的痰液，以及咳出鼻咽和口腔的痰液，充分漱口，而后深呼吸，从深部咳出痰液，留取 1～2 口痰液送检。如果是咯血，如同本例患者，应当留取血丝痰。一般来说，在技术人员指导下咳痰最佳，一定要患者深呼吸或者捶胸或利用刺激物引起咳嗽，才能收集到满意的痰液，而且要连续多次送检，以提高检出率。

（2）认真选取痰液　将痰液置于平皿中，铺开痰液，选取血丝周围的痰丝，具有灰白色颗粒或者不易扯断的黏液丝。一般制片两张，有条件时可以制片多张。

（3）阅片仔细认真　痰涂片中黏液和炎性细胞多，常会掩盖癌细胞，因此应比其他涂片更需仔细寻找供诊断的细胞成分。当然多次送检也很重要，因为癌症患者不是每口痰中都有癌细胞。

❀ ［住院医师或主治医师补充病历］

　　患者男性，因咳嗽、痰中带血入院，既往吸烟多年。入院后增强CT 示：左上肺见一大小约 5.2cm×3.4cm 占位，右下肺见一大小约 1.1cm×1.2cm 占位，增强扫描后病灶局部明显强化。头颅 MRI、腹部超声及全身骨 ECT 未见明显异常。血肿瘤标志物监测：CEA、CA125、CA19-9 升高。右锁骨上淋巴结穿刺病理结果为：转移性腺癌。

主任医师常问住院医师、进修医师和主治医师的问题

● **通过淋巴结穿刺活检得到病理学诊断，为转移性腺癌，那么怎样做才能取得满意的活检结果呢？**

答：活检是取得病理学诊断的关键一步，一般有内镜下咬取活检、切取活检、切除活检和针吸活检等方法，一般都需要有经验的临床医师实施，必要时还需要超声或者CT/MRI的引导。活检需要注意以下事项。

（1）避免挤压 组织挤压可造成形态改变，密集一团，难以辨认细胞形态。因此内镜下咬取活检时，一定要注意不要用力过大或因活检钳不锋利造成挤压，要求操作医师活检时动作轻柔，尤其是小细胞肺癌，活检时很容易受到挤压，应当多加留意。

（2）采取健康的肿瘤组织 尽量采取肿瘤组织的周围部分，一般不要采取肿瘤的中心部位，因为较大肿瘤的中心部常出现坏死退变，会对诊断造成困难；另外，采取肿瘤边缘部分，有时候会发现肿瘤由正常到恶变的移行过程，对确定肿瘤的组织学类型以及探讨其组织发生来源有一定帮助。

（3）及时处理活检标本 活检标本要立即固定，避免暴露于空气中太久，否则会造成组织自溶，影响做出正确的病理学诊断。

● **对该患者的诊断和治疗有何建议？**

答：患者为中年男性，咳嗽、痰中带血为首发症状，既往吸烟多年。根据影像学（双侧肺部占位，且直径>3cm）、实验室检查及穿刺病理结果，目前诊断为双侧肺腺癌（$T_2N_3M_1$，Ⅳ期）。

因为患者已处于Ⅳ期，无手术指征，以全身治疗为主。在开始治疗前，应先获取肿瘤组织进行EGFR和间变性淋巴瘤激酶（ALK）的检测，根据EGFR和ALK状况决定相应的治疗策略。若该患者病理组织为EGFR敏感突变，推荐EGFR-TKI药物如吉非替尼或厄洛替尼或埃克替尼作为一线治疗；若ALK融合基因阳性，推荐克唑替尼作为一线治疗；若EGFR敏感突变和ALK融合基因阴性或突变状况未知，根据患者个体差异，应当尽早开始含铂两药或单药的全身化疗。在化疗的基础上可联合抗血管生成药物治疗。

● **一线治疗失败，应如何选二线治疗？**

答：二线治疗可选择的药物包括多西紫杉醇、培美曲塞和EGFR-

TKI。EGFR 敏感突变的患者，如果一线治疗和维持治疗时没有应用 EGFR-TKI，二线治疗时应优先应用 EGFR-TKI；对于 EGFR 敏感突变阴性的患者，应优先考虑化疗。

主任医师总结

Ⅳ期非小细胞肺癌（NSCLC）患者在开始治疗前，应先获取肿瘤组织检测 EGFR 和 ALK，根据 EGFR 和 ALK 状况决定相应的治疗策略。Ⅳ期非小细胞肺癌以全身治疗为主要手段，治疗目的是提高患者生活质量、延长生存期。目前的临床研究结果暂不支持化疗与 EGFR-TKI 药物联合使用。

EGFR 突变患者接受 TKI 药物治疗约 10 个月后可产生耐药，获得性耐药机制多种多样，其中 60％是由 T790M 突变引起。第三代 EGFR-TKI 药物可抑制 EGFR 敏感突变和 T790M 耐药突变取得临床疗效。ALK 融合基因阳性患者应用克唑替尼（crizotinib）治疗约 5 个月后仍会产生耐药，疾病向前进展，第二代 ALK 抑制剂不仅对 ALK 融合基因阳性患者具有显著疗效，对克唑替尼获得性耐药的患者亦有效。

孤立性转移的Ⅳ期非小细胞肺癌患者的治疗有如下几个原则：孤立性脑转移而肺部病变又可切除者，脑部病变可手术切除或采用立体定向放射治疗，胸部原发病变则按分期治疗原则进行；孤立性肾上腺转移而肺部病变又可切除者，肾上腺病变可考虑手术切除，胸部原发病变则按分期治疗原则进行；对侧肺或同侧肺其他肺叶的孤立结节，可分别按 2 个原发瘤各自的分期进行治疗。

在全身治疗基础上针对具体的局部情况，可以选择恰当的局部治疗方法以求改善症状、提高生活质量。单发的肝转移病灶，可给予肝脏转移瘤的射频消融治疗或者氩氦刀冷冻处理，对于肿瘤阻塞支气管，影响呼吸功能，可考虑支气管镜下的光动力治疗、微波治疗、氩氦刀冷冻治疗来解除支气管梗阻，必要时放置气管支架，改善生存质量，从而延长患者的生存期。

查房笔记

老年男性，咳嗽、咳痰5个月，声音嘶哑 1个月——小细胞肺癌

 [实习医师汇报病历]

> 　　患者男性，61岁，因"咳嗽、咳痰5个月，声音嘶哑1个月"入院。在当地医院门诊行胸部X线片示左侧肺门占位并左侧胸腔积液。查体：左锁骨上可触及一大小约3.0cm×2.0cm肿大淋巴结，表面光滑，质地硬，活动性差，边界欠清，轻触痛，表面皮肤无破溃。左下胸廓肋间隙饱满，左下肺呼吸音弱，叩诊为浊音。患者吸烟40年，每天约20支。入院初步诊断：左肺门占位性病变（性质待定）；左侧胸腔积液。

主任医师常问实习医师的问题

● 目前考虑的诊断是什么？

　　答：左侧肺部占位性病变（性质待查），肺癌可能性大。

● 诊断为肺癌的依据是什么？ 应当与哪些疾病进行鉴别？

　　答：（1）诊断依据

　　① 老年男性。

　　② 主诉是咳嗽、咳痰5个月，声音嘶哑1个月，患者有吸烟史40年，吸烟指数为800年支。

　　③ 外院胸部X线片发现左肺门肿物及左侧胸腔积液。

　　④ 查体发现左锁骨上淋巴结肿大及左侧胸腔积液。

　　（2）需要与以下疾病鉴别

　　① 肺结核：结核多见于年轻患者，影像学上病灶边界清楚，密度较高，有时含有钙化点。多有发热等全身中毒症状。

　　a. 结核球，易与周围型肺癌混淆：结核球多见于青年，一般病程较长，发展缓慢。病变常位于上叶尖后段或下叶背段。X线片上块影密度不均匀，可见到稀疏透光区和钙化点，肺内常有散在性结核灶。

　　b. 粟粒性肺结核，易与弥漫型细支气管肺泡癌混淆：粟粒性结核

常见于青年，全身毒性症状明显，抗结核药物治疗可改善症状，病灶逐渐吸收。

c. 在 X 线片上，肺门淋巴结核可能误诊为中心型肺癌：肺门淋巴结核多见于青幼年，常有结核感染症状，很少咯血。应当注意，肺癌可以与肺结核合并存在。应结合临床症状、X 线片、痰细胞学及支气管镜检，早期明确诊断，以免延误治疗。

② 支气管肺炎：早期肺癌引起的阻塞性肺炎易被误诊为支气管肺炎。支气管肺炎发病较急，感染症状比较重，全身感染症状明显。X 线片上表现为边界模糊的片状或斑点状阴影，密度不均匀，且不局限于一个肺段或肺叶。经抗感染治疗后症状迅速消失，肺部病变吸收也较快。

③ 肺脓肿：肺癌中央部分坏死液化形成空洞时 X 线片上表现容易与肺脓肿混淆。肺脓肿在急性期有明显感染症状，痰量较多，呈脓性，X 线片上空洞壁较薄，内壁光滑，常有液平面，脓肿周围的肺组织常有浸润，胸膜有炎性变。

④ 纵隔肿瘤：如纵隔淋巴肉瘤可与中心型肺癌混淆，纵隔淋巴肉瘤生长迅速，临床常有发热和其他部位的表浅淋巴结肿大，X 线片上表现为两侧气管旁和肺门淋巴结影增大。对放射治疗敏感，小剂量照射后即可见到块影缩小。纵隔肿瘤还有生殖细胞肿瘤、淋巴瘤等。

⑤ 肺部良性肿瘤：如炎性假瘤，是肺内良性肿块，是由肺内慢性炎症产生的肉芽肿、机化、纤维结缔组织增生及相关的继发病变形成的肿块，并非真正肿瘤。肺炎性假瘤较常见。

> **该患者考虑肺癌可能性大，那么从病理角度如何鉴别肺的鳞癌、腺癌和小细胞癌？**

答：一般要在显微镜下根据肿瘤细胞的形状、肿瘤细胞的排列、胞质、细胞核、核仁和特征等几方面来区别。

（1）肿瘤细胞的形状　鳞癌细胞形状多怪异，也可见圆形；腺癌多为立方形、圆形或椭圆形；小细胞癌则细胞小，多呈圆形。

（2）肿瘤细胞的排列　鳞癌多呈单层片状排列或散在成群，可见癌株；腺癌成团癌细胞排列具立体感，可能呈乳头状、腺腔样、菊形团等排列形式；小细胞癌多成堆或葡萄状排列，拥挤重叠。

（3）肿瘤细胞胞质　鳞癌边界清晰、厚实，可能具有角化倾向；腺癌浅淡、丰富，有大小空泡；小细胞癌胞质极少，常不完整。

（4）细胞核　鳞癌的细胞核深染或固缩或块状染色体分布；腺癌常

偏位、圆形或卵圆形，核边厚且不规则，染色质较淡。

（5）核仁　鳞癌低分化癌常见，而高分化癌难见；腺癌常见核仁并突出或多个；小细胞癌核仁少见。

（6）特征　鳞癌胞质具有角化倾向；腺癌黏液形成，胞质中含有黏液呈空泡状；小细胞癌常见成堆癌细胞核被拉成"核丝"。

❀ ［住院医师或主治医师补充病历］

　　患者老年男性，因咳嗽、痰中带血、发热入院，既往吸烟多年。入院后增强CT（图1-3、图1-4）示：左肺门见不规则软组织影（大于7cm），多个纵隔淋巴结肿大，左侧胸腔积液。头颅MRI、腹部超声及全身骨ECT未见明显异常。肿瘤标志物NSE升高。胸腔积液细胞学检查，连续3次找到小细胞癌细胞。

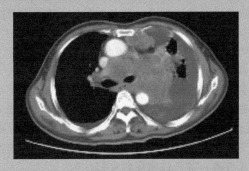

图1-3　胸部增强CT（横断位）

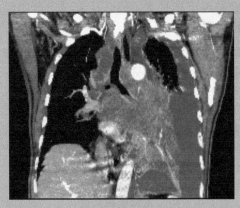

图1-4　胸部增强CT（冠状位）

主任医师常问住院医师、进修医师和主治医师的问题

● 对目前的诊断和治疗有何意见？

答：患者为老年男性，咳嗽咳痰、声音嘶哑为主要症状，吸烟指数为 800 年支，根据影像学检查、实验室检查及胸腔积液细胞学检查结果，目前诊断为左肺小细胞肺癌，纵隔、左侧锁骨上窝淋巴结转移，左侧胸膜转移（广泛期）（$T_4N_3M_1$，Ⅳ期）。

因为患者已处于小细胞肺癌（SCLC）（广泛期）、Ⅳ期，治疗上应该考虑给予全身化疗为主的综合治疗，同时强烈要求患者戒烟。

● 该患者应当采取的具体治疗方案如何？

答：小细胞肺癌（广泛期）一线标准治疗为全身化疗，患者的一般情况尚可，PS 评分 1 分，可给予一线化疗，可选择的方案是：EP ［顺铂（DDP）$20mg/m^2$，iv，d1～d5；依托泊苷（VP-16）$80mg/m^2$，iv，d1～d5，21d 重复］，或者 IP ［伊立替康 $60mg/(m^2 \cdot d)$，d1、d8、d15，q28d×4＋顺铂（DDP）$60mg/m^2$，d1，q28d×4］。

胸部放疗可以有选择性地应用，一线治疗效果好且一般状况好的患者也可选择性地给予预防性全脑照射。

一般情况差的患者或者 65 岁以上老年患者则可在最佳支持治疗的基础上谨慎选择单药化疗或减低强度的联合化疗，如单药依托泊苷 $200mg/d$，po，d1～d5，q21～28d。或者拓扑替康 $1.7mg/(m^2 \cdot d)$，po，d1～d5，q21d。

● 如果一线治疗方案失败，应如何选择二线治疗？

答：目前对于 SCLC 尚无标准的二线治疗方案，如果复发为局部而过去没有做过胸部放疗，那么放疗就可以作为一种选择。如果一线治疗用的是 CE 或者 PE 方案，二线治疗用 CAV ［环磷酰胺（CTX）$800mg/m^2$，iv，d1；多柔比星（ADM）40～$50mg/m^2$，iv，d1；长春新碱（VCR）2mg，iv，d1，21d 重复］也能取得 17%～28% 的有效率。

① 一线化疗后 3 个月内复发，为难治性小细胞肺癌。如果 PS 评分为 0～2 分，二线化疗可以选择托泊替康、异环磷酰胺、吉西他滨、紫杉醇、多西他赛。

② 一线化疗后 3～6 个月内复发，为敏感性小细胞肺癌。如果 PS 评分为 0～2 分，可选择托泊替康。托泊替康为 FDA 目前唯一批准的用

于此种情况下小细胞肺癌的二线治疗药物，$1.5mg/m^2$，iv，d1～d5，q21d×4或者$2.3mg/m^2$，po，d1～d5，q21d×4。也可以选择CAV方案、吉西他滨、紫杉醇、多西他赛。

③ 一线化疗后6个月以上复发的，可选择原方案化疗。

④ PS评分为3～4分，可考虑减量化疗或者最佳支持治疗。

● **如果患者全身骨ECT提示胸腰椎多发骨转移并出现下肢放射性疼痛及跛行，应该如何处理？**

答：骨ECT可以提前3～6个月发现骨转移，但是骨转移需要X线平片、CT、MRI等确诊。患者为承重骨转移，出现神经病理学疼痛及跛行，应立即行脊柱MRI检查，排除脊髓压迫等情况，同时给予镇痛药、双膦酸盐等药物治疗，比如可以考虑用择泰（注射用唑来膦酸）4mg，加入生理盐水或者5%葡萄糖溶液100ml中静脉滴注，滴注时间要大于15min。如果双膦酸盐效果不好，可以选择局部姑息放疗或者手术治疗。

● **如果患者经治疗达到完全缓解，应该如何随访？**

答：肺癌治疗后的随访强度多少为好尚无确切证据，有两个回顾性研究提示随访的强度及结果并不影响总体生存时间。小细胞癌首次治疗后的随访，第1年每2～3个月1次，第2～3年每3～4个月1次，第4～5年每4～6个月1次，以后每年1次。随访的内容包括问病史、体检、胸部影像学及必要的血液学检查，有症状的患者应及时随访。

主任医师总结

小细胞肺癌肿瘤细胞倍增时间短，进展快，早期就可发生血行转移且对放化疗敏感，故小细胞肺癌的治疗应以全身化疗为主，联合放疗和手术为主要治疗手段，同时兼顾个体化的原则。

① 小细胞肺癌综合治疗优于单一治疗已为学术界公认，分期决定了预后，以前多采用美国退伍军人医院分期（根据肿瘤是否局限于一侧胸腔分为局限期和广泛期），现在多采用TNM分期。临床研究证实局限期小细胞肺癌同步放化疗与序贯放化疗相比优势明显，日本JCOG9104随机Ⅲ期研究显示两者的中位生存期为27.2个月：19.7个月，具体方案为：EP［顺铂（DDP）80mg/(m²·d)，iv，d1，q28d×4＋依托泊苷（VP-16）100mg/(m²·d)，iv，d1～d3，q28d×4］＋放疗1.5Gy/次，bid，45Gy，d2，共3周。疗效好的病例可以选择进行手

术。广泛期应先做化疗，如果化疗效果好，可选择性加用放疗。

② 各期的小细胞肺癌，一线化疗不宜超过 6 周期，有荟萃分析显示 EP 方案优于其他方案，一线化疗后的维持治疗未达成共识。ECOG 的一项Ⅲ期临床随机对照试验显示 4 周期 EP 方案化疗后给予 4 周期托泊替康维持治疗，能提高无疾病进展时间（PFS），但不能提高总生存期（OS）。

③ 脑转移的Ⅳ期小细胞肺癌，治疗模式为全身化疗＋全脑照射；如果为无症状的脑转移，可在化疗后进行全脑放疗。

④ 化疗取得完全缓解或者部分缓解的Ⅳ期小细胞肺癌，预防性全脑照射（PCI）可改善总生存。放疗剂量为 25～30Gy/10～15 次，每次分割剂量不大于 3Gy。

⑤ 治疗后进展的小细胞肺癌要根据第一次化疗后疾病无进展的时间、首次化疗后疗效、毒性反应及 PFS 状态选择随后的化疗或者最佳支持治疗。对于复发性小细胞肺癌的二线化疗可以考虑拓扑替康单药方案：$1.5mg/(m^2 \cdot d)$，iv（输注时间大于 30min），d1～d5，q21d×4。或者 VIP 方案：依托泊苷（VP-16）$37.5mg/(m^2 \cdot d)$，po，d1～d14，q28d；异环磷酰胺 $1.2g/(m^2 \cdot d)$，iv，d1～d4，q28d×4；顺铂 $20mg/(m^2 \cdot d)$，iv，d1～d4，q28d。此方案的骨髓抑制比较严重，但是其有效率和生存时间与很多一线方案相比较佳。

⑥ 2011 年 ESMO 采用了第七版 TNM 分期，对于局限期小细胞肺癌进行了重新定位，对于单发的可能骨转移病灶，建议初期化疗的效果不佳者应采取进一步的积极治疗措施。对于 M_1 期未接受化疗的患者，EP 方案仍然是经典的推荐方案，最新一项荟萃分析显示，对于广泛期小细胞肺癌，伊立替康＋顺铂与 EP 方案具有同等效果。对于 PS 评分好的局限期小细胞肺癌患者，可以考虑在接受 1～2 个疗程化疗后行同步放化疗；最佳放疗剂量仍在研究中。由于小细胞肺癌在治疗过程中及治疗后易出现复发和转移，推荐在初始治疗结束后 2～3 个月进行随访，包括胸部影像学（CT）随访。

⑦ 有关小细胞肺癌的一线治疗，近年来鲜有进展，新近临床研究认为 CPT-11 和培美曲赛一线治疗广泛期小细胞肺癌均不优于标准 EP 方案，TP（贝洛替康＋顺铂）方案在客观缓解率（ORR）、进展时间（TTP）以及生活质量方面均较 IP 方案有显著改善，在广泛期小细胞肺癌的一线治疗中，TP 方案可能成为 EP 方案的替代方案。

第二章　消化系统肿瘤

老年女性，进行性吞咽困难
3个月余——食管癌

　　患者女性，63岁，进行性吞咽困难3个月余。门诊查体：全身浅表淋巴未扪及肿大，心、肺、腹部查体无明显异常。门诊X线钡剂造影（图2-1）显示：钡剂流至胸段（第6胸椎处）见一长约3cm狭窄段，钡流呈窄条状缓慢通过，狭窄段以上食管稍扩张；黏膜皱襞见增粗、紊乱、中断现象；见多个大小不等充盈缺损影及斑点、斑片状钡影；管壁僵硬，舒缩功能消失。影像诊断考虑食管胸段（第6胸椎处）癌。

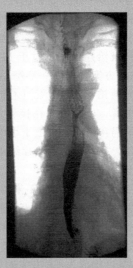

图 2-1　X线钡剂造影

主任医师常问实习医师的问题

● **目前考虑的诊断是什么？**

答： 食管癌。

● **诊断为食管癌的依据是什么？ 需要考虑与哪些食管疾病鉴别？**

答：（1）诊断依据

① 老年女性。

② 进行性吞咽困难 3 个月余。

③ X 线钡剂造影检查示食管中段类圆形充盈缺损，充盈缺损周边可见软组织影，病变上段食管管腔轻度扩张，病变区黏膜皱襞消失，管壁僵硬。

（2）鉴别诊断

① 食管肉瘤：症状及 X 线表现与食管癌相似，内镜下观察多为黏膜下肿物，但食管管腔会出现梗阻现象，须活检进行病理学检查以确诊。

② 食管良性肿瘤：症状较轻，X 线可表现为充盈缺损，上段管腔扩张，须活检做病理学检查以确诊。

③ 反流性食管炎及食管溃疡：食管下段痉挛性收缩、黏膜增粗或者溃疡，大量钡剂通过时管腔尚可扩张。

④ 食管憩室：常无症状。但是钡餐透视可以发现食管囊性充盈。

⑤ 食管外压性改变：如纵隔肿瘤、纵隔淋巴结肿大等，患者可有吞咽梗阻感，食管钡餐造影可见受压的食管腔变窄、移位，甚至边缘不规则，但黏膜无破坏现象。

● **下一步需要做哪些检查来确诊食管癌？ 各有什么临床意义？**

答：（1）电子胃镜检查　镜下观察食管、胃黏膜情况，并取活检做病理学检查，从而确定病理学诊断。病理学诊断是确诊食管癌的金标准。

（2）PET-CT　有经济条件的患者可做 PET-CT 检查，用于食管癌浸润的深度和范围进行分期诊断，更能够检测出有无淋巴结转移以及远处脏器转移，从而为患者制订详细的治疗计划。

（3）胸部腹部增强 CT 等影像学检查　若患者不做 PET-CT 检

查，则需要分别做胸部增强 CT、腹部增强 CT 等影像学检查来确定肿瘤大小、淋巴结转移情况，从而确定临床分期，以及用于治疗评估。

（4）血清肿瘤标志物检查　CEA、SCC、Cyfra21-1、CA125、CA153、组织特异性多肽抗原（TPS）等，可以通过标志物辅助了解肿瘤的负荷、病理类型及预后和疗效的评估。

（5）全身骨扫描　可以评价全身骨转移情况。

● 食管癌在临床上是如何进行分段的?

答：食管癌临床上分 4 段。

（1）颈段食管　自食管入口或环状软骨下缘起至胸骨柄上缘平面，其下界距上中切牙（门齿）约 18cm。

（2）胸段食管　分上、中、下三段。

① 胸上段食管：自胸骨柄上缘平面至气管分叉平面，其下界距上门齿约 24cm。

② 胸中段食管：自气管分叉平面至食管胃交接部（贲门口）全长的上半，其下界距上门齿约 32cm。

③ 胸下段食管：自气管分叉平面至食管胃交接部（贲门口）全长的下半，其下界距上门齿约 40cm。胸下段也包括食管腹段。

⊛ ［住院医师或主治医师补充病历］

　　该患者入院后经食管胃镜检查提示：内镜下可见到距离门齿 30cm 食管增厚狭窄，黏膜增粗、紊乱、僵硬，并取得病灶活检。活检病理报告为低分化鳞状细胞癌。血清肿瘤标志物检查：SCC、Cyfra21-1、TPS升高。胸部增强 CT 检查（图 2-2）：食管中段气管隆嵴下水平左后管壁增厚，管腔略变窄，其上方气管后食管前可见肿大淋巴结影。诊断：中段食管壁增厚，纵隔淋巴结转移，考虑为食管肿瘤性病变，建议行食管镜检查。上腹部增强 CT 检查（图 2-3）：上腹部平扫示肝内可见多个大小不等的类圆形低密度影，边界清楚，较大的一个位于左叶，直径约 1.4cm，增强扫描未见明显强化；肝右后叶上段另见一个圆形病灶，直径约 1.3cm，呈均匀略低密度，CT 值约 39Hu，边界尚清楚，动态增强扫描动脉期病变周边强化，静脉期及延迟扫描依然呈环形强化。诊断：①肝内多发囊肿；②肝右后叶上段占位性病变，考虑转移瘤可能性大。

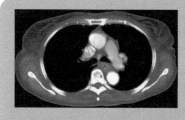

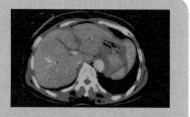

图 2-2 胸部增强 CT   图 2-3 上腹部增强 CT

 主任医师常问住院医师、进修医师和主治医师的问题

● 对目前的诊断和治疗有何意见？

答： 该患者为老年女性，结合患者病史、食管钡餐、胸部增强 CT、食管镜所见以及活检的病理检查结果，诊断明确为食管中段低分化鳞癌（$T_2N_1M_1$，Ⅳ 期），纵隔淋巴结转移，肝转移。

因患者为转移性食管癌，结合患者的一般身体状况，Karnofsky 评分为 70 分，ECOG 评分为 1 分，所以目前以姑息性化疗为主。

● 该患者具体的治疗方案是什么？

答： 姑息性化疗的一线化疗方案可以两药或单药，三药联合用于 PS 评分好的患者（ECOG 评分为 0 分或 1 分），并要注意药物的毒性作用和副作用。最常用最经典且经济有效的方案是 PF 方案，即顺铂 $20mg/m^2$，iv，d1～d5；氟尿嘧啶 $1000mg/m^2$，iv，d1～d5，q28d。氟尿嘧啶也可用卡培他滨（希罗达）或替吉奥（S1）代替。其次有 DCF 方案（紫杉醇 $175mg/m^2$，iv，3h，d1；顺铂 $20mg/m^2$，iv，d1～d5；氟尿嘧啶 $750mg/m^2$，civ，d1～d5，q28d）或其改良方案 ECF（表柔比星 $50mg/m^2$，iv，d1；顺铂 $60mg/m^2$，iv，d1；氟尿嘧啶 $200mg/m^2$，civ，24h，d1～d21，21d，最多 8 个周期）或其改良方案（ECX/EOX），其中 DCF 和 ECF 在食管癌临床实践指南中 1 类证据支持。其他还有 TP 方案（紫杉醇 $175mg/m^2$，iv，3h，d1；顺铂 $75mg/m^2$，iv，q21d），氟尿嘧啶类（氟尿嘧啶或卡培他滨）联合奥沙利铂，氟尿嘧啶类（氟尿嘧啶）联合伊立替康，紫杉醇联合顺铂或卡铂，多西他赛联合顺铂，多西他赛联合伊立替康、氟尿嘧啶类（氟尿嘧啶或卡培他滨）、紫杉醇或多西他赛等。针对该患者可选用两药联合的 PF、TP、DP 等方案。因该患者为鳞癌，所以不适合应用曲妥组单抗。

● 一线治疗失败后应如何选择二线治疗？

答：根据患者一线治疗情况及 PS 评分，可选择伊立替康联合顺铂，伊立替康联合氟尿嘧啶类（氟尿嘧啶或卡培他滨），伊立替康联合多西他赛，伊立替康联合丝裂霉素、紫杉醇或多西他赛、伊立替康等。

● 复发或转移性食管癌的靶向治疗药物有哪些？

答：对于 Her-2 阳性（IHC3＋或 IHC2＋和 FISH 阳性）的食管腺癌患者可以一线或者二线应用曲妥组单抗（8mg/kg，d1，以后 6mg/kg，q3w）联合化疗。吉非替尼（易瑞沙 250mg，po，qd）和厄罗替尼（150mg，po，qd）可用于食管癌的二线治疗。西妥昔单抗（首剂 400mg/m^2，以后 250mg/m^2，qw）单药或者联合化疗也可用于二线治疗中。

● 如何处理患者吞咽困难？

答：晚期食管癌患者吞咽困难症状较常见，其严重程度不等，症状严重的患者不能进食或只能进食流质或半流质，影响生活质量和生存期。可根据其梗阻情况及患者的意愿，选择不同的局部治疗方法，如给予食管扩张及放置食管支架、光动力治疗（PDT）、局部放疗、局部激光消融、微波消融治疗、氩氦刀治疗等，可有效缓解吞咽困难症状，并结合全身化疗，可显著延长患者生存期，提高生活质量。食管完全梗阻的患者，指南推荐内镜管腔重建、外照射、化疗和手术。如果上述治疗失败或有治疗禁忌，可手术或影像引导下置入空肠营养管或做胃造口手术等。

● 针对患者肝脏转移瘤应该怎样治疗？

答：肝脏转移瘤可在全身化疗 2～4 周期后，择期给予射频消融治疗、氩氦刀治疗或微波治疗等微创治疗手段，有效减轻肿瘤负荷。

● 食管癌治疗中微创治疗有哪些方法？

答：食管癌微创治疗目前主要有以下几种：早期食管癌的内镜黏膜剥离术（ESD）、光动力治疗、强激光治疗、胸腔镜下食管癌切除术，以及中晚期肿瘤的氩氦刀治疗、微波治疗、强激光治疗、光动力治疗、支架治疗、放射粒子植入和射频消融治疗。

虽然传统手术对早期食管癌施行外科切除后消化道重建，取得良好的远期生存结果，但是由于双侧迷走神经干被切断、胃被提入胸腔或胸骨后、食管变短、贲门抗反流机制被破坏等，重建术后尽管保持了消化道的连续性，导致了原有解剖、生理的破坏，从而引起不同程度的远期并发症及患者术后生活质量下降；而微创治疗创伤小，保留了正常的消化道生理，同时保证病灶切除的彻底性。因此对于早期食管癌，微创治疗优势明显。

食管癌 NCCN 指引中对于早期食管癌的治疗提出了更高的要求，内镜下黏膜切除术（EMR）或内镜黏膜下剥离术（ESD）和内镜消融[冷冻消融术、射频消融（RFA）和光动力治疗（PDT）]都可以作为早期食管癌的有效替代治疗手段，且治疗相关并发症远远低于手术切除。比如内镜黏膜下切除术有以下优势：可做病理学检查明确切缘情况；明确肿瘤浸润深度；明确肿瘤是否有脉管浸润。这些病理学检查对于预测早期食管癌淋巴结转移的风险以及决定后续治疗措施有十分重要的意义。内镜黏膜剥离术的术后并发症较多，出血的发生率为 $8\%\sim$ 38%，穿孔的发生率为 $4\%\sim54\%$。当肿瘤的范围超过食管腔的 2/3，内镜黏膜剥离术后容易发生狭窄，对于这部分患者，术后应尽早做食管扩张术以预防狭窄。但肿瘤侵及食管管腔超过 3/4 是内镜黏膜剥离术的相对禁忌证，因为术后食管狭窄的发生率高。消融治疗中光动力治疗独具优势，因为光动力治疗对于肿瘤有相对的选择性，在有经验的临床医师操作下具有恢复快、创伤少、肿瘤选择性好等优势，美国及欧洲多个国家已经将光动力治疗 Barret's 食管作为首选治疗方案。

主任医师总结

① 美国癌症联合会（AJCC）组织修订的最新的第 7 版癌症 TNM 分期系统于 2010 年 1 月 1 日正式实施。新版食管癌 TNM 分期主要的改变有如下几点。

a. 新增肿瘤组织学类型（H）和细胞分化程度（G），但这两个因素仅对Ⅰ、Ⅱ期食管癌的分期有影响。

b. 在 T 分期中，原位癌（Tis）定义为重度不典型增生，T_1 分为 T_{1a}（侵犯黏膜层）和 T_{1b}（侵犯黏膜下层），T_4 分为 T_{4a}（侵犯心包、胸膜和膈肌）和 T_{4b}（侵犯其他邻近器官，如主动脉、椎体、气管）。

c. N 分期修订最突出，根据淋巴结转移数量对生存率的影响将对淋巴结转移的 N 分级改为按淋巴结的转移数量分为 $N_0\sim N_3$，并且 AJCC 建议尽可能广泛清扫区域淋巴结，总数不少于 12 枚，并应记录清扫的区域淋巴结总数。

d. M 分期取消了 M_{1a}、M_{1b}，合并为 M_1，锁骨上淋巴结和腹腔动脉干淋巴结不属于区域淋巴结而为远处转移。

e. 鳞癌的分期考虑了肿瘤的部位因素。

f. 食管癌的分段标志更为明确，胸上、中、下段的分界以奇静脉弓、下肺静脉为界。

② 转移性食管癌患者的预后很差，化疗对于他们的作用最多也只是略延长生存期，5年生存率不超过10%，这方面的研究相当滞后，严重缺乏临床研究的支持，至今尚没有标准的化疗方案。姑息性化疗方案选择很多，具体应根据患者身体状况选择双药或三药联合方案，最常用的方案是PF方案，在一项580例晚期食管胃结合部肿瘤患者参加的随机对照前瞻性研究，随机分为ECF［表柔比星＋顺铂＋氟尿嘧啶（5-FU）］和MCF［丝裂霉素＋顺铂＋氟尿嘧啶（5-FU）］方案组，一年有效率分别为40.2%、32.7%，有效性几乎一样，而在3个月和6个月的综合生活质量评定上，ECF要优于MCF。目前研究比较多的且临床疗效较好的方案是TCF，也就是紫杉醇＋顺铂＋氟尿嘧啶，研究证实TCF方案治疗食管癌、贲门癌的疗效较高，毒性尚可耐受。也有学者应用2周的TP方案，也就是不用氟尿嘧啶的方案，对于我们中国人来说也不失为一个实用的好方案。也有学者将非小细胞肺癌中对鳞癌有效的GP方案应用于食管鳞癌，其副作用均可处理，有效性也很明确。

③ 对于晚期食管癌，如果只是无法切除的局部晚期食管癌患者，没有远处转移，若是PS评分好，一定要用同步放化疗或者结合手术的综合治疗手段，而不能单用化疗，在这方面已经有很多的循证医学依据的大型Ⅲ期临床研究支持，绝不能掉以轻心而贻误患者的治疗。

④ 早期食管癌应以手术为主，根据肿瘤分期术前和术后可行同步放化疗。近年来，随着早期食管癌诊断率的不断提高，许多新内镜技术应用于治疗Barrett's食管和表浅食管癌，包括内镜下黏膜切除术（EMR）和内镜黏膜下剥离术（ESD），并已成为早期食管癌的标准治疗方案之一。但是目前的困境在于不能够准确地分期以及缺乏有效预测淋巴结转移的标志物，使早期食管癌在选择手术方式时需权衡开放食管癌根治术相对治愈彻底性而风险、侵袭性更大，而内镜技术侵袭性小、危险性低的益处，尤其对于可能存在淋巴结转移的患者。

⑤ 一般身体状况较差的患者，Karnofsky评分<60分，ECOG评分≥3分，不论患者分期如何，应以最佳支持治疗为主，积极正确处理肿瘤并发症，食管支架及光动力治疗可有效缓解食管梗阻症状，提高患者的生活质量，延长生存期。

中年男性，食管癌术后 1 年余，再次吞咽困难 1 个月——食管癌术后复发

⊛ [实习医师汇报病历]

　　患者男性，42 岁，食管癌术后 1 年余，再次吞咽困难 1 个月。1 年前做食管癌根治术，术后病理诊断为食管腺癌。术后门诊 X 线食管钡剂检查（图 2-4）显示：吻合口位于第 3 胸椎下缘平面，直径约为 0.6cm，对比剂呈窄条状缓慢通过，局部黏膜紊乱，黏膜中断，狭窄以上食管轻度扩张。初步诊断考虑：食管癌切除术后吻合口狭窄，考虑食管癌术后复发。

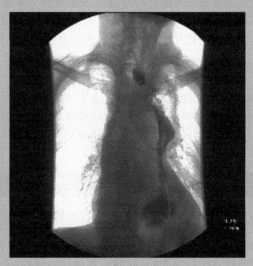

图 2-4　X 线食管钡剂检查

主任医师常问实习医师的问题

● 目前考虑的诊断是什么？

答：食管癌术后复发。

● **食管癌术后复发的原因有哪些？ 如何预防复发？**

答：食管癌术后复发原因有以下几个。

① 吻合口癌的发生与食管切缘和肿瘤的距离呈负相关，切除范围不够将导致术后吻合口复发。因此在临床上如果能够将肿瘤切缘与肿瘤的距离尽可能加大，就有可能减少肿瘤复发率。

② 食管癌具多源性发生及黏膜下浸润扩散的特点，也是食管癌手术容易残留的原因。手术前可以行内镜下碘染色检查，可以发现潜在的多源的浅表肿瘤灶，另外也可以通过超声胃镜检测黏膜下肿瘤浸润扩散情况，为手术提供依据，从而减少肿瘤复发。

③ 食管肿瘤的大小、分期、淋巴结转移程度以及所选择的手术方式、无瘤原则的应用、多原发癌及癌旁病变等都是食管癌复发的原因。肿瘤的 TNM 分期非常重要，手术方式的选择也至关重要，要预防肿瘤术后复发的关键因素在于术前进行肿瘤相关多学科（肿瘤内科、外科、病理科、影像科、放疗科、介入科等）讨论，根据患者的具体情况制订详细周密的治疗计划，只有这样才能使患者获得最大的收益。

✆ ［住院医师或主治医师补充病历］

> 该患者入院后经食管镜检查提示：食管吻合口处新生物，表面有出血坏死。吻合口处病灶取活检，病理报告为腺癌。胸部增强 CT 检查：双肺多发结节，病灶轻度强化，考虑为转移癌。

 主任医师常问住院医师、进修医师和主治医师的问题

● **对该患者的诊断和治疗有何建议？**

答：该患者为中年男性，结合病史及检查，诊断明确为食管鳞癌术后复发，双肺转移。（$rT_xN_xM_1$，Ⅳ期）

因患者为转移性食管癌，结合患者的一般身体状况，Karnofsky 评分为 70 分，ECOG 评分为 1 分，所以目前以姑息性化疗为主。

● **患者已经有肺转移，应当如何制订治疗方案？**

答：患者已经确诊为食管癌复发肺转移，因此治疗上应当以系统化疗为主，辅以最佳支持治疗。具体化疗方案有 PF 方案、DCF 方案或其改良方案，ECF 或其改良方案，氟尿嘧啶类（氟尿嘧啶或卡培他滨）

联合顺铂，氟尿嘧啶类（氟尿嘧啶或卡培他滨）联合奥沙利铂，氟尿嘧啶类（氟尿嘧啶）联合伊立替康，紫杉醇联合顺铂或卡铂，多西他赛联合顺铂，多西他赛联合伊立替康，氟尿嘧啶类（氟尿嘧啶或卡培他滨），紫杉醇或多西他赛等。

● **如果患者出现上消化道出血，应如何处理？**

答：上消化道包括食管、胃、十二指肠、空肠上段和胆道。上消化道出血的主要临床表现是呕血和便血，或仅有便血。在成人，全身总血量约为体重的 8%。如果一次失血超过全身总血量的 20%（800～1200ml），并引起休克症状和体征，称为上消化道大出血。

治疗上，首先，建立 1～2 条足够大的静脉通道，如施行颈内静脉或锁骨下静脉穿刺置管输液，以保证迅速补充血容量。先滴注平衡盐溶液或乳酸钠等渗盐水，同时进行血型鉴定、交叉配血和血常规、血细胞比容检查。应每 15～30min 测定血压、脉率，或起用心电多功能监护仪实施生命体征动态监护，并观察周围循环情况，作为补液、输血的参考指标。一般来说，失血量不超过 400ml，循环血容量的轻度减少可很快被组织液、脾、肝贮血所补充，血压、脉率的变化不明显。如果收缩压降至 70～90mmHg，脉率增至 130 次/min，表示失血量约达全身总血量的 25%，患者黏膜苍白，皮肤湿冷，表浅静脉塌陷。此时应大量补液、输血，将血压尽可能维持在 90～100/50～60mmHg 或以上，脉率在 100 次/min 以下。需要指出，平衡盐溶液的输入量宜为失血量的 2～3 倍。只要保持血细胞比容不低于 0.30，大量输入平衡盐溶液以补充功能性细胞外液与电解质的丧失，有利于抗休克。对已有休克的患者，应留置导尿管，记录每小时尿量。有条件时，应测定中心静脉压。监测尿量和中心静脉压可作为指导补液、输血速度和量的重要参考依据。

活动性出血可以选择外科手术、放疗或内镜下止血，治疗肿瘤表面的出血可以采用内镜下电凝术，如氩离子凝固术。如果患者大出血，用常规方法无法控制的话，可以考虑血管介入止血。

主任医师总结

（1）对于食管癌术后局部复发的患者，若患者一般情况较好，既往未做过放化疗，可行氟尿嘧啶为基础的同步放化疗，也可再次行手术切除，或者化疗，或者最佳支持治疗。具体手术是否可行需评估病灶是否可切除及患者的身体状况评分来定，若手术后再次复发，且为不可治愈肿瘤，则行姑息性化疗。

（2）术后复发并有转移的患者，若患者一般情况好，可行姑息性化疗，结合患者 PS 评分，选择单药、双药或者三药联合化疗。腺癌的患者建议行 Her-2 检测，若为阳性，适合曲妥组单抗联合化疗。一线治疗失败后启用二线化疗，包括化疗、靶向治疗（吉非替尼、厄罗替尼、西妥昔单抗等）以及加入临床试验，其他的靶向治疗药物还正在进一步的临床试验中。

（3）术后复发且一般身体状况较差的患者，Karnofsky 评分＜60分，ECOG 评分≥3分，以最佳支持治疗为主，积极正确处理肿瘤并发症，改善患者营养、减轻疼痛、减除或减轻食管梗阻症状，提高患者的生活质量，延长生存期。

食管癌 NCCN 指南针对转移性食管癌的治疗细分为一线、二线和其他治疗三个方面。

① 一线治疗：首选单药或两药联合，三药联合仅用于体力状态好，可经常行毒性评估的患者；曲妥组单抗联合化疗用于 Her-2-neu 过表达的食管癌患者，化疗方案氟尿嘧啶加顺铂为 1 级证据，其余方案为 2B 级证据，不推荐与蒽环类联合；增加多西他赛的应用，提升奥沙利铂、卡培他滨的地位。

② 二线治疗：根据患者体力状态评分（PS）和先前治疗确定；着重伊立替康为基础的治疗；伊立替康＋顺铂证据级别为 2A 级。

③ 其他治疗：增加厄洛替尼、西妥昔单抗两种靶向治疗药物选择；以氟尿嘧啶（5-FU）类为基础，加上一线、二线未用过的药物吉西他滨、依托泊苷、丝裂霉素等或高效低毒多柔比星脂质体联合化疗；合适时可与其他疗法联合，以提高生活质量为主。

查房笔记

老年女性，食管癌术后 1 年，吞咽困难、进食呛咳 3 个月余——食管癌并食管气管瘘

✸ [实习医师汇报病历]

> 患者女性，68 岁，食管鳞癌术后 1 年余，吞咽困难、进食呛咳 3 个月余。门诊查体：双肺听诊可闻及呼吸音粗糙及干、湿啰音。

主任医师常问实习医师的问题

● 食管的组织解剖怎样？与气管支气管的关系如何？

答：食管是由肌肉和黏膜所构成，位于纵隔内，上起环咽肌下缘，下止贲门。成人的食管入口相当于第 6 颈椎平面，贲门相当于第 10～11 胸椎平面，长度为 23～25cm，食管管壁较薄，成人厚 3～4mm，由三层组织组成，内为黏膜层，中为黏膜下层，外为肌层，肌层的内层系环行肌肉纤维，外层为纵行肌肉纤维，有一定扩张和伸缩性。但外层缺乏坚韧的浆膜层，故穿孔时易引起纵隔炎症。

食管可分为颈、胸、腹三段，自上而下颈段先位于颈椎正前方，然后略偏左，入胸后在第 4 胸椎处又渐恢复正前位置，至气管分叉处又逐渐向左，最后穿过横膈的食管裂孔取偏左的方向而入胃。颈段食管与前面的气管相邻，在气管与食管之间小沟内有喉返神经经过。在胸段上端有气管、主动脉弓和左支气管横过。左侧喉返神经绕过主动脉弓后才沿气管与食管之间的小沟上升，胸段下段的食管位于左心室之后。食管的腹段甚短，几乎是直接入胃。

● 目前该患者的诊断考虑为什么？

答：食管癌并食管气管瘘。

● 诊断为食管癌并食管气管瘘的依据是什么？ 应当与哪些疾病进行鉴别？

答：（1）诊断依据

① 老年女性。

② 食管鳞癌术后1年，吞咽困难、进食呛咳3个月余。

③ 双肺听诊可闻及呼吸音粗糙及干、湿啰音。

（2）鉴别诊断

① 中枢神经疾病：如脑梗死，可伴有肢体的活动或感觉障碍，须行头部影像学检查。但是患者没有中枢神经系统疾病的病史。

② 食管异物：有食管异物吞咽史。

③ 重症肌无力：可有症状反复性及晨轻暮重等，常伴有全身肌无力。

④ 纵隔肿瘤：CT可以发现纵隔占位，但是病理性质一般较难确定，需要做手术探查方可确诊。

● **下一步需要完善哪些检查项目？**

答：（1）食管胃镜检查　镜下观察食管、胃黏膜情况，并取活检，从而确定病理学诊断。病理学诊断是确诊食管癌的金标准。

（2）食管造影检查　口服造影剂透视发现有造影剂进入气管，即可确定食管气管瘘。

（3）胸部增强CT等检查　可了解食管肿物的侵犯范围，有无突破浆膜层及邻近周围器官，包括肿物与气管的关系。如患者经济条件好的话，可以考虑做全身PET-CT。

（4）血清肿瘤标志物检查　CEA、SCC、Cyfra21-1、CA125、CA153、TPS等，可以通过标志物辅助了解肿瘤的负荷、病理类型及预后和疗效的评估。

※ ［住院医师或主治医师补充病历］

> 该患者入院后经食管造影检查（图2-5）显示：食管吞入造影剂的同时可见主支气管及支气管均显影。胸部增强CT检查显示（图2-6）：食管癌术后，无前片对比，CT平扫示食管管腔全程扩张，于胸廓入口层面可见食管与气管相通，左侧脊柱旁可见胸腔胃，食管中上段管壁增厚，纵隔右侧食管旁局部形成软组织肿块影，密度欠均匀，平扫CT值约38Hu，增强扫描轻中度强化，左主支气管管腔受压狭窄。肺窗示右上肺可见大小不等的2个厚壁空洞，较大者大小约4.3cm×3.5cm，空洞壁厚薄不均，空洞内壁较光滑，其边缘可见大

片状及条索状密度增高影，右肺中叶可见散在斑片状密度增高影；右侧叶间胸膜增厚，右下胸壁可见半球形软组织密度影，边缘欠光滑，大小约 3.5cm×1.9cm，平扫 CT 值约 54Hu，增强扫描轻度强化。右肺门增大。纵隔无偏移，心影及大血管形态、大小未见明显异常。纵隔内可见数个大小不等的淋巴结。诊断：①食管癌术后改变，食管中上段管壁增厚，局部形成软组织肿块，多考虑食管癌术后复发；②食管气管瘘，瘘口位于胸廓入口层面上段食管，食管管腔全程扩张；

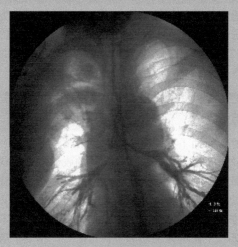

图 2-5　食管造影检查

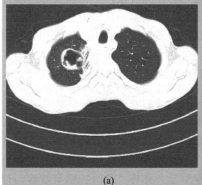

(a)

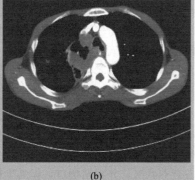

(b)

图 2-6　胸部增强 CT 检查

③右上肺大小不等的两个厚壁空洞影，多考虑慢性肺脓肿；右肺炎症；④纵隔淋巴结肿大；⑤右下胸壁半球形软组织密度影，多考虑局部增厚的胸膜，建议进一步检查除外胸膜转移。

 主任医师常问住院医师、进修医师和主治医师的问题

● **对目前的诊断和治疗有何意见？**

答： 该患者为老年女性，结合患者食管癌术后病史、食管造影、胸部增强 CT 检查所见以及活检的病理学检查结果，诊断明确为食管鳞癌术后复发（$rT_{4b}N_xM_0$）、食管气管瘘、肺部感染。目前患者治疗应首先解除食管气管瘘以及控制感染。

● **食管的四个狭窄在哪些位置？ 食管癌导致的食管气管瘘多发生于哪些部位？**

答： 食管自上而下有四个比较狭窄的部位：第一个狭窄是食管入口部，在环状软骨下缘，因环咽肌强有力的收缩将环状软骨拉向颈椎而使其成为食管最狭窄处。在环咽肌与咽下缩肌之间，食管入口的后壁有肌缺损区，此处管壁软弱，为食管异物最易停留之处，又是食管镜最难通过甚易损伤穿破之处，因此行内镜检查时务必小心，不要用力过度导致食管穿孔。第二个狭窄为主动脉弓横过之处，相当于第 4 胸椎平面。第三个狭窄相当于第 5 胸椎平面，为左支气管横过食管之处。第四个狭窄相当于第 10 胸椎平面，是穿过横膈食管裂孔外。该四个比较狭窄的部位是食管最易受伤和异物最易停留的部位，尤其第一狭窄处更为突出。

由于食管与气管之间的特殊关系，颈段食管与前面的气管相邻，胸段食管上端有气管、主动脉弓和左支气管横过，食管的第三个狭窄为左支气管横过食管之处。因此气管食管瘘多发生于气管或左侧支气管。

● **该患者具体的治疗方案是什么？**

答： 患者为老年女性，食管癌术后复发，年龄较大、体质较差、病变较长、并发食管气管瘘，首先需要禁食，然后考虑置入带膜支架。食管支架置入是食管气管瘘姑息性治疗的重要手段，此方法能有效改善患者营养状况，并封堵瘘口，提高生存质量。此外，及时抗感染治疗，行雾化吸入，鼓励患者积极排痰，留取痰标本做痰培养检查，若起初的抗感染效果不佳，可根据痰培养及药物敏感试验的结果应用抗生素。待患者的气管食管瘘解除及感染控制后，若一般情况改善再考虑下一步抗肿瘤治疗或最佳支持治疗。

● **食管支架置入术可有哪些并发症？**

答：患者在支架置入后可出现胸骨后疼痛，持续 1 周左右，可口服阿片类镇痛药缓解。术后应积极鼓励、协助患者咳嗽排痰，加强气管内雾化，使分泌物易于排出，减少肺部及胸腔感染发生率。曾有一例支架术后异物存留在支架上导致吞咽困难的患者，也有报道出血、穿孔、支架移位等并发症的病例。因此，放置食管支架应由有经验的医师操作。食管支架置入后出现大出血，一般原因为肿瘤被支架损伤导致血管破裂出血；如果患者既往曾行放射治疗，可导致血管脆弱，置入支架易损伤血管导致出血；其次是瘘管处大血管裸露，如胸主动脉等，放置支架后由于食管运动或者剧烈咳嗽后导致支架移位伤及大血管导致大出血。

主任医师总结

（1）诊断方面　晚期食管癌，食管癌术后或放疗后，可并发食管气管瘘，临床上食管气管瘘患者常死于吸入性肺炎、窒息、营养不良和败血症，须及时处理。确诊该病除典型的临床症状外，X 线食管造影有重要价值，但是常规造影有时难以显示细小瘘管，选用泛影葡胺为造影剂，造影时用手压迫上腹部进行摄片，可提高诊断率。注意一定尽量避免用钡剂，因为钡剂难以从体内排出，尤其是对于肺功能较差的患者，如果通过瘘口进入过多的钡剂可能导致肺交换功能减弱，重者可导致呼吸功能衰竭，甚至窒息死亡。CT 或 MRI 亦为对食管-支气管瘘诊断的敏感方法，但对瘘管位置、形状、长短、直径等的了解仍需进行造影检查。胃镜检查不是确诊的必需手段，但胃镜检查可观察瘘口周围情况，必要时可进行活检确诊疾病，并可初步判断如何有效治疗。支气管镜检查可确认瘘口在气管或支气管内的位置，口服亚甲蓝（美蓝）后再行支气管镜检查更易于发现瘘口。口服亚甲蓝（美蓝）后如抽出蓝色的胸腔积液亦可确诊。

（2）治疗方面

① 手术治疗：对于患者体质好、适宜手术者，尽量手术治疗。手术原则是切除瘘管和病变的肺组织，对于病变不可逆的肺组织可行肺叶或全肺切除术，气管、支气管、食管缺损处分别双层缝合。可于食管和气管之间置入如胸膜、肌肉、心包膜或膈肌瓣等活组织包裹气管侧瘘口

以减少瘘复发。

② 内科非手术治疗：一般情况较差不能耐受手术者或食管癌放疗后恶性瘘一般采取内科非手术治疗，因为手术无法彻底清除瘘和周围的癌组织，给以抗生素控制感染、肺部炎症及营养支持。营养支持分为胃肠内营养（EN）和胃肠外营养（PN）。PN费用高昂，而且长期禁食或肠外营养支持，会使胃肠道处于无负荷的"休眠状态"，缺乏食物刺激会使胃肠动力、消化酶及消化道激素分泌受到抑制，可造成肠绒毛萎缩、肠黏膜变薄，黏膜更新和修复能力下降，从而发生肠道细菌移位，可能导致并发症增加。EN经胃空肠营养管进行鼻饲，长期置入胃空肠营养管可导致食管黏膜损伤、糜烂、溃疡形成、食管狭窄、吸入性肺炎等并发症使该技术的使用受到一定程度的限制。对需要予EN的患者建议使用胃造口或空肠造口以减少并发症。

③ 内镜及介入治疗：食管癌放疗后导致的食管气管瘘首选内镜直视下食管支架术，因为内镜下可以直接观察到瘘口，放置导丝不会误入气管，对于所放支架的距离可控性好，食管带膜支架可以通过物理方法遮盖瘘口，同时解除合并的食管狭窄，恢复进食，供给患者营养，并可防止食物及分泌物通过瘘口污染呼吸道，控制吸入性肺炎，为肿瘤综合治疗提供良好基础。并发症主要有支架置入部位疼痛、呕吐、出血、移位、再次瘘等，均易于处理。然而食管上段置入支架后患者往往难以耐受，因此上段瘘多不主张置入支架。在置入支架前，精确计算置架部位的长度、直径，并选择与之相适应的支架，一般以超过肿瘤上下缘各2cm左右为宜。置入支架后内镜可以直接观察到支架缓解食管狭窄通畅情况。当然也可以通过DSA监视下先放入导丝，然后根据DSA造影情况沿导丝放入支架到最佳位置，然后释放支架。

④ 胃造口术：常用的方法有经皮胃镜下胃造口术（PEG）或空肠造口术（PEJ）、DSA引导下胃造口术和外科手术胃造口术。PEG是在内镜引导及介入下，经皮穿刺放置胃造口管和（或）空肠营养管，以进行胃肠内营养的目的。相对于传统的通过外科手术的胃造口及空肠造口术，PEG及PEJ具有操作简便、快捷、创伤小的优点，且只需要局部麻醉，从而减少了全身麻醉可能的危险及副作用。对于气管食管瘘不能手术治疗和放置支架者或者无法耐受支架置入或需长期肠内营养的患者可应用该方法。同样道理DSA引导下胃造口和外科手术也可以达到很好的效果。

总之，对于食管癌术后、放疗化疗后反复发生的相同部位的肺部感染、不明原因的胸腔积液、不明原因的呛咳等有必要排查食管气管瘘。
合理应用手术、内镜及介入治疗新手段有助于提高患者的生活质量。

查房笔记

老年女性，食管鳞癌术后放疗后8个月余，胸背痛1个月余——食管癌并食管纵隔瘘

 [实习医师汇报病历]

> 患者女性，62岁，食管鳞癌术后放疗后8个月余，胸背痛1个月余，无咳嗽、咳痰，无胸闷、心悸等不适。患者既往已做过食管癌根治术，术后行放疗。查体：体温37.6℃，全身浅表淋巴结未扪及，心、肺、腹部查体无明显异常。门诊抽血常规检查：白细胞12×10^9/L，中性粒细胞百分比88%。心电图检查无明显异常。门诊以"食管癌术后放疗后复发？"收入院。

主任医师常问实习医师的问题

● **纵隔的解剖如何？**

答：纵隔是位于两侧胸膜腔之间的器官总称，位于胸骨后方、脊柱前方的一个间隙；两侧有纵隔胸膜和胸腔分开，上为胸廓入口，下为膈肌。因纵隔和颈部筋膜相通，其间有气管、食管及颈部大血管等通过，故颈部感染可能发展至纵隔。此外在胚胎发育过程中，随着心脏和膈肌从颈部下降至胸部，胚胎时期的鳃弓组织可能被带到纵隔而继续发展成为囊肿或肿瘤。

● **目前考虑该患者的诊断是什么？**

答：食管癌术后放疗后食管纵隔瘘。

● **诊断为食管纵隔瘘的依据是什么？ 鉴别诊断是什么？**

答：（1）诊断依据
① 老年女性；
② 食管鳞癌术后放疗后8个月余；
③ 胸背痛1个月余；
④ 患者白细胞及中性粒细胞升高。
（2）鉴别诊断

① 食管癌胸椎转移：症状及 X 线表现与食管癌相似，如要确诊须活检做病理学检查确诊。但是增强 CT 或 MRI 以及全身骨扫描可以鉴别其与食管纵隔瘘的不同。

② 肺部感染：症状较轻，X 线可表现为充盈缺损，上段管腔扩张，须活检做病理学检查确诊。胸部 X 线片或者 CT 片可以清晰鉴别。

③ 冠心病：食管下段痉挛性收缩、黏膜增粗或者溃疡，大量钡剂通过时管腔尚可扩张。通过心电图可以鉴别。

● **下一步需要做哪些检查项目？**

答：（1）食管胃镜检查　镜下观察食管、胃黏膜情况，必要时取活检做病理学检查。

（2）PET-CT　有经济条件的患者做 PET-CT 检查，用于食管癌的分期诊断，从而制订患者的治疗计划。

（3）胸部增强 CT、全身骨扫描、腹部增强 CT 等影像学检查　若患者不做 PET-CT 检查，则需要分别行胸部增强 CT、全身骨扫描、腹部增强 CT 等影像学检查来确定肿瘤分期以及用于治疗评估。

（4）食管造影检查　明确食管有无瘘口或者狭窄。

❀ ［住院医师或主治医师补充病历］

该患者入院后胸部增强 CT 检查（图 2-7）：食管癌术后放疗后复

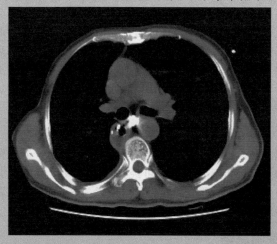

图 2-7　胸部增强 CT 检查（口服碘油后）

查，食管上段管壁可见金属影，为术后改变，胸廓入口食管管壁增厚，最厚处约 18mm×16mm，食管腔狭窄，内可见高密度营养管影，增强扫描见增厚食管壁轻度强化；气管分叉下方纵隔内可见小片状高密度影。诊断为食管癌术后放疗后复发：①胸廓入口处食管壁增粗，符合食管癌术后复发；②食管纵隔瘘，纵隔内碘剂沉积。

 主任医师常问住院医师、进修医师和主治医师的问题

● 对患者的检查和诊断应注意什么？

答：该患者为老年女性，食管鳞癌术后放疗后出现胸背痛，症状不明显时诊断容易误诊或漏诊，该患者容易误诊为骨转移，或者老年常见的冠心病，结合口服碘油后胸部 CT 检查确诊为食管癌并发食管纵隔瘘。也需要完善全身骨扫描检查排除骨转移，以及心电图检查排除冠心病的可能。文献也有误诊为带状疱疹的报道。所以及时、准确的确诊对下一步及时进行治疗非常重要。

● 下一步应该如何治疗？

答：可选择外科手术治疗，开胸清除纵隔内食物残渣及坏死组织，行食管病灶切除术。但是患者放疗后的区域再次手术风险及创伤大，术后并发症多，所以需要综合慎重考虑才行。也可让患者禁食、禁水，先行放置引流管引流纵隔脓液，或者通过细内镜进入纵隔瘘的腔内进行清创，根据具体情况可以适当给予敏感的抗生素，控制炎症之后再给予放置食管支架，封堵瘘口，这样处理创伤性小，尤其该患者为术后放疗后的老年患者，带膜支架置入术是首选。同时加强抗感染治疗、镇痛治疗等对症支持治疗。

● 对于不能手术或者放置支架的患者，应如何治疗？

答：因各种原因不能行手术或者放置支架的患者，在纵隔瘘口太高或者距离吻合口太近等情况下，可经鼻经瘘口放置引流管引流纵隔脓液，胃造口术后长期行胃饲，禁止经口进食，适当静脉补充营养，并加强患者的生活护理。

主任医师总结 ······

（1）诊断方面　临床上对于局部晚期食管癌、食管癌术后、放疗化疗后反复发生的不明原因的发热、白细胞升高、不明原因的胸腔积液等有必要排查食管纵隔瘘，该病虽然是一种少见的严重并发症，但是病死率高，一定要引起临床医师的重视。一般来说通过泛影葡胺造影或者CT、MRI检查都可确诊。

（2）治疗方面 食管纵隔瘘的临床治疗比较棘手，由于瘘的存在，食管分泌物和食物进入纵隔引起纵隔炎、纵隔脓肿等，甚至导致周围正常组织纤维化、粘连等，同时如果食管癌有残留或者复发的话，就会增加治疗的难度。如果患者经评价可以手术治疗，通常首选手术治疗。其次可以进行内镜下纵隔瘘的清创，加上局部和系统的抗炎治疗，如能确认瘘口局部没有炎症存在，可以考虑食管带膜支架的置入，如果瘘口较大，无法彻底清理干净，可以考虑在抗炎的基础上，让患者禁食，留置胃管或十二指肠空肠营养管或者胃造口，以保证患者的营养需求，提高生存质量。

查房笔记

中年男性，上腹部疼痛不适1年余，加重伴腹胀1个月——胃癌

⊛ ［实习医师汇报病历］

　　患者男性，54岁，上腹部疼痛不适1年余，加重伴腹胀1个月。既往有胃溃疡病史十余年。门诊查体：左锁骨上可扪及一肿大淋巴结，大小约1.5cm×2cm，质硬、固定、无压痛，上腹部轻度压痛。门诊腹部增强CT检查（图2-8）显示：胃底贲门处胃壁明显增厚，以小弯侧增厚明显，可见软组织肿块影凸向腔内，边界欠清，大小约为5.3cm×4.7cm，增强扫描动脉期明显强化，门脉期进一步强化，延迟期强化略下降，周围可见多个淋巴结影，较大者约为3.8cm×2.3cm。诊断：①胃底贲门处胃壁增厚并肿块形成，符合胃癌，并多发淋巴结转移；②肝胃间占位并中心坏死，考虑转移灶。

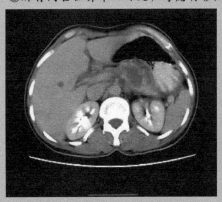

图2-8　腹部增强CT检查

 主任医师常问实习医师的问题

● **胃的解剖结构如何？供血动脉有哪几支？淋巴回流情况如何？**

　　答：（1）胃分为贲门胃底部、胃体部、幽门部三个区域。胃壁从外

向内分为浆膜层、肌层、黏膜下层和黏膜层。

（2）胃的动脉来自于腹腔动脉干，胃大弯动脉弓由胃网膜左动脉和胃网膜右动脉构成，前者来自于脾动脉，后者来自于胃十二指肠动脉。胃小弯动脉弓由胃左动脉和胃右动脉构成，前者来自于腹腔动脉干，后者来自于肝固有动脉。胃短动脉和胃后动脉均来自于脾动脉。胃的静脉与同名动脉伴行，最后汇入门静脉。

（3）胃黏膜下淋巴管网非常丰富，胃周围淋巴依据主要引流方向分为四群：①胃小弯上部淋巴液引流到腹腔淋巴结群；②胃小弯下部淋巴液引流到幽门上淋巴结群；③胃大弯右侧淋巴液引流到幽门下淋巴结群；④胃大弯上部淋巴液引流到胰脾淋巴结群。

> **目前考虑的诊断是什么？ 诊断为胃癌的依据是什么？ 鉴别诊断是什么？**

答：（1）诊断　胃癌，并锁骨上窝及腹腔淋巴结转移。

（2）诊断依据

① 中年男性。

②上腹部疼痛不适 1 年余，加重伴腹胀 1 个月，患者有胃溃疡病史十余年。

③ 查体左锁骨上可扪及一肿大淋巴结，大小约 1.5cm×2cm，质硬，固定，无压痛，腹部膨隆，移动性浊音阳性。

④ 腹部 CT 检查提示胃内占位，并淋巴结肿大，及肝胃间占位，考虑胃癌并多发转移。

（3）鉴别诊断

① 胃溃疡：患者上腹痛，疼痛较有规律，常为饥饿痛，饭后缓解，胃镜检查可看到溃疡，形状规则，溃疡周围胃黏膜平滑、完整。活检病理学检查阴性。

② 胃间质瘤：胃间质瘤的症状依赖于肿瘤的大小和位置，通常无特异性。胃肠道出血是最常见症状。CT 或胃镜检查可见胃腔内实性占位。多数患者手术后方能确诊。

③ 胃淋巴瘤：患者常有中上腹痛，可有恶心、食欲缺乏、腹胀、嗳气。胃镜检查：病灶表面常有糜烂、出血、结节、肥厚混杂而呈多彩性外观，是胃淋巴瘤的形态特点。多数患者确诊后需要手术。

④ 胃炎：常见症状有饭后饱胀、泛酸、嗳气、上腹疼痛不适等，胃镜检查可见浅表性胃炎，活检做病理学检查未发现癌细胞。

● **下一步需要做哪些检查？**

答：（1）胃镜检查　胃镜下观察胃内病灶，并取活检做病理学检查，从而确定病理学诊断。病理学诊断是确诊胃癌的金标准。

（2）PET-CT　有经济条件的患者做 PET-CT 检查，用于胃癌的分期诊断，通过准确分期可以对处于不同时期的胃癌患者选择更合理的治疗方案，此外可用于今后的治疗评估。

（3）胸部增强 CT　了解双肺有无可疑病灶以及纵隔淋巴结变化情况。排除肺来源的原发肿瘤。

（4）颈部和锁骨上窝淋巴结超声检查　了解颈部和锁骨上窝淋巴结情况。

（5）全身骨扫描　确定有无全身骨转移病灶，主要用于临床分期。

（6）血清肿瘤标志物检查　CEA、CA19-9、CA242、CA125、CA153、Cyfra21-1、TPS 等，可以通过阳性标志物指标辅助了解肿瘤的负荷、病理类型及预后和疗效的评估。

✸ ［住院医师或主治医师补充病历］

　　该患者入院后经胃镜检查（图 2-9）显示：内镜下可见到胃窦近幽门处肿物，大小约 4cm×5cm，黏膜僵硬；中央可见一约 20mm×25mm 溃疡，覆白苔，于溃疡周围活检 8 块，质硬，触之易出血。病理报告为黏液腺癌。血清肿瘤标志物检查 CEA、CA19-9、CA242、TPS 均升高。

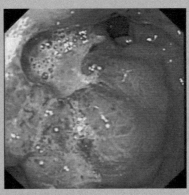

图 2-9　胃镜检查

主任医师常问住院医师、进修医师和主治医师的问题

● 对目前的诊断和治疗有何意见？

答：该患者为中年男性，主诉为上腹部疼痛不适 1 年余，加重伴腹胀 1 个月，患者有胃溃疡病史十余年。结合病史、查体、腹部 CT 检查、胃镜所见以及活检的病理学检查结果，以及肿瘤标志物升高，诊断明确为胃黏液腺癌（$T_4N_2M_1$，Ⅳ期）。因患者为无法切除的转移性胃癌，结合患者的一般身体状况，Karnofsky 评分为 70 分，ECOG 评分为 1 分，所以目前治疗以姑息性化疗为主。

● 具体的治疗方案是什么？

答：主要的一线化疗方案有 DCF 方案［多西他赛、顺铂和氟尿嘧啶（5-FU）］或其改良方案，ECF［表柔比星、顺铂和氟尿嘧啶（5-FU）］或其改良方案，伊立替康联合顺铂或氟尿嘧啶类［氟尿嘧啶（5-FU）或卡培他滨］，奥沙利铂联合氟尿嘧啶类［氟尿嘧啶（5-FU）或卡培他滨］，顺铂联合氟尿嘧啶类［氟尿嘧啶（5-FU）、卡培他滨或替吉奥胶囊］。曲妥组单抗联合化疗用于 Her-2-neu 过表达的腺癌患者。

● 如何进行晚期胃癌的靶向治疗？

答：对于胃或胃食管结合部腺癌的患者，建议检测 Her-2，若为免疫组化阳性（＋＋＋），或者 Her-2(＋＋)、FISH 检测（＋），可以考虑化疗联合曲妥组单抗治疗。一些Ⅲ期临床试验发现，血管内皮生长因子受体-2 拮抗剂雷莫芦单抗在接受过其他治疗的晚期或转移的胃癌或食管胃结合部（EGJ）癌患者中有较好的应用前景。目前美国 FDA 已经批准雷莫芦单抗单药或与紫杉醇联合用于治疗难治性或含氟尿嘧啶或铂类化疗方案失败的胃癌或食管胃结合部腺癌的晚期患者。多项在晚期或转移性胃癌患者中使用表皮生长因子受体（RGFR）、肝细胞生长因子受体（MET）或免疫检查点蛋白（如细胞程序性死亡受体 1）的靶向试验已经得出令人鼓舞的结果。但是，具体结论还需要等待进一步的研究成果。另外我国自主研制的小分子抗血管生成靶向药阿帕替尼也于 2014 年 12 月被批准用于既往接受过至少 2 种系统化疗后进展或复发的晚期胃腺癌或食管胃结合部腺癌患者。多项临床试验正在研究 EGFR 抑制剂（厄洛替尼和西妥昔单抗）及 VEGFR 抑制剂（贝伐组单抗和索拉非尼）联合化疗对进展期胃癌或食管胃结合部腺癌的安全性和疗效。

● **若该患者腹腔转移并出现腹水，应该怎样处理腹水？**

答：患者的腹水若为恶性腹水，可采用定期抽腹水行 TIL 细胞培养回输治疗，结合全身化疗对控制腹水效果较好。或者采用腹腔灌注化疗，灌注药物（如顺铂、氟尿嘧啶及紫杉醇），一般给予 1～2 次后也可有效控制腹水，治疗当中应注意防止肠梗阻的发生。

● **如果患者在病程中出现出血，应如何处理？**

答：胃癌患者合并出血很常见，急性出血（呕血或黑粪），首先给予补液、维持血容量。静脉或肌注立止血，同时进行心电监护与中心静脉压测定。如血压低于 10.6kPa、血红蛋白低于 90g/L 时及早输入全血。并插入鼻胃管，用冰生理盐水反复冲洗胃腔后注入凝血酶 1000～2000U。待病情稳定后做胃镜检查，同时治疗伴发疾病与原发疾病，择期进行手术治疗。继续出血不止者，可做紧急内镜检查，镜下止血包括内镜下氩离子凝固止血，钳夹止血，局部喷洒止血、药物止血等手段。内镜下止血无效则应做介入造影血管栓塞术止血，而慢性出血，其症状为胃癌原发病灶造成的少量慢性出血，若无化疗禁忌证，仍可考虑全身化疗。

主任医师总结

（1）胃癌在我国是较常见的疾病，治疗前患者的相关检查，确定病理和分期诊断对制定今后的治疗策略非常重要。对于 T_2 或以上分期的可切除胃癌患者，建议术前和术后 ECF 方案化疗，或者术前同步放化疗，可选的同步化疗方案有紫杉醇＋卡铂、顺铂＋氟尿嘧啶类或奥沙利铂＋氟尿嘧啶类。

（2）无法切除的局部晚期胃癌患者，可以同步放化疗或者姑息性化疗。

（3）复发或转移性的胃癌，若身体状况良好，姑息性化疗为主要治疗方法。姑息性化疗的方案主要是以氟尿嘧啶类（氟尿嘧啶、卡培他滨、替吉奥）和铂类（顺铂和奥沙利铂）、紫杉醇、多西他赛、伊立替康联合的化疗，根据 NCCN 指南 ECF 和 DCF 方案为 1 类推荐的化疗方案，此外还有其改良方案，伊立替康等药物。联合化疗方案效果优于单药，而单药又优于最佳支持治疗，若检测 Her-2 阳性的腺癌，可化疗联合曲妥组单抗（赫赛汀）治疗效果更佳。

（4）肿瘤无法切除的患者在进行初始治疗后应进行再次分期，若获得完全缓解，应实施手术治疗，若无法手术，应继续姑息治疗。一般身体状况较差的患者，Karnofsky评分＜60分，ECOG评分≥3分，以最佳支持治疗为主，积极、正确处理肿瘤并发症，如肠梗阻、疼痛、恶心、呕吐、出血等，减轻患者的痛苦，提高患者的生活质量。

（5）一线化疗在胃癌的姑息性治疗中地位明确。从20世纪80年代的FAM［氟尿嘧啶（5-FU）＋多柔比星（ADM）＋丝裂霉素（MMC）］方案起，到90年代的ECF［表柔比星＋顺铂（DDP）＋氟尿嘧啶(5-FU)］方案，直至近年报告的REAL-2、ML17032、SPIRITS以及FLAGS等大型研究，均证实了奥沙利铂、卡培他滨、替吉奥、紫杉醇等药物在胃癌一线化疗中的作用。2011年ASCO报道认为对于PS评分尚可且有强烈治疗意愿的晚期胃癌患者，应当予以二线化疗，但是结合胃癌一线化疗的药物选择，在二线化疗的具体方案选择上，仍需更多临床研究探索优化有效低毒的化疗方案。如伊立替康或者多西他赛单药化疗。

（6）在西方国家约有20%的晚期胃癌患者为Her-2阳性，尽管仅在单因素分析中，Her-2阳性与患者的OS改变有相关性，但在晚期胃癌中，Her-2阳性并不是一个独立的影响因素。YAMADA等分析了JCOG-991研究中胃癌患者的诸多基因表达与其生存的关系后发现，修复交叉互补基因（*ERCC-1*）是胃癌一线化疗的独立预后因子。2009年著名的TaGA研究结果，检测胃癌患者的Her-2状况并予以相应的治疗已经改变了胃癌的治疗模式：本研究从3807例晚期胃癌患者中筛选入组了594例Her-2免疫组化（＋＋＋）或FISH阳性患者，包括胃食管连接部和胃腺癌患者，随机分为联合治疗组［曲妥组单抗联合顺铂及氟尿嘧啶（5-FU）或卡培他滨］和单纯化疗组，共进行6周期治疗，曲妥组单抗持续应用至疾病进展。中位随访时间达到17.1个月，结果显示，中位总生存期（OS）联合治疗组较单纯化疗组显著延长（13.5个月 vs 11.1个月，$P=0.0048$），客观有效率（ORR）分别为47.3%和34.5%（$P=0.0017$）。对于胃癌患者中表达Her-2的亚群，曲妥组单抗是一种新型有效、安全的治疗药物，首次在大样本胃癌临床研究中使晚期胃癌患者生存期超过13个月，并在个体化治疗层面开启了胃癌靶向治疗的新篇章。这一结果将使部分Her-2高表达的患者有了更佳的选择，将成为胃癌个体化治疗的新标准。

因此对于晚期胃癌患者的治疗原则应当首先以Her-2检查为前提，如果Her-2（＋＋＋）或者Her-2（＋＋）但是FISH阳性，那么首先考虑加入国际多中心临床研究，其次则考虑化疗联合曲妥组单抗或者拉帕替尼口服，这样可以有效地提高肿瘤治疗的疗效。

查房笔记

老年男性，胃切除术后 15 年，腹胀、腹痛 1 周——残胃癌

✦ [实习医师汇报病历]

> 患者男性，65 岁，因"胃切除术后 15 年，腹胀、腹痛 1 周"入院。15 年前患者因胃溃疡出血于当地医院行胃大部切除术，术后恢复良好。近 1 周来出现腹胀、腹痛，来院门诊胃镜检查显示：吻合口处见溃疡性肿物，底覆污苔，糜烂易出血。查体：浅表淋巴结未触及肿大；腹部可见一长约 10cm 的陈旧性手术瘢痕；剑突下轻度压痛，无反跳痛。入院初步诊断：残胃癌。

❓ 主任医师常问实习医师的问题

● 目前考虑的诊断是什么？

答：残胃癌。

● 诊断为残胃癌的依据是什么？ 鉴别诊断是什么？

答：（1）诊断依据

① 老年男性。

② 胃大部切除病史 15 年。

③ 以腹胀、腹痛为主要表现。

④ 胃镜检查结果提示吻合口处见溃疡性肿物，底覆污苔，糜烂易出血。

（2）需要与以下疾病鉴别

① 良性疾病：胃癌无特征性症状和体征，应与胃溃疡、胃息肉（胃腺瘤或腺瘤性息肉）、胃巨大皱襞症、肥厚性胃炎、疣状胃炎、胃黏膜脱垂、胃底静脉瘤、肉芽肿等良性病变相鉴别。

② 胃部其他恶性肿瘤：主要与胃恶性淋巴瘤、胃间质瘤、胃神经内分泌肿瘤等相鉴别。有肝转移者应与原发性肝癌相鉴别。

● 应做哪些检查？ 各有何临床意义？

答：（1）上腹部增强 CT 增强 CT 扫描可在评估残胃癌病变范围、

局部淋巴结转移和远处转移状况等时作为术前分期的常规方法。扫描部位应当包括原发部位及可能的转移部位。

（2）胸部 X 线检查 可用于评价是否存在肺转移和其他明显的肺部病变。

（3）超声检查 可评估局部淋巴结转移情况及表浅转移部位，同时可了解腹腔、盆腔是否转移。

（4）病理学检查 胃镜下钳取活检可明确病理学诊断。

（5）肿瘤标志物 CA19-9、CEA、CA242、CA125、CA153。如有异常的肿瘤标志物可以考虑作为肿瘤治疗疗效的评价指标。

（6）全身骨扫描 明确全身有无骨转移可能。

（7）全身 PET-CT 检查 如经济条件许可，可以考虑做全身 PET-CT 检查，以明确有无其他的肿瘤转移灶。

⚙ [住院医师或主治医师补充病历]

> 患者有以下几个特点：①老年男性，既往有胃部手术切除病史15 年，目前以腹胀、腹痛为主要表现；②胃镜检查提示吻合口溃疡性占位性改变；③肿瘤标志物 CEA、CA19-9、CA242 均升高；④病理结果提示"（胃吻合口）中分化腺癌"；⑤CT 检查肝脏发现多个转移瘤；胸部 X 线片检查未发现转移结节。

 主任医师常问住院医师、进修医师和主治医师的问题

● **什么是残胃癌？**

答：残胃癌一般指的是胃非癌性病变手术后 5 年近侧残胃发生的癌变，若因恶性病变而手术者则应指手术后 20 年以上发生的癌变。残胃癌属于少见的胃癌，其生物学行为与胃癌相似。

● **对该患者的诊断和治疗有何意见？**

答：患者为老年男性，15 年前行胃部手术切除治疗，目前以腹部不适为主要表现，胃镜检查提示胃吻合口溃疡性占位性改变，胃癌的相关肿瘤标志物均升高，腹部 CT 检查提示肝内转移病灶，病理结果提示中分化腺癌。

患者已处于Ⅳ期（$CT_xN_xM_1$），失去手术切除治疗指征，建议给予全身化疗为主的综合治疗。

● 具体的治疗方案是什么？

答：患者体能状况较好，PS 评分为 1 分，由于存在远处转移，已失去手术治疗指征，因此考虑行全身化疗。具体方案为：PF 方案（顺铂 $75 \sim 80mg/m^2$，iv，d1；氟尿嘧啶 $800 \sim 1000mg/m^2$，civ，24h，d1~d5，q28d），ECF［表柔比星 $50mg/m^2$，d1；顺铂 $60mg/m^2$，d1；氟尿嘧啶（5-FU）$200mg/m^2$，civ，d1~d21，最多持续 24 周］，但这个在欧洲广泛使用的方案在中国难以实施，主要原因是患者需要中心静脉插管和携带微量化疗泵长达 6 个月之久，严重影响患者的日常生活并增加额外医疗护理，同时插管相关的静脉血栓形成的发生率可达 7%。因此国内多采用 ECF 的改良方案，如 ECX（氟尿嘧啶改为卡培他滨）或 EOX（顺铂改为奥沙利铂，氟尿嘧啶改为卡培他滨）。近年来也有用 DC（多西他赛＋顺铂）或 DCF（多西他赛 $75mg/m^2$，iv，d1＋顺铂 $75mg/m^2$，iv，d1＋氟尿嘧啶 $1000mg/m^2$，civ，d1~5，q21d）方案的，其中 DCF 方案为 NCCN 推荐的 1 类证据方案。

● 如何选择残胃癌的一线治疗？

答：对于能够手术且无手术禁忌证的患者，手术仍为首选治疗；对于晚期无法手术患者，则选择全身治疗。Her2-neu 过表达的腺癌患者曲妥组单抗联合化疗（PF）为一线治疗。两种细胞毒药物联合方案因低毒性为首选。三种细胞毒药物方案对于 PS 评分高的可耐受且能定期评估毒性作用和副作用的患者也是一种选择。1 类推荐方案有 DCF、ECF、ECF 改良方案（如表柔比星＋奥沙利铂＋氟尿嘧啶、表柔比星＋顺铂＋卡培他滨、表柔比星＋奥沙利铂＋卡培他滨）、顺铂＋氟尿嘧啶类（氟尿嘧啶或卡培他滨），其他可选的方案有紫杉醇、多西他赛、顺铂、卡铂、伊立替康等单药或联合方案。

● 一线治疗失败，应如何选择二线治疗？

答：二线治疗方案的选择取决于之前的治疗方案及体力状况，1 类推荐有雷莫芦单抗（ramucirumab）和紫杉醇、多西他赛、紫杉醇、伊利替康、雷莫芦单抗。另外可考虑伊立替康、氟尿嘧啶类、多西他赛、丝裂霉素等联合治疗方案。

主任医师总结 ···

残胃癌是一种特殊类型的胃癌，治疗手段首选手术，复发或转移性的残胃癌患者的内科治疗方法基本类似晚期胃癌。

① 治疗早期残胃癌首选手术切除，但由于残胃癌存在周围粘连，因而根治的机会不高，需要术者有较高的手术技巧和手术器械的改进，残胃癌的根治性手术应清除第1～4组和第7～14组淋巴结，如果晚期的残胃癌患者无法行根治术，应考虑行姑息切除术或改道切除术，以改善患者生活质量。

② 晚期的残胃癌仍以化疗为主，化疗方案多采用传统胃癌的方法。常用的系统化疗药物包括：氟尿嘧啶（5-FU）、卡培他滨、替吉奥、顺铂、表柔比星、多西他赛、紫杉醇、奥沙利铂、伊立替康等。化疗方案包括两药联合或三药联合方案，两药方案包括：氟尿嘧啶（5-FU）/亚叶酸钙（LV）＋顺铂（DDP）、卡培他滨＋顺铂、替吉奥＋顺铂、卡培他滨＋奥沙利铂（XELOX）、奥沙利铂＋亚叶酸钙＋氟尿嘧啶（FOLFOX）、卡培他滨＋紫杉醇、伊立替康＋氟尿嘧啶＋亚叶酸钙（FOLFIRI）等。三药方案适用于体力状况好的晚期胃癌患者，常用者包括ECF及其衍生方案（EOX、ECX、EOF）、DCF及其改良方案等。日本人发明了替吉奥胶囊，它是由替加氟（tegafur，FT-207）、吉美嘧啶（gimeracil，CDHP）和奥替拉西（oteracil，Oxo）组成的口服活性复方药，三者的比例为1∶0.4∶1。替加氟是氟尿嘧啶的前体药物，在体内通过代谢转换为氟尿嘧啶而发挥作用；CDHP能够一致在二氢嘧啶脱氢酶（DPD）作用下从替加氟释放出来的氟尿嘧啶的分解代谢，有助于维持血液中和肿瘤组织中氟尿嘧啶的有效浓度，从而取得与氟尿嘧啶持续静脉输注相同的疗效；奥替拉西能够阻断氟尿嘧啶的磷酸化，口服给药之后在胃肠组织中具有很高的分布浓度，影响氟尿嘧啶在胃肠道的作用，进而降低氟尿嘧啶的毒性。因此，其疗效也不同一般。

③ ToGA研究是首个证实靶向治疗联合化疗晚期胃癌且疗效确切的Ⅲ期临床研究，作为曲妥组单抗治疗Her-2阳性胃癌的第一项大型Ⅲ期临床试验，首次表明化疗加曲妥组单抗可以使患者的总生存期超过1年，这是迄今为止报道的晚期胃癌最长的中位生存期，突破了既往认为的晚期胃癌的"生存瓶颈"。另外目前上市的靶向药物中拉帕替尼（lapatinib）、贝伐组单抗（avastin）、索拉非尼（sorafenib）和西妥昔单抗（cetuximab）等均在晚期胃癌中进行安全性和疗效的评估，部分获得不错疗效。

④ 最佳支持治疗也是晚期残胃癌的一个重要治疗手段，特别是晚期的转移性胃癌患者，适当有效的姑息治疗可以减少患者或护理人员的

痛苦。缓解晚期残胃癌患者症状的治疗包括内镜下放置金属支架、激光手术治疗或放疗等。

查房笔记

老年男性，大便性状改变半年，血便伴腹痛 呕吐 1d——大肠癌伴肠梗阻

❋ ［实习医师汇报病历］

> 患者男性，66 岁，因"大便性状改变半年，血便伴腹痛呕吐 1d"入院。患者半年前无明显诱因出现大便性状改变，便秘与腹泻交替发作，自服药物（具体药名及剂量不详）治疗后症状稍有好转，遂未行正规治疗。1d 前无明显诱因出现血便，血便量少，为暗红色血便，量约 50ml，伴腹痛，呕吐，呕胃内容物。3d 未排气。半年来体重减轻 5kg。查体：浅表淋巴结未触及。腹部可见肠型、蠕动波。中腹部有压痛，无反跳痛。肠鸣音弱，可闻及气过水音。腹部立位 X 线片显示：可见多个液气平面，考虑肠梗阻。入院初步诊断：肠梗阻原因待查。

？ 主任医师常问实习医师的问题

● **目前考虑的诊断是什么？**

　　答：大肠癌伴肠梗阻。

● **结肠的解剖如何？ 结肠癌的癌前病变都有哪些？**

　　答：结肠包括盲肠、升结肠、横结肠、降结肠和乙状结肠，长约 130cm，约为小肠的 1/4。结肠比小肠短而粗，盲肠直径 7.5cm，向远侧逐渐变小，乙状结肠末端直径只有 2.5cm。

　　结肠癌的癌前病变有管状腺瘤或称腺瘤样息肉、绒毛状腺瘤或称乳头状腺瘤、家族多发息肉病、卡德纳综合征、溃疡性结肠炎和吸虫病。

● **诊断为肠梗阻的依据是什么？ 鉴别诊断是什么？**

　　答：（1）诊断依据　患者大便性状改变半年；血便，腹痛、呕吐，未排气；体重减轻；查体可见胃肠型、蠕动波，肠鸣音弱，可闻及气过水音；腹部立位 X 线平片可见液气平面。

（2）肠梗阻的诊断基本明确，需鉴别的疾病主要是大肠癌。

① 溃疡性结肠炎：可以出现腹泻、黏液便、脓血便、大便次数增多、腹胀、腹痛、消瘦、贫血等症状，伴有感染者尚可有发热等中毒症状，肠镜检查及活检可鉴别。

② 肠结核：在我国较常见，好发部位在回肠末端、盲肠及升结肠。常见症状有腹痛、腹块，腹泻、便秘交替出现，肠结核患者有结核中毒症状，如午后低热或不规则发热、盗汗、消瘦乏力等。

③ 结肠息肉：主要症状可以是便血，有些患者还可有脓血样便，与结肠癌相似，钡剂灌肠检查可表现为充盈缺损，行纤维结肠镜检查并取活组织做病理学检查是有效的鉴别方法。

④ 阿米巴肉芽肿：可有肠梗阻症状或查体扪及腹部肿块与结肠癌相似。本病患者行粪便检查时可找到阿米巴滋养体及包囊，钡剂灌肠检查常可见巨大的单边缺损或圆形切迹。

● **需要做什么检查？各有何临床意义？**

答：（1）内镜检查 电子肠镜适用于全大肠检查，便于检出大肠肿瘤的位置和大小范围。但是由于患者存在肠梗阻，暂时不考虑做该检查，因为有肠穿孔的可能，因此需要待梗阻解除后再安排检查。

（2）超声检查 可了解患者有无肝脏转移，有无腹腔和腹膜后淋巴结转移，也可能通过检查了解肠梗阻的部位。

（3）胃肠造影 上段小肠梗阻造影（口服造影）和结直肠梗阻造影（灌肠造影）有助于确定梗阻的位置和范围以及伴随的胃肠运动异常。值得注意的是，钡剂虽能提供清晰的对比影像，但因不能吸收，可能导致严重的梗阻，因而禁止用于恶性肠梗阻（MBO）；对于恶性肠梗阻，若要做造影，推荐使用水溶性碘对比剂，该造影剂可提供与钡剂相似的影像，并且在某些情况下对一些可逆性梗阻可能有助于恢复肠道正常运动。鉴于腹部 CT 的广泛使用，目前临床较少使用胃肠造影技术诊断恶性肠梗阻。

（4）腹部增强 CT 检查 推荐在有条件的情况下，作为肠梗阻影像学诊断的首选方法。腹部 CT 可评估肠梗阻部位及程度，还可能评估肿瘤病变范围，为决定进一步治疗方案（如抗肿瘤治疗、手术治疗、支架治疗或药物姑息治疗等）提供依据，同时还可用于术后随访。

（5）经直肠腔内超声 推荐直肠腔内超声或内镜超声检查为中低位

直肠癌诊断及分期的常规检查。

（6）血清肿瘤标志物　检测 CEA、CA19-9、CA242、CA72-4 用于辅助诊断，监测治疗前、中、后病情变化。如果有异常发现的指标，可以作为患者治疗后有无肿瘤复发转移的重要指标。

（7）组织病理学检查　活检病理学检查明确占位性质是大肠癌治疗的依据。

✳ ［住院医师或主治医师补充病历］

> 　　该患者的病情特点：①为老年男性，大便性状改变半年，便血伴腹痛、呕吐 1d，3d 未排气；②查体腹部可见肠型、蠕动波。中腹部有压痛，无反跳痛。肠鸣音弱，可闻及气过水音；③腹部立位 X 线片可见多个液气平；④腹部增强 CT 显示左下腹占位性病变，约 3cm×3cm，考虑乙状结肠肿瘤导致肠梗阻的可能性大。

主任医师常问住院医师、进修医师和主治医师的问题

● **对目前的诊断和治疗有何建议？**

　　答：根据病史、症状体征及辅助检查结果，考虑诊断为恶性肠梗阻，乙状结肠癌并发肠梗阻的可能性较大。治疗上首先留置胃管，保证上消化道通畅，持续胃肠减压，保持电解质平衡，整体评估患者目前疾病分期及体能评分状态，评估是否有手术治疗解决肠梗阻的指征，然后再考虑治疗大肠癌。

● **具体的治疗方案是什么？**

　　答：（1）禁食禁水，留置胃管，胃肠减压，全胃肠外营养。

　　（2）检查血常规、血生化，了解体内环境情况，必要时适当补充电解质，维持水、电解质平衡，必要时使用抗生素治疗。

　　（3）阿片类药物和或抗胆碱类药物用于腹部绞痛，镇吐药用于胃肠减压状态下无法缓解的呕吐。

　　（4）生长抑素类似物［奥曲肽（善宁）、生长抑素（思他宁）］用于控制恶心、呕吐症状，减少胃肠道分泌量。

　　（5）急诊请消化科和介入科会诊，考虑通过内镜或者 DSA 引导下肠道支架置入术。

　　（6）请外科医师急诊会诊评估手术解除肠梗阻的可能。

如何选择手术治疗及其禁忌证？

答： 手术治疗主要包括肿瘤根治术（同时解除梗阻并可延长患者生存期）、肿瘤减灭术（减少肿瘤负荷、提高生存质量）、肿瘤姑息手术（肠造瘘术、捷径手术）和纤维粘连松解术。在患者病情允许的情况下，手术治疗仍然为恶性肠梗阻（MBO）的首选治疗手段。手术治疗要在保证患者生命体征、水电解质平衡以及重要脏器功能的情况下进行。以往认为，如术后生存时间大于 2 个月，可作为肿瘤姑息手术治疗有效的标志之一。手术治疗的术前准备起到管家作用，其中肠道准备一般为口服抗菌药物，口服泻药或多次保留灌肠，充分的肠道准备可降低术后感染的风险，对于急诊肠梗阻而导致不能进行术前准备的患者可做一期造口手术，待症状缓解后做二期手术治疗。

（1）手术治疗的适应证　粘连引起的机械性肠梗阻；局部肿瘤造成的单一部位梗阻；对进一步化疗可能会有较好疗效的患者（化疗敏感者）。

（2）手术治疗的绝对禁忌证　近期开腹手术证实无法进一步手术；既往腹部手术显示肿瘤弥漫性转移；累及胃近端；影像学检查证实腹腔内广泛转移，并且造影发现严重的胃运动功能障碍；触及弥漫性腹腔内肿物，大量腹水，引流后复发。

（3）手术治疗的相对禁忌证　有腹腔外转移产生难以控制的症状（如呼吸困难）；腹腔外疾病（如广泛转移、胸腔积液）；一般情况差；营养状态较差（如体重明显下降，甚至出现恶病质，明显低蛋白血症）；高龄；既往腹腔或盆腔放疗。

肠道支架置入的适应证有哪些？

答： 自张性金属支架可选择性用于十二指肠或结直肠单一梗阻的患者，禁用于多部位肠梗阻和腹腔病变广泛的患者。临床研究结果表明，自张性金属支架可以使梗阻的肠腔再通，术后可能进食少量的食物。常见并发症包括局部疼痛、肠出血和肠穿孔。

如果患者出现的肠梗阻是由于肿瘤广泛腹腔转移所导致的，应当如何处理？

答： 一旦结肠癌腹腔广泛转移导致肠梗阻，外科介入和放射治疗是没有临床意义的。在患者一般状况允许情况下，可考虑全身化疗，以及最佳支持治疗，同时要患者禁食禁水，必要时留置胃管行胃肠减压，生长抑素抑制胃肠道分泌，肠道外营养。如果患者经济条件允许，还可以考虑做西妥昔单抗（爱必妥，RAS 野生型）治疗。因贝伐组单抗有致肠梗阻、穿孔风险，故此种情况下不推荐使用。

主任医师总结

恶性肠梗阻是指原发性或转移性恶性肿瘤造成的肠道梗阻，是晚期癌症患者的常见并发症。最常见并发肠梗阻的原发肿瘤为卵巢癌（5.5%～51%）、胃癌（30%～40%）和大肠癌（10%～28%）。

① 恶性肠梗阻的病因：分为癌性病因和非癌性病因。癌性病因指的是癌症播散（小肠梗阻常见）和原发肿瘤（结肠梗阻常见）造成的梗阻。非癌性原因指的是术后或放疗后可出现肠粘连、肠道狭窄及腹内疝，年老体弱者粪便嵌顿。该病例属于癌性病因引起的梗阻。

② 肠梗阻后肠道内液体分泌-吸收平衡破坏，因此可出现水电解质平衡紊乱、酸碱失衡、循环血容量减少、细菌毒素入血、感染、中毒，病情严重时引起多器官功能衰竭，最终导致休克、死亡。

③ 诊断要点包括：恶性肿瘤诊断史；既往未做过或曾做过腹部手术、放疗或腹腔内灌注药物治疗；间歇性腹痛、腹胀、恶心、呕吐等症状，伴或不伴肛门排气或排便；腹部体检可见肠型蠕动波、腹部压痛、肠鸣音亢进或消失；腹部 CT 或 X 线平片可见肠腔明显扩张和多个液平面。

④ 肠梗阻的治疗：治疗方法包括手术治疗、药物和其他姑息治疗等。应根据患者个体化姑息治疗，根据疾病的阶段、预后、进一步接受抗肿瘤治疗的可能性、全身状况以及患者意愿，决策治疗方案。

查房笔记

中年男性，大便性状改变 3 个月，便后带血半个月——直肠癌

⊛ [实习医师汇报病历]

> 患者男性，45 岁，因"大便性状改变 3 个月，便后带血半个月"入院。查体：腹部平软，肝脏肋下缘未触及肿大，全腹未扣及包块，全腹无压痛、反跳痛。直肠指诊：距肛门 7cm 处可及质硬肿物下缘，占据肠壁前半周，指套末端有血迹。入院初步诊断：直肠占位，性质待查。

❓ 主任医师常问实习医师的问题

⬤ 目前考虑患者的诊断是什么？

答：直肠癌可能性大。

⬤ 诊断为直肠癌的依据是什么？ 鉴别诊断是什么？

答：（1）诊断依据 大便性状改变 3 个月，便后带血，直肠指诊可触及肠腔硬块，指套末端有血迹。

（2）需要与以下疾病鉴别

① 痔：表现为无痛性便后鲜血，可伴排便困难，直肠指诊表现为暗红色圆形柔软的血管团。

② 直肠息肉：最常见的症状为直肠内出血，多为间歇性出血，出血量较少，很少引起贫血，直肠指诊表现为质软、有或无蒂、活动、外表光滑的球形肿物。

③ 慢性细菌性痢疾：常有急性菌痢病史，粪便检查可分离出痢疾杆菌，抗菌药物治疗有效。

④ 溃疡性结肠炎：以持续性或反复发作的腹泻、黏液脓血便、腹痛为主要表现，本病常伴有多种肠外表现，内镜下表现为多发性浅表性溃疡，黏膜弥漫性充血水肿、颗粒状，脆性增加。

⑤ 克罗恩病：一般表现为无肉眼血便，结肠镜及 X 线检查病变主要在回肠末端和邻近结肠且呈非持续性、非弥漫性病变。

⑥ 肠易激综合征：中青年多见，最主要表现为腹痛、排便习惯和粪便性状改变。直肠指诊、X 线未见异常。

● **需要进一步做哪些检查？**

答：已完成直肠指诊，查看肿瘤的部位、距肛缘的距离、肿瘤的大小、范围、质地与周围脏器的关系。还需完善以下检查。

（1）肠镜检查 可以直接观察大肠的肠壁、肠腔的改变，并确定肿瘤的部位、大小及浸润范围，取活检做病理学检查可确诊。

（2）腹部增强 CT 检查 可了解直肠癌有无侵犯膀胱、子宫及盆腔，有无肝转移等，对直肠癌分期具有重要作用。

（3）超声检查 对了解有无肝转移、腹膜后淋巴结肿大具有重要意义。

（4）肿瘤标志物 CEA 可用于预测直肠癌的预后和监测复发。

（5）全身骨扫描 观察有无全身骨转移可能。

❀ [住院医师补充病历]

患者为中年男性，因大便性状改变、便后带血入院。入院后做全腹 CT 示：肝内有一占位性病变约 2.8cm×2.2cm，直肠管壁不规则增厚，局部形成肿块，直肠周围有一大小约 2cm×1.5cm 淋巴结。查血清 CEA 升高。电子肠镜结果显示：距肛门 7cm 处有一不规则菜花样肿物，约 2cm×1.5cm，表面溃烂，触之易出血。活检病理学检查提示：直肠中分化腺癌。

❓ 主任医师常问住院医师、进修医师和主治医师的问题

● **对目前的诊断和治疗有何意见？**

答：患者表现为大便性状改变、便后带血，根据影像学及实验室检查及肠镜结果，目前诊断为直肠中分化腺癌（$T_3N_{1a}M_{1a}$，ⅣA 期）。患者处于直肠癌 ⅣA 期，考虑先做同步放化疗，然后做手术切除直肠癌原发病灶和肝脏转移灶，术后行化疗。

● **具体的治疗方案是什么？**

答：患者一般情况可，PS 评分为 1 分，考虑先做同步化放疗，具体为：照射 45Gy 之后考虑瘤床和两端 2cm 范围追加 5.4Gy/3 次。同步化疗方案可选择氟尿嘧啶 225mg/m^2，持续输注，放疗期间每天 24h，

每周 5 天或 7 天；或氟尿嘧啶/亚叶酸钙，放疗第 1、第 5 周给予氟尿嘧啶 400mg/(m² · d) ＋亚叶酸钙 20mg/(m² · d)，iv，d1～d4，共 4 天；或放疗期间卡培他滨 825mg/m²，po，bid，每周 5 天。新辅助放化疗结束后 5～12 周分期或同期切除原发灶和转移灶，术后首选 CapeOX（卡培他滨 1000mg/m²，po，bid，d1～d14＋奥沙利铂 130mg/m²，iv，d1，q3w）或 mFOLFOX6 [奥沙利铂 85mg/m²，d1＋亚叶酸钙 400mg/m²，d1＋氟尿嘧啶 400mg/m²，d1，iv＋氟尿嘧啶 2400mg/m²，civ（持续 46h），q2w] 方案辅助化疗，围手术化疗共 6 个月。

● **患者初始治疗后病情进展，应如何选择一线治疗？**

答：患者在术后化疗中出现新病灶或化疗结束后半年内出现复发，考虑化疗耐药，若 PS 评分为 0～1 分，可改用 XELILI（卡培他滨＋伊立替康）或 FOLFIRI [伊立替康＋氟尿嘧啶（5-FU）＋亚叶酸钙]，还可在化疗的基础上联合抗血管生成药物贝伐组单抗或阿柏西普。若 *RAS* 基因为野生型，也可联合西妥昔单抗或帕尼单抗；若 PS 评分为 2 分，给予阿柏西普或贝伐组单抗联合伊立替康单药治疗，若 *RAS* 基因为野生型，可考虑行西妥昔单抗或帕尼单抗＋伊立替康或氟尿嘧啶化疗；若 PS 评分为 3～4 分，以最佳支持治疗为主。

● **患者初始治疗一年后复发，应如何治疗？**

答：患者初始治疗一年以后出现复发，提示初始治疗有效，故出现复发，若患者一般情况良好，可继续使用初始化疗方案，亦可考虑换用其他药物或在此基础上联合分子靶向药物治疗。

● **患者初始治疗后出现肝内多发转移，应如何处理？**

答：患者初始治疗后出现肝内多发转移，可采用全身化疗联合局部治疗。若患者为初治后 12 个月以后出现复发，可考虑使用奥沙利铂全身化疗联合氟尿嘧啶肝动脉灌注。若是初治后半年内出现肝内多发转移，可行伊立替康全身化疗联合肝动脉灌注氟尿嘧啶并碘油栓塞。待肝脏病灶减少、变小，再行肝内肿瘤射频消融或无水酒精注射，使肝脏肿瘤处于灭活状态。若无效，还可行肝脏肿瘤三维适形放疗。

● **直肠癌如何选择分子靶向药物？**

答：（1）西妥昔单抗或帕尼单抗 用于晚期或转移性直肠癌，在使用前要检测 *RAS* 基因（包括 *NRAS* 和 *KRAS*）是否突变。西妥昔单抗用于 *RAS* 基因野生型的患者，该药能抑制肿瘤细胞的生长，与化疗药物联合可增加化疗疗效，并可以逆转肿瘤细胞耐药。有临床研究表明，西妥昔单抗联合 FOLFOX4 化疗，不会增加化疗不良反应，且提高药物有效率并延长肿瘤无进展生存期。

（2）贝伐组单抗（bevacizumab） 又称阿瓦斯汀，是重组的人源化单克隆抗体，通过抑制肿瘤血管生成而抑制肿瘤生长，是唯一一个在转移性大肠癌一线、二线治疗中均有显著总生存期（OS）、无进展生存期（PFS）和客观缓解率（ORR）获益的靶向药物。贝伐组单抗与化疗药物联合，也能增加化疗疗效，但不能逆转耐药，故在二线治疗时，对既往化疗无效时，联合该化疗药无效。无论 RAS 基因有无突变，都可以使用该药。

（3）阿柏西普 阿柏西普是一个重组蛋白，为融合于人 IgG1 Fc 位点的人 VEGR 受体 1、2 的一部分。作用机制是作为一种 VEGF 的捕捉剂，来阻止 VEGF 受体激活继而抑制血管生成。阿柏西普仅在联合 FOLFIRI 方案治疗既往未用过 FOLFIRI 方案的患者才有效。目前无数据显示 FOLFIRI 方案/贝伐组单抗治疗进展后应用 FOLFIRI 方案/阿柏西普治疗有效，反之亦然。也无数据显示阿柏西普单药有效。因此专家组建议阿柏西普联合 FOLFIRI 方案或伊立替康仅用于二线治疗之前未用过伊立替康的转移性大肠癌。

（4）瑞戈非尼 瑞戈非尼是一个多途径影响肿瘤生长和血管生成的多种激酶［包括血管内皮生长因子（VEGF）受体、成纤维细胞生长因子（FGF）受体、血小板衍生生长因子（PDGF）受体、BRAF、kit 和 RET］小分子抑制剂。瑞戈非尼仅对经所有标准治疗后进展的患者有效。因此专家组建议转移性大肠癌化疗耐药时可使用瑞戈非尼。瑞戈非尼可用于 KRAS/NRAS 基因突变型患者的三线治疗；对 KRAS/NRAS 基因野生型患者，瑞戈非尼可用于三线或四线治疗。

● **应用贝伐组单抗应注意哪些细节？**

答： 贝伐组单抗常见的不良反应有出血、中性粒细胞减少、胃肠道穿孔、食欲减退、高血压、充血性心力衰竭、伤口愈合的并发症、坏死性筋膜炎、上呼吸道感染、呼吸困难、肌痛、蛋白尿、皮疹、皮肤色素异常、剥脱性皮炎等。联合贝伐组单抗与单纯化疗相比，静脉性血管栓塞的发生率并未增加。荟萃分析显示贝伐组单抗导致的高血压、胃肠出血和穿孔发生的风险具有统计学显著意义的升高，但总体的出血和穿孔风险还是相当低的。接受贝伐组单抗治疗的患者，脑卒中和其他动脉血管时间的发生率会增加，尤其是年龄＞65 岁的老年患者更甚。

目前贝伐组单抗（阿瓦斯汀，avastin）的禁忌证不明。在手术前6～8周和手术后6～8周内不能使用贝伐组单抗，既往有血栓患者不宜使用贝伐组单抗。

主任医师总结

（1）因为较高的局部复发风险，Ⅱ期（$T_{3\sim4}$，淋巴结阴性，肿瘤穿透肠壁肌层）或Ⅲ期直肠癌（淋巴结阳性，无远处转移）的新辅助/辅助治疗通常包括局部区域治疗，这种风险主要是因为直肠与盆腔结构和脏器间的间隙太小、直肠无浆膜包裹以及手术切除时因技术难度而难以获得较宽的手术切缘。推荐包含手术治疗、放射治疗和化学治疗的多学科综合治疗，用于绝大多数的Ⅱ/Ⅲ期直肠癌患者；专家组推荐对Ⅱ/Ⅲ期直肠癌进行术前放化疗。

（2）晚期或转移性直肠癌 以同步放化疗序贯化疗为主。联合分子靶向药物，可增加化疗药物有效率，延长无进展生存期（PFS）。但使用西妥昔单抗或帕尼单抗之前，需要检测 RAS 基因状态，若 RAS 基因突变，则不能使用这两种靶向药物。具有 BRAF V600E 突变的患者，似乎预后更差。尚缺乏足够的数据，依据患者的 BRAF V600E 突变状态来指导抗 EGFR 单抗与一线治疗中有效化疗方案的联合使用。现在有限的资料提示，患者存在 V600E 突变时，一线治疗进展后使用抗EGFR 单抗治疗是无效的。而无论 RAS 基因处于何种状态，只要没有贝伐组单抗的使用禁忌，都可以使用。

（3）直肠癌肝转移病灶 应评估肝转移病灶能否手术切除，若能安全切除，选择手术切除；若有切除可能，可在术前行新辅助化疗，化疗后能切除尽可能行手术切除；若评估后不能切除，可选择全身化疗联合肝动脉灌注化疗药物，辅以肝脏肿瘤射频消融、无水酒精注射使肝脏肿瘤处于灭活状态。还可以行肝脏肿瘤三维适形放疗。

（4）直肠癌肺转移病灶 能手术切除者行手术切除，不能行手术切除者，经化疗后可切除者，先行化疗，然后行手术切除；若化疗后仍为不可切除病灶，可在全身治疗后行肺部肿瘤射频消融或三维适形放疗。

（5）晚期或转移性直肠癌患者 使用化疗联合西妥昔单抗或贝伐组单抗治疗后有效，化疗结束后可继续使用西妥昔单抗或贝伐组单抗维持治疗，直至病情进展。

老年女性，便血 2d——直肠类癌

 ［实习医师汇报病历］

> 患者女性，81 岁，因"便血 2d"入院。患者于有长期便秘史，近 2d 出现便血，呈暗红色，每次 1～2ml，并见少许黄色黏液，无发热腹痛、里急后重、消瘦等症。查体：形体消瘦，神志清楚，神疲体倦，生命体征正常，皮肤、巩膜无黄染，浅表淋巴结未扪及，腹部尚软。直肠指诊：在距肛门约 4cm 处可扪及肿物，大小约 0.8cm×0.9cm，质硬，轻压痛，指套可见少许暗红色血迹及少许黄色黏液。

主任医师常问实习医师的问题

● 目前考虑的初步诊断是什么？ 依据是什么？

答：目前患者的初步诊断是便血原因待查（直肠癌可能性大）。因为该患者具有以下特点。

① 老年女性。

② 长期便秘史，近 2d 出现便血，色暗红。

③ 无发热腹痛、里急后重。

④ 直肠指诊扪及肿物，可以排除感染性腹泻合并血便，也可以排除痔，因此考虑为直肠肿瘤可能性大。

● 应该做哪些检查协助确诊?

答：（1）肠镜检查　可以直接观察直肠肠腔的改变，并确定肿瘤的部位、大小及浸润范围，取活检做病理学检查可确诊。

（2）腹部增强 CT 检查　可了解直肠癌有无侵犯膀胱、子宫及盆腔，有无淋巴结转移及肝转移等，对直肠癌分期具有重要作用。

（3）超声检查　对了解有无肝转移、腹膜后淋巴结肿大具有重要意义。

（4）肿瘤标志物 CEA　可用于预测直肠癌的预后和监测复发。

（5）全身骨扫描　观察有无全身骨转移可能。

［住院医师补充病历］

> 患者入院后急查血常规：白细胞（WBC）$4.2×10^9$/L，血红蛋白（Hb）101g/L，中性粒细胞（NEU）百分比74.1%，白细胞（LEU）百分比22.6%。生化：Ca^{2+} 2.05mmol/L，K^+ 3.4mmol/L，血尿素氮（BUN）6.93mmol/L，血糖（GLU）3.04mmol/L，血细胞沉降率（血沉，ESR）21mm/h。肿瘤标志物CA19-9、CA153、CA125均正常，凝血功能、肝肾功能正常；心电图正常；胸部X线片未见心肺异常改变。盆腔CT示直肠管壁稍增厚；肠镜检查见直肠左侧壁距肛门约4cm处见一隆起，约0.4cm×0.6cm，边界不清楚，有推动感，取活检。病理结果示：直肠黏膜类癌，CK（弱＋），NSE（＋），CEA（＋），SYN（＋），Ki67（＋）。

主任医师常问住院医师的问题

● 该患者的诊断是什么？

答：直肠类癌。

● 处理原则是什么？

答：目前对类癌的主要治疗是手术。由于癌瘤的部位、大小及浸润深度的不同，手术原则亦不同。直肠类癌直径大于2.0cm者或具有多发病灶时，多主张做根治切除术；直径在1.0～2.0cm者做局部广泛切除术；直径不足1.0cm者行局部切除；类癌瘤浸润直肠肌层者可行腹会阴联合切除术。

● 实习医师提问：直肠类癌和直肠癌有何不同？

> **主任医师答**：直肠类癌是发生于肠黏膜腺体的嗜铬细胞，占消化道类癌的17%～25%，因具有嗜银性，又称嗜银细胞瘤。类癌多从黏膜层的下部发生，曾归属于黏膜下肿瘤。其组织结构似癌，多呈局部性浸润性生长而少有转移，发展缓慢，与癌不同，故称类癌。嗜银细胞瘤能分泌5-羟色胺（5-HT），从而引起"类癌综合征"，其典型症状为腹泻、潮红、气喘、发绀和右心瓣膜病。现在多称为神经内分泌肿瘤（neuroendocrine tumors，NETs）。

> 一般而言，类癌生长缓慢、病程较长、恶性程度低，预后比一般的直肠癌好得多；而直肠癌是胃肠道中常见的恶性肿瘤，癌灶常侵犯到黏膜下层甚至达肌层及浆膜层，常伴有局部淋巴结转移，恶性程度高。

 主任医师常问主治医师的问题

● **该患者还需要进行哪些检查协助确诊？**

答： 还需要行超声内镜（EUS）、中腹部 CT、血 5-羟色胺（5-HT）、24h 尿 5-HIL AA 等检查。

（1）超声内镜检查除了直接观察病变起源的部位、外形、大小、边缘、侵犯的深浅外，还可以确定患者有无局部淋巴结转移，有助于选择确定是做内镜手术或做局部切除术。

（2）中腹部 CT 检查主要了解肝脏有无病变，对类癌合并肝转移时有价值。

（3）正常人外周血中 5-HT＜17.1μmol/L（300ng/ml），类癌综合征时 5-HT＞285μmol/L（500ng/ml）。正常 24h 尿 5-HIL AA 含量为 2～9mg；当其超过 50mg 时，可确诊为类癌综合征。当发现有典型或不典型类癌综合征表现时，均应进行实验室检查。测定生物胺和多肽浓度在尿中代谢产物是诊断的主要辅助手段，尤其是测定 24h 尿 5-HIL AA 是临床诊断及术后随访监护的主要指标。

一般而言，类癌综合征多发生于晚期，特别是肝内转移者。主要是由于类癌分泌多量 5-羟色胺、组胺、缓激肽等生物活性物质作用于血管壁、胃肠道和支气管平滑肌及心瓣膜所致。一般认为类癌活性物质经门静脉入肝，被细胞内丰富的单胺氧化酶来灭活，去胺而变为 5-羟吲哚乙酸（5-HLAA），从尿中排出，所以大部分类癌不产生类癌综合征，只有伴有肝转移或其他原因破坏严重，5-HT 不能在肝脏内灭活，过多的 5-羟色胺和具有活性的其他物质抵达体循环时方出现类癌综合征。

直肠类癌较少发生类癌综合征。

● **应该怎样确定下一步的治疗？**

答： 该患者做内镜超声（EUS）检查，显示：黏膜内低回声区图形，椭圆形肿块 0.4cm×0.6cm，边缘清晰，外形光滑，无局部淋巴结转移，中腹部 CT 未发现肝转移，血 5-HT 正常，属于肿瘤直径＜1cm 的类癌，患者无手术禁忌证，可经肛门或骶尾部切口做局部切除术或电灼治疗。

主任医师总结

（1）直肠类癌是一种潜在的恶性肿瘤，具有生长缓慢、病程长的特点，预后较好，临床相对少见。但随着纤维肠镜的普及和病理诊断水平的进步，直肠类癌的发病率明显提高。因其生物学行为与直肠癌有明显不同，所以治疗措施和预后也有别于直肠癌。

（2）类癌的转移途径可以是直接浸润生长，穿透浆膜至周围组织内，亦可发生淋巴转移或血行转移，偶见报道无局部淋巴结转移而直接发生血行转移者。血行转移以肝最多见，亦可转移至骨、肺及脑，偶有报道发生卵巢、附睾、皮肤、骨髓、后腹膜、眼眶、肾上腺、脾、胰、肾、甲状腺、膀胱、前列腺、子宫颈等部位转移。

（3）直肠类癌的预后与肿瘤大小、浸润深度及淋巴结、肝转移情况密切相关，无转移者预后良好，有转移的类癌经积极治疗预后亦较直肠腺癌好，一般 5 年生存率达 80％以上。Orloff 报告 23 例直肠类癌直径＜2cm 者做局部切除术，术后 5 年生存率达 100％；肿瘤直径＞2cm 者，5 年生存率达 62.5％。

（4）手术是直肠类癌的主要治疗方法，过去按直肠癌治疗。目前较为统一的观点是手术方法的选择要依据直肠类癌的大小、部位、浸润深度、有无淋巴结和远处转移等临床病理特征而定，而肿瘤大小及浸润深度是判断类癌恶性程度的重要标准。若肿瘤直径＜1cm，局限黏膜下层者，可以选择经肛门肿块切除术，位置较高的可做内镜下黏膜切除术，切缘应距肿瘤 0.5cm 以上。肿瘤直径在 1～2cm 者，应做扩大的局部切除术，术中做冰冻病理学检查，以确保切端阴性。肿瘤直径在 2cm 以上，肿瘤常浸润到深肌层以外，多伴有淋巴结转移，应按直肠癌处理，可选择经腹前切除术。

（5）类癌肝转移灶的处理。如果肝转移灶仍然可以切除，应尽可能切除；如肝脏转移灶广泛弥漫、全身情况较差，可行肝脏介入化疗，如动脉栓塞、放射性栓塞、化疗栓塞以及局部消融治疗等，同样可减轻症状，延长生存期。

（6）近年来对于广泛期患者的治疗，免疫疗法受到重视，应用干扰素（IFN）、生长抑素［注射用生长抑素（思他宁、奥曲肽善宁）］可以获得良好治疗效果。

　　（7）目前可用于胃肠神经内分泌肿瘤的药物主要有生长抑素类似物（SSA）、干扰素、依维莫司、化疗药物，其中化疗药物主要用于转移性 NETs 以及任何部位的 G3 期患者。顺铂联合依托泊苷为首选化疗方案，链佐星联合氟尿嘧啶和（或）表多柔比星的客观有效率为 35%～40%。一项小样本的前瞻性研究发现，给予替莫唑胺联合贝伐组单抗有效率达 33%，无进展生存期（PFS）达 14.3 个月，基于以上数据推荐替莫唑胺单药、联合化疗或联合靶向药物治疗转移性 NETs 或 NEC。一项大型前瞻性Ⅲ期临床研究，比较了依维莫司或安慰剂联合长效奥曲肽治疗胰腺外 NETs，结果依维莫司联合长效奥曲肽组的中位无进展生存期为 16.4 个月，安慰剂联合长效奥曲肽组的中位无进展生存期为 11.3 个月，在生长抑素类似物、干扰素、肽受体放射性核素治疗（PRRT）以及局部治疗失败后，可以选择依维莫司进行治疗。目前没有大样本数据支持舒尼替尼在胃肠神经内分泌肿瘤的应用。

查房笔记

老年男性，上中腹疼痛 1 个月，
加重 3d——胰腺癌

 ［实习医师汇报病历］

> 患者男性，62 岁，因"上中腹疼痛 1 个月，加重 3d"入院。在我院院门诊行上腹部 B 超示：胰腺占位。查体：剑突下至脐可触及一 8cm 大小质硬包块，表面不光滑，边界欠清楚，压痛明显。患者吸烟 35 年，每天约 20 支，既往有慢性胰腺炎病史。入院初步诊断：胰腺占位性病变，性质待查。

主任医师常问实习医师的问题

● 目前考虑的诊断是什么？

答：胰腺癌。

● 诊断为胰腺癌的依据是什么？ 鉴别诊断是什么？

答：（1）诊断依据

① 老年男性。

② 主诉是上中腹疼痛 1 个月，加重 3d，患者有多年吸烟史及慢性胰腺炎病史。

③ 查体发现剑突下至脐有一 8cm 大小质硬包块。

④ 我院上腹部 B 超发现胰腺肿物。

（2）需要与以下疾病鉴别

① 胰岛细胞瘤：患者多有典型的临床表现（Whipple 三联征——阵发性低血糖，发作时血糖低于 2.8mmol/L，口服或者注射葡萄糖后症状立即消失）。

② 胃泌素瘤：特有的三联征——严重消化道溃疡，高胃液和胃酸分泌。

③ 慢性胰腺炎：肿瘤假性胰腺炎（局灶性胰腺炎）超声检查可为低回声肿物，注入 CO_2 微气泡对比剂后病变明显强化，而胰腺癌无明显强化。应注意在慢性胰腺炎的基础上可以发生胰腺癌，两者同时存在

时影像学诊断比较困难，需要依靠组织学诊断鉴别。

④ 其他原发于胰腺的肿瘤：淋巴瘤等。

● **应做哪些检查项目？ 各有什么临床意义？ 或有什么优缺点？**

答：上腹部增强 CT 及超声、肿瘤标志物，必要时可以做上腹部 MRI、磁共振胰胆管成像（MRCP）、内镜下逆行胰胆管造影（ERCP）及血管造影等检查。如果患者经济条件好的话，可以考虑做全身 PET-CT。

（1）上腹部增强 CT 检查　是胰腺疾病最重要、最佳和最可靠的检查方法，诊断胰腺癌的准确率可达 95％。CT 可以显示胰腺肿瘤的正确位置、大小及其与周围血管的关系；可以进行肿瘤的 T 分期，有利于选择手术方式和判断预后。

（2）超声检查　为诊断胰腺癌的首选方法及在普查中的筛选方法。可以显示胰腺内肿物及其伴发的胰腺、胆管及胆囊扩张、肝内转移等，但是容易受到肠内气体干扰，对 3cm 左右的胰腺癌阳性率可达 80％。电子胃镜超声检查不受气体干扰，可清晰地显示胰腺结构，发现早期病变。

（3）MRI 及 MRCP　对判断局限在胰腺内的小胰腺癌以及有无胰周扩散和血管侵犯方面，MRI 优于 CT 扫描，是胰腺癌手术前预测的较好方法。

（4）内镜下逆行胰胆管造影（ERCP）　理论上说，ERCP 是最有效、可最早发现胰腺癌的方法，可以显示主胰管狭窄及其形态改变、充盈缺损和闭塞，但是因为 ERCP 属创伤性检查，只有在超声和 CT 不能确诊而临床可疑胰腺癌时才进行 ERCP 检查。ERCP 是诊断小胰腺癌的有效方法。

（5）肿瘤标记物　CA19-9 是目前临床最常用、最有诊断价值的胰腺癌肿瘤相关抗原，诊断胰腺癌敏感性接近 90％；当影像学拟诊为胰腺癌、CA19-9 大于 200U/L 时，诊断基本确立；同时 CA19-9 在监测肿瘤复发及预后有一定的价值；CEA 也用于胰腺癌的辅助诊断，CA50、CA125、CA242 的敏感性和特异性均不超过 CA19-9。

● **胰腺的解剖如何？ 如果胰腺癌周围浸润有可能涉及哪些器官？**

答：（1）胰腺的形态　胰腺位于胃的后方，横卧于腹膜后，呈棱柱状。外观黄色，质地柔软。表面被覆透明的薄层被膜，为后腹膜。一般长 15～18cm，宽 3～4cm，厚 1.5～2.5cm，重 60～100g。胰腺右端膨大并向下形成钩状突起为胰头及钩突；稍向下略有变细的部分为胰颈；胰腺向左逐渐变狭窄形成胰尾；胰腺颈、尾之间的部分为胰体。

（2）胰腺的位置　胰腺横卧于第 1、第 2 腰椎前方。胰腺全程前面被覆后腹膜，为网膜腔的后壁。胰腺上缘紧邻腹腔动脉、腹腔神经丛和脾血管。下缘为横结肠系膜的根部。胰头被十二指肠包绕，其后方为下腔静脉；胰头钩突部向下突起并向后包绕肠系膜上动静脉。胰颈部狭窄，深面是肠系膜上静脉与门静脉的交界处。胰体部后方为腹主动脉、左肾及左肾上腺。胰尾部是胰腺左端的狭细部分，与胰体无明确分界，向左逐渐变窄，伸入脾肾韧带的两层腹膜又因胰腺前方有胃、胃结肠韧带和横结肠及其系膜掩盖，位置深在、隐蔽，在腹部手术探查时，极易忽略胰腺病变，造成误诊。鉴于胰腺位置的特殊性，一旦发生胰腺癌周围浸润有可能涉及腹腔动脉、腹腔神经丛和脾血管，向上涉及腹腔动脉、腹腔神经丛和脾血管，向下涉及横结肠，胰头涉及十二指肠，后方涉及下腔静脉和肠系膜上动静脉，胰腺体部涉及腹主动脉、左肾及左肾上腺，胰腺尾部涉及胃、横结肠及其系膜。

✸ ［住院医师或主治医师补充病历］

患者老年男性，因上中腹疼痛入院，既往吸烟多年及慢性胰腺炎病史。入院后增强 CT（图 2-10、图 2-11）示：① 胰体部占位

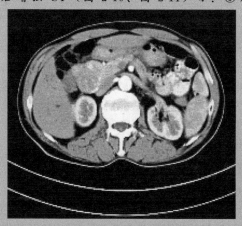

图 2-10　腹部增强 CT（横断位）

性病变，性质考虑为胰腺癌并腹膜后淋巴结转移；②肝内多发占位性病变，性质考虑为肝转移瘤；③右肾下极软组织隆起，性质考虑为转移瘤。肿瘤标志物 CA19-9 升高。行肝脏转移瘤穿刺活检术，病理结果示：中分化腺癌浸润。免疫组化：瘤细胞 CK（＋）、CK7（＋）、CK20（个别＋）、CK19（＋）、AFP（－）、Ki-67（＋，阳性指数约 80%）。

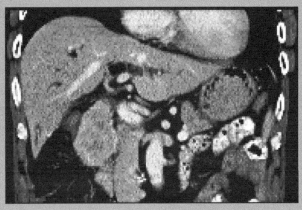

图 2-11　腹部增强 CT（冠状位）

 主任医师常问住院医师、进修医师和主治医师的问题

● **对目前的诊断和治疗有何意见？**

答：患者为老年男性，主要症状为上中腹疼痛，吸烟多年及有慢性胰腺炎病史，根据体征、影像学、肿瘤标志物及肝脏转移瘤穿刺病理结果，目前诊断为胰腺导管腺癌，腹膜后淋巴结转移，肝转移，右肾转移（$T_4 N_1 M_1$，Ⅳ期）。因为患者为胰腺癌晚期，远处多处转移，治疗上应当采取以全身化疗为主的综合治疗。

● **具体的治疗方案是什么？**

答：（1）对于不可切除的局部晚期或转移性胰腺癌，积极的化学治疗有利于减轻症状、延长生存期和提高生活质量，对于体能状况良好者，2016 年 NCCN 最新指南推荐首选 FOLFIRINOX 和吉西他滨＋白蛋白结合型紫杉醇，另外吉西他滨＋厄洛替尼也是 1 类推荐。具体可选方案如下：

① FOLFIRINOX 方案：奥沙利铂 85mg/m²、伊立替康 180mg/m²、亚叶酸钙 400mg/m²、氟尿嘧啶 400mg/m²，iv，d1，之后氟尿嘧啶 2400mg/m²，civ（连续 46h），每 2 周重复。

② 吉西他滨＋白蛋白结合型紫杉醇：白蛋白结合型紫杉醇 125mg/m²，iv gtt d1、d8、d15，吉西他滨 1000mg/m²，iv gtt，每 4 周重复 1 次。

③ 吉西他滨＋厄洛替尼：吉西他滨 1000mg/m²，iv gtt，d1、d8、d15，每 4 周重复；厄洛替尼 100mg/d，po。

④ 吉西他滨＋卡培他滨：吉西他滨 1000mg/m²，iv gtt（持续大于 30min），d1、d8，卡培他滨 1000mg/m²，iv gtt，bid，d1～d14，每 3 周重复。

⑤ 吉西他滨＋顺铂：吉西他滨 1000mg/m²，iv gtt（持续大于 30min），d1、d8、d15；顺铂 25mg/m²，d1、d8、d15，以上每 4 周重复，该方案尤其适用于遗传性肿瘤患者。

⑥ 固定剂量吉西他滨＋多西他赛＋卡培他滨（GTX方案）：吉西他滨 750mg/m²、多西他赛 30mg/m²，iv gtt，d4、d11，卡培他滨 750mg/m²，iv gtt，d1～d14，每 3 周重复。

⑦ 氟尿嘧啶类＋奥沙利铂：如氟尿嘧啶/亚叶酸钙/奥沙利铂（亚叶酸钙 200mg/m²，氟尿嘧啶 2g/m²，iv gtt d1、d8、d15、d22，奥沙利铂 85mg/m²，iv gtt，d8、d22，休息 3 周，每 7 周重复）。或 CapeOX（奥沙利铂 110mg/m² d1＋卡培他滨 750mg/m²，iv gtt，bid，d1～d14，每 3 周重复）。

（2）对于体能状况差、不能耐受联合化疗者，可考虑吉西他滨或氟尿嘧啶类药物为基础的单药化疗。

① 吉西他滨单药：吉西他滨 1000mg/m²，iv gtt，每周 1 次，连续 3 周，休息 1 周，每 4 周重复。

② 替吉奥、卡培他滨或氟尿嘧啶持续泵注。

● **一线治疗失败，应如何选二线治疗？**

答：首选参加临床研究，既往未接受吉西他滨化疗的患者首选吉西他滨为基础的化疗，对于一线接受以吉西他滨为基础化疗的患者，二线治疗可选择以氟尿嘧啶类药物为基础的化疗方案，包括替吉奥单药、卡培他滨单药、氟尿嘧啶/LV/奥沙利铂、替吉奥/奥沙利铂或卡培他滨/

奥沙利铂，并需根据患者体能状况，选择单药或联合化疗。

（1）改良 FOLFIRI 方案可作为 1 类选择，具体为：纳米脂质体伊立替康 80mg/m² （相当于 70mg/m² 伊立替康）＋亚叶酸钙 400mg/m²＋氟尿嘧啶 2400mg/m²，civ（46h），每 2 周重复。

（2）奥沙利铂加卡培他滨：奥沙利铂 130mg/m²，iv gtt（持续 120min），每 3 周 1 次；卡培他滨每天 2000mg/m²，分 2 次，po，每 3 周连续 14 天。

（3）卡培他滨加厄洛替尼：卡培他滨 2000mg/（m²·d），分 2 次，po，每 3 周连续 14 天；厄洛替尼 150mg/d，po。

（4）PS 评分为 3～4 分，可考虑减量化疗或者最佳支持治疗。

● **如果患者持续性上中腹及腰背部疼痛，为钝痛，夜间不能入睡，应该如何处理？**

答：神经周围浸润和远处转移是胰腺癌的特点。患者疼痛定位为上中腹、腰背部，为持续性钝痛，考虑为肿瘤侵犯腹腔神经丛、肠系膜神经丛、胰腺及其周围器官引起的疼痛，考虑为神经病理性疼痛及内脏痛，疼痛评分为 6 分，可给予强效阿片类药物联合辅助用药（如抗惊厥类药物等），如果药物镇痛效果不佳可以考虑高强度聚焦超声治疗、腹膜后神经丛阻滞术、姑息放疗等。

● **如果患者腹痛阿片类药物不能缓解，考虑高强度聚焦超声治疗，其原理及治疗步骤是什么？**

答：顽固性胰源性癌痛的传统治疗是行腹腔神经丛的手术切除，是一种有创性治疗。高强度超声聚焦为一种新的局部无创性治疗肿瘤的手段，对晚期胰腺癌癌痛治疗效果确切，高强度聚焦超声原理是将体外低能量超声波聚焦于体内靶区，在肿瘤内产生瞬态高温（60℃以上）、空化、机械作用等生物学效应，杀死靶区内的肿瘤细胞。

高强度聚焦超声的治疗步骤如下：

① 根据肿瘤部位及侵犯范围确定治疗次数及疗程；

② 彩色多普勒超声仪确定肿瘤部位，然后将治疗焦点调至病灶；

③ 治疗介质为脱气自来水，设置高能聚焦超声肿瘤治疗机输入功率、有效治疗深度、应用参数等后可开始治疗。

主任医师总结

（1）胰腺癌恶性程度高，预后极差，中位生存时间仅为 5～8 个月，

5 年生存率不到 5%。手术切除仍然是唯一的治愈方法，但就诊时可手术的局限性胰腺癌只有 10%~15%，超过 80%患者无手术治愈的希望，治疗原则是合理选择各种治疗措施，减缓肿瘤发展速度，提高患者生存质量和延长生存期。尽管做了很多努力，胰腺癌的治疗仍然是肿瘤治疗的难题。

（2）胰腺癌根治性切除辅助化疗可以延长生存时间，5 年生存率达 20%以上。胰腺癌根治性手术的患者接受一些形式辅助治疗，但对具体实施什么样的辅助治疗还有争议。美国观点是术后辅助化放疗；欧洲观点是术后辅助化疗。术后辅助化疗方案推荐氟尿嘧啶类药物或吉西他滨单药治疗（1 类），对于体能状态良好的患者，亦可考虑联合方案化疗。宜尽早开始辅助治疗，建议化疗 6 周期。

（3）局部晚期胰腺癌的新辅助化疗可以改善存活，但是还是需要有多中心前瞻性随机对照的临床研究来比较新辅助治疗与直接手术切除、术后辅助治疗以及姑息治疗等不同治疗方案对胰腺癌患者生存期及生活质量的影响。吉西他滨加厄洛替尼比单药吉西他滨可延长部分晚期胰腺癌患者的总生存，但毒性作用增加不明显。日本学者的最新研究表明，替吉奥单用或者与吉西他滨合用，或者与吉西他滨交替使用，可以达到吉西他滨的疗效，甚至有过之而无不及，这为我们将来治疗胰腺癌提供了更好的选择。

胰腺的血液供应相对比较复杂，但是如果能够找到肿瘤的供血血管，进行动脉介入化疗甚至栓塞，疗效甚佳，只是要求技术含量高，难度较大。因为供应胰腺的血液主要来自胰十二指肠上动脉、胰十二指肠下动脉和脾动脉。在胰头与十二指肠之间，可见胰十二指肠前动脉弓，它由胰十二指肠上、下动脉前支吻合而成；胰十二指肠上、下动脉后支亦吻合而成胰十二指肠后动脉弓，从两弓上发出分支供应胰头及十二指肠。胰十二指肠上动脉常有分支左行，与起自脾动脉的胰背动脉右支吻合构成胰前动脉弓。脾动脉沿胰腺上缘走行中，以直角方式分支出胰背动脉、胰大动脉以及数量众多口径较细的胰体动脉、胰尾动脉，直接进入胰腺实质。近年来介入治疗发展迅速，尤其是动脉介入灌注栓塞化疗尤为突出，一方面可以给肿瘤最大剂量的化疗，同时给正常组织最大的保护。

（4）现在比较盛行胰腺癌的微创治疗，英国伦敦的 Bown 教授在国际上首先在 CT 引导下经过胃穿刺导入光导纤维光动力治疗胰腺癌，取得良好的效果，开创了光动力治疗胰腺癌的先河。也有医师开展术中光动力治疗胰腺癌，同时其他一些治疗手段包括放射粒子置入、射频消融、微波治疗、氩氦刀治疗等都显示出各自的优势。在不远的将来，微创治疗将在胰腺癌的治疗中发挥更大的作用。

中年男性，发现乙肝18年，右上腹隐痛1个月余——原发性肝细胞肝癌

 [实习医师汇报病历]

> 患者男性，50岁，因"发现乙肝18年，右上腹隐痛1个月余"入院。入院前于外院门诊行B超检查示：右肝实性占位（2cm）。查体：全身浅表淋巴结未触及，腹软，无压痛及反跳痛，肝脾肋下未触及。患者吸烟30年，每天约20支。入院初步诊断：右肝占位性病变，性质待定。

主任医师常问实习医师的问题

● **目前考虑的诊断是什么？**

答：肝脏占位性病变，性质待定。

● **诊断为肝癌的依据是什么？ 鉴别诊断是什么？**

答：（1）诊断依据

① 中年男性。

② 主诉是发现乙肝18年，右上腹隐痛1个月余，既往有乙型病毒性肝炎病史18年，曾间断口服拉米夫定、阿德福韦酯不规范抗病毒治疗。

③ 超声检查发现右肝占位性病变。

④ 查体腹软，无压痛及反跳痛，肝、脾肋下未触及。

（2）需要与以下疾病鉴别

① 甲胎蛋白阳性者：妊娠、生殖腺胚胎肿瘤、肝炎、肝硬化活动期、胃癌及胰腺癌等消化道肿瘤肝转移。

② 甲胎蛋白阴性者

a. 继发性肝癌：继发性肝癌发展缓慢，症状较轻，常继发于胃癌、肺癌、结肠癌、胰腺癌、乳腺癌等。常表现为多个结节型病灶，除消化道肿瘤外甲胎蛋白一般多为阴性。

b. 肝脓肿：多表现为发热、肝区疼痛、肝区叩击痛和触痛明显，

右上腹肌紧张，白细胞数常升高等感染征象。

c. 肝海绵状血管瘤：该病为肝内良性占位性病变，常因查体偶然发现。鉴别诊断主要依靠甲胎蛋白测定、B型超声及肝血管造影检查。

● **应做哪些检查项目？ 各有什么临床意义？ 或有什么优缺点？**

答：上腹部增强CT、超声检查、MRI、肿瘤标志物检查、选择性血管造影、全身ECT、经皮细针穿刺活检。如果患者经济条件好的话，可以考虑全身PET-CT。

（1）上腹部超声检查　超声是临床上诊断肝癌应用的最广泛、最经济的检查方法，它对人体无损伤，一般不需要造影剂或做特殊的检查准备，对于鉴别囊实性病变及肝内外病变敏感性高。可以动态观察肝内占位的变化，以及有无门静脉癌栓和淋巴结转移。

（2）上腹增强CT　CT是肝癌诊断的最重要的手段，可清楚地显示肝癌原发病变的位置、数量、病灶内有无出血坏死、钙化、形态、扩散范围及血流动力学变化，并可了解有无腹腔和腹膜后淋巴结转移，有无门静脉癌栓等。增强扫描应视为常规，可行直接增强扫描，视情况需要加做平扫。对原发性肝癌的分期及临床治疗方案的制订和估计预后有重要价值。

（3）上腹部增强MRI　MRI的灵敏性要高于CT，在显示肝癌的组织结构方面也优于CT，对小肝癌，特别是对直径＜1.5cm的小肝癌的发现优于CT、B超。除了CT可做横断面扫描，还能做冠状面、矢状面等多方位的扫描；但MRI扫描时间较长，容易因呼吸的运动而干扰成像，造成影像的模糊，且费用昂贵，不作为诊断肝癌的常规检查。

（4）肿瘤标志物检查　甲胎蛋白（AFP）为肝细胞癌最好的肿瘤标志物，肝癌患者有70%～90%患者AFP升高，AFP＞400ng/ml持续1个月，或AFP＞200ng/ml持续2个月，排除妊娠和生殖腺胚胎癌者，高度警惕肝癌。AFP的临床价值：最好的肝癌筛查指标，有助于早期诊断、鉴别诊断、疗效评价、提示复发和转移。其他肿瘤标志物如异常凝血原（DCP）、岩藻糖苷酶（AFU）、碱性磷酸酶（ALP）、γ-谷氨酰转移酶（GGT）等，与AFP联用可以提高肝癌的诊断率。

（5）肝动脉介入血管造影　曾经对评估肝细胞肝癌有关键性作用，但随着螺旋CT，特别是多排螺旋CT及MRI动态增强扫描的临床应用，血管造影对肝癌的诊断价值逐渐被有的医师用CT及MRI取代或者放弃，但是血管介入造影对于小于0.5cm的肿物诊断价值高于CT及

MRI，对于肝炎基础上发展来的肝癌应当常规行肝动脉介入造影，这样即可以确定有无肿瘤子灶，为手术或其他微创手段彻底根治肿瘤打下良好的基础，同时又可以对肝脏肿瘤进行化疗及栓塞治疗。

（6）超声或者CT引导下经皮穿刺活检　对于无手术指征的患者可获得病理诊断，定位明确，穿刺阳性率高，但是有一定出血、针道种植转移等潜在危险。

（7）全身ECT　有助于肝癌骨转移的诊断。

（8）PET-CT　对于肝细胞肝癌，不主张用PET-CT检查，因为18F-FDGPET显像诊断肝细胞癌的灵敏度与其他肿瘤相比，相对较低，为45％～55％。一般情况下，中低分化的肝细胞癌表现为不同程度放射性异常浓聚，分化程度越低，其放射性浓聚程度越强。由于肝癌肿瘤细胞对葡萄糖摄取有其特殊性，在高分化的肿瘤细胞内一般含有较高水平的葡萄糖-6-磷酸酶，可以使细胞内18F-FDG-6-磷酸产生去磷酸化而逸出细胞外，因此在高分化肝细胞癌肿瘤细胞内18F-FDG含量较低，肿瘤组织可不表现为高代谢征象，从而出现假阴性结果。

⊛ [住院医师或主治医师补充病历]

　　患者为中年男性，因发现乙肝18年，右上腹隐痛1个月余入院，既往有乙型病毒性肝炎18年，曾间断口服拉米夫定、阿德福韦酯不规范抗病毒治疗。入院后上腹增强CT（图2-12～图2-15）示：平扫

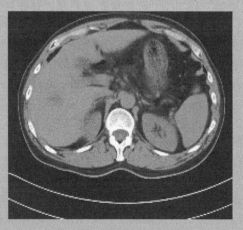

图2-12　上腹CT（平扫）

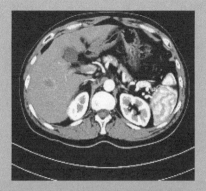

图 2-13　上腹 CT（增强扫描动脉期）

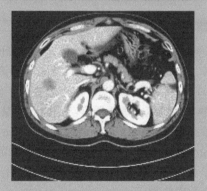

图 2-14　上腹 CT（增强扫描门脉期）

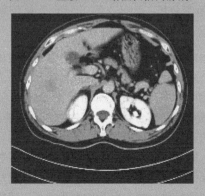

图 2-15　上腹 CT（增强扫描平衡期）

显示，肝右叶后段见一类圆形占位性病变，边界不清楚，大小约26mm×18mm，密度均匀；动脉期病灶呈边缘强化；门脉期轻中度强化程度，延迟扫描病灶中度强化，边缘欠清；门静脉主干及分支内未见明确充盈缺损；肝内、外胆管未见明显扩张。腹部超声未见明显异常。AFP 200.28μg/L。肝功能：谷草转氨酶（AST）32U/L，谷丙转氨酶（ALT）50U/L，白蛋白（ALB）44.4g/L，总胆红素（TBIL）33.1μmol/L，直接胆红素（DBIL）6.8μmol/L。HBV DNA 2.92E+0.3拷贝/ml。

 主任医师常问住院医师、进修医师和主治医师的问题

● **对目前的诊断和治疗有何意见？**

答：根据现病史、既往病史、影像学（右肝占位，26mm×18mm）、AFP 200.28μg/L等实验室检查结果，目前诊断为原发性肝癌（$T_1N_0M_0$，Ⅰ期），乙肝病毒性肝炎。因为患者处于原发性肝癌Ⅰ期，肝功能A级，无腹水、黄疸、重要器官功能障碍等禁忌证，根据2011年《原发性肝癌诊疗规范》，对于单个肿瘤直径<5cm或肿瘤数量2~3个、肿瘤最大直径≤3cm的患者，首先建议手术切除治疗，对于肿瘤最大直径≤3cm的患者，也可考虑消融治疗，同时配合其他的治疗手段，并继续持续抗乙肝病毒治疗。

● **从肝脏解剖角度分析，为什么肝动脉介入化疗栓塞治疗对于原发性肝癌和肝转移癌疗效不同？**

答：肝脏在体内处于重要地位，它具有双重血液供应，约3/4血液来自门静脉，其余来自肝动脉。门静脉收集脾和胃肠道回流的血液，门静脉血营养素丰富，但是含氧量低；肝动脉营养素含量低，但含氧量高。这两部分血液在肝脏混合后最后通过左、右肝静脉进入下腔静脉。任何能损伤肝脏的物质和疾病最终都会破坏肝脏结构，导致肝硬化和肝衰竭。一般来说，原发性肝癌多属于动脉供血，而转移肿瘤则不以动脉供血为主，因此导致肝动脉化疗栓塞对于原发性肝癌疗效甚佳，但是对于肝脏转移性肿瘤则疗效一般，但是如果我们可以双管齐下，即通过肝动脉介入，同时再通过门静脉用药，这样疗效会更好。只是技术水平要求会高些。

● 肝动脉介入造影显示甘油充填单一肿瘤，且小于 3cm，为保证手术彻底根治，患者行右半肝切除。术后病理为：肝细胞癌，慢性肝炎伴早期肝硬化。术后应如何随访？

答：手术切除肝癌后还存在复发的危险。据国内资料显示，肝癌行根治性手术后 1 年、3 年、5 年复发率为 17.1％、32.5％、61.5％。说明在肝癌切除术后的 5 年内，有超过一半的肝癌患者复发。因此，如果能够定期随访，早期发现复发转移，复发转移灶再手术的患者 5 年生存率可达 40.8％。

肝癌术后随访是终身随访，一般术后 5 年内需每 3 个月检查一次甲胎蛋白、腹部 B 超、乙肝两对半、HBV DNA 定量，每 6 个月检查一次胸部 X 线片，第 1 年可适当增加。5 年以后复发的危险性减少，可每半年进行甲胎蛋白和 B 超检查、乙肝两对半、HBV DNA 定量。在 B 超不能完全明确时，应及时行 CT 检查，如仍怀疑有其他部位转移灶，可行全身同位素扫描检查。

● 如果患者术后随访第 4 年发现左肝 2 个占位，直径小于 2cm，AFP 6250μg/L，考虑为肝癌复发，未出现远处转移，应如何选择下一步治疗？

答：患者右肝切除后复发，病灶小于 3 个，直径在 3cm 以内，如果 PS 评分为 0～2 分，可考虑给予肝动脉栓塞化疗（TACE）或者局部治疗，如射频消融、无水酒精瘤内注射、超声聚焦刀、微波固化、冷冻等治疗，局部治疗小肝癌与手术的治疗效果相当。如果没有门静脉主干癌栓，也可以考虑肝移植。如果患者 PS 评分为大于 2 分，可给予最佳支持治疗。

● 如果患者术后随访第 4 年发现左肝多发占位(大于 5 个)，门静脉癌栓，AFP 6250μg/L，考虑为肝癌复发，未出现远处转移，应如何选择下一步治疗？

答：如果患者 PS 评分为 0～2 分，右肝已切除，左肝多个病灶，全肝放疗的不良反应大且达不到肿瘤控制剂量，治疗意义不大，不宜行全肝放疗；肝癌对化疗药物的敏感性较低，全身化疗效果不佳，联合化疗的有效率并不优于单药，奥沙利铂、吉西他滨、卡培他滨等有一定疗效，但无明显突破；索拉菲尼是多靶点抗肿瘤药物，是 NCCN 推荐的晚期肝细胞癌标准药物。如果患者 PS 评分为大于 2 分，给予最佳支持治疗。

> 如果患者术后随访第 4 年发现左肝多发占位(大于 5 个)，门静脉癌栓，考虑为肝癌复发，在口服索拉菲尼治疗的过程中出现腹痛、腹水，诊断行腹腔穿刺抽出不凝血，考虑为肝癌破裂，下一步应如何治疗？

答：（1）对于短时间内出血量少、生命体征平稳、精神状态好者，可进行内科治疗。内科治疗的措施包括严格卧床、输血、应用止血药、补液、吸氧等。

（2）对出现休克、持续性出血、短期内出血量较大者，内科治疗效果不佳或再次出血者首选急诊介入肝动脉栓塞，既可达到止血目的，又可以避免盲目手术探查造成不能一期手术切除病灶的损伤。

（3）通过内科或辅助介入栓塞止血，可有更充分的时间进行详细检查、病情评估，包括肝功能储备检查和肝脏增强 CT 或 MRI 评估肿瘤的可切除性，评估患者适合做何种治疗，包括肝叶切除术及肝动脉化疗栓塞。

主任医师总结

原发性肝癌的恶性程度极高，自然生存期平均为 4.3 个月。我国发病率居世界首位，占全球每年增加新肝癌病例约 45%。发病与乙肝病毒感染、黄曲霉毒素有关。在我国，通过做好肿瘤的一级预防（病因学预防）——接种乙型肝炎病毒疫苗等，降低肝癌的发生率已经开展多年。临床上诊断肝癌要综合患者临床症状、影像学检查、肿瘤标志物（尤其是 AFP）等。手术切除是治疗原发性肝癌最主要、最有效的方式，大多数肝癌患者起病隐匿，在确诊时已属中晚期，往往失去了手术根治的机会，临床上能接受手术治疗的患者仅为 10%～30%，但术后 5 年的复发率高达 50% 以上，严重制约了手术的疗效。

肝癌微创治疗常用的方法有血管介入、局部注射、放射粒子置入治疗、三维适形放疗和一些温度消融方法（如射频、微波、高强度聚焦超声、氩氦刀等）。肝癌的微创治疗对小肝癌（直径＜3cm）的治疗非常有效，且患者的总生存率与手术治疗相近。目前，对于 5cm 以下的肝癌是首选外科治疗还是经皮消融治疗，临床上存在争议。近年来不断有文献报道射频消融（RFA）和微波消融（MWA）微创、安全、疗效满意，在治疗小肝癌方面可以获得与手术切除相近的远期生存疗效。就治疗效果而言，有两项随机对照研究显示消融治疗和手术切除者的生存率没有明显差别，但是无瘤生存期方面，手术更具优势。对于无法手术治疗的原发性肝癌患者可以行肝动脉化疗栓塞（TACE）、射频消融、冷冻治疗等综合治疗，1 年、3 年、5 年生存率分别为 74.0%、34.0% 和 16.7%。

目前临床上尚无治疗原发性肝癌特别有效的化疗药物，尽管采用吉西他滨、氟尿嘧啶类、多柔比星等方案治疗晚期肝癌取得了一定的疗效，但有效率仅为 20%～35%，并且易产生耐药性，缺乏高级别的循证医学证据表明具有生存获益。索拉菲尼是一个多激酶抑制剂，能同时抑制多种存在于细胞内和细胞表面的激酶，包括 RAF 激酶、血管内皮生长因子受体-2（VEGFR-2）、血管内皮生长因子受体-3（VEGFR-3）、血小板衍生生长因子受体-β（PDGFR-β）、kit 和 FLT-3。在一项以安慰剂为对照的随机双盲Ⅲ期临床试验中，索拉菲尼治疗介入失败或者转移性肝癌的肿瘤进展时间较对照组延长 73%，总生存延长 44%。索拉菲尼是第一个被证实能够延长晚期肝细胞癌生存的系统治疗药物，是 NCCN 推荐的晚期肝细胞癌系统治疗的标准药物。

我国自主研制的新型口服血管内皮生长因子受体-2 多激酶抑制剂阿帕替尼在晚期肝癌的Ⅱ期临床研究中显示具有潜在的生存获益。

另外一 1.1 类肝癌靶向新药"注射用 MB07133"目前获得 cFDA 批准进入临床研究，该药在国外临床试验显示患者平均生存期为 9.7 个月，每天的用药成本为 500 元。

老年男性，发现乙肝 21 年，腹胀 1 个月余——肝内胆管细胞癌

✴ ［实习医师汇报病历］

> 患者男性，64 岁，因"发现乙肝 21 年，腹胀 1 个月余"入院。入院前于外院门诊行 B 超检查示：左肝巨大实性占位。查体：全身浅表淋巴结未触及，剑突下可触及 10cm×8cm 肿块，质硬，压痛，边界不清楚。入院初步诊断：左肝占位性病变，性质待定。

 主任医师常问实习医师的问题

● **目前考虑的诊断是什么？**

答：左肝占位性病变，性质待查，肝癌可能性大。

● **诊断为肝癌的依据是什么？**

答：① 老年男性。

② 主诉是发现乙肝 21 年，腹胀 1 个月余，既往有乙型肝炎 21 年。

③ 超声检查发现左肝肿物。

④ 查体剑突下可触及 10cm×8cm 肿块，质硬，压痛，边界不清楚。

● **胆管癌的危险因素有哪些？**

答：胆管癌的发病原因尚不明确。文献报道其发病的危险因素包括高龄、胆管结石、胆管腺瘤和胆管乳头状瘤病、先天性肝内胆管扩张症（Caroli 病）、胆总管囊肿、病毒性肝炎（HBV 和 HCV）、肝硬化、原发性硬化性胆管炎（PSC）、溃疡性结肠炎、化学毒素、吸烟、肝片吸虫或华支睾吸虫感染等。

✴ ［住院医师或主治医师补充病历］

> 患者老年男性，因发现乙肝 21 年，腹胀 1 个月余入院，既往有乙型肝炎 21 年。入院后上腹增强 CT（图 2-16～图 2-19）示：肝左叶

及膈顶见多个类圆形或巨块形占位性病变，边界尚清楚，大小分别约为 12cm×8.2cm、4cm×3.2cm，CT 值约为 35Hu，密度略不均匀。三期增强扫描显示，病灶增强特点符合"快进慢出"改变，肿块压迫胰腺体部且与胰腺分界不清楚。考虑为原发性肝癌伴肝内转移形成，胰腺受侵。B超引导下穿刺活检为肝胆管细胞癌。肿瘤标志物 AFP 4.28μg/L。肝功能：AST 32U/L，ALT 40U/L，ALB 44.4g/L，TBIL 23.1μmol/L，DBIL 6.8μmol/L。HBV DNA 1.92E + 0.3 拷贝/ml。

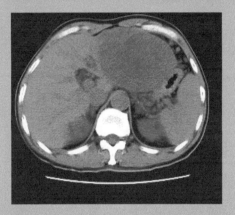

图 2-16 上腹 CT（平扫）

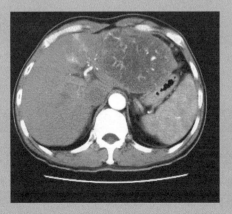

图 2-17 上腹 CT（增强扫描动脉期）

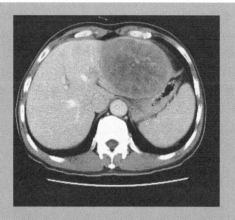

图 2-18　上腹 CT（增强扫描门脉期）

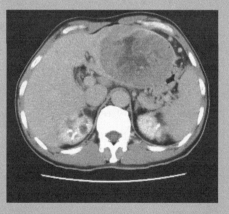

图 2-19　上腹 CT（增强扫描平衡期）

 主任医师常问住院医师、进修医师和主治医师的问题

● **应做哪些检查项目？　各有什么临床意义？　或有什么优缺点？**

答：（1）血液检查　胆道梗阻时，肝功能检查提示胆红素、碱性磷酸酶和 γ-谷氨酰转肽酶升高。转氨酶可升高，伴有胆管炎时会显著升高。长期胆道阻塞可以导致脂溶性维生素（维生素 A、维生素 D、维生素 E 和维生素 K）减少，凝血酶原时间延长。随着疾病的进展，白蛋白、血红蛋白和乳酸脱氢酶水平可随之下降。

（2）血清肿瘤标记物 胆管癌无特异性的肿瘤标记物，仅 CA19-9、CA125、CEA 有一定的价值。

① CA19-9：约 85％的胆管癌患者伴有 CA19-9 升高；CA19-9 升高也可见于其他原因的梗阻性黄疸，但胆道减压后，CA19-9 水平持续升高，提示胆管癌。胰腺、胃恶性肿瘤及严重肝损伤均可伴有 CA19-9 升高。

② CA125：约 65％的胆管癌患者伴有 CA125 升高。

③ CEA：约 30％的胆管癌患者伴有 CEA 升高。但肠道炎症、胆道良性梗阻、胃肠道肿瘤及严重的肝损伤时 CEA 也可升高。

（3）腹部超声 是诊断胆管癌的首选方法，其优势在于能鉴别结石和肿块、判断胆管周围组织及门静脉是否受到侵犯，同时根据肝内胆管是否扩张判断梗阻部位并引导经皮肝穿刺胆道引流。

（4）腹部 CT 可以提供如肿瘤位置、大小、单发或多发、是否合并胆管扩张和血管侵犯，以及有无腹腔淋巴结转移及远隔器官转移等有利的诊断信息；胆管癌患者多无肝硬化，肿瘤常造成胆管扩张，肿瘤无假包膜，可有瘤内钙化，晚期肿瘤常突破肝包膜扩散和侵犯邻近器官；胆管癌主要成分多为纤维基质，造影剂存留在肿瘤内可能形成典型的延迟强化表现。

（5）MRCP 和 MRI 是诊断胆管癌的最佳方法，它能清楚地显示肝脏和胆管的解剖和肿瘤范围，判断是否有肝脏转移。MRCP 可较好地显示胆道分支，反映胆管受累范围。MRI 血管成像可明确肝门部血管受累情况。

（6）超声内镜 若肿瘤位于远端肝外胆管，超声内镜能更好地观察肿瘤、局部淋巴结及血管受侵情况，并可引导细针对可疑病灶行穿刺活检以明确诊断。

（7）逆行胰胆管造影（ERCP）和经皮经肝胆道造影术（PTC）对胆管癌的诊断各有优缺点。ERCP 适用于了解梗阻部位以下的胆道情况，而 PTC 则适用于了解梗阻部位以上的胆道情况。两者均可取胆汁样本做细胞学检查，然而阳性率仅为 30％左右，细胞学阴性并不能排除肿瘤。

（8）PET-CT 可用于对肿块的良恶性以及是否存在远处转移进行评估，但胆管黏液腺癌可表现为假阴性。

● **对目前的诊断和治疗有何意见？**

答：患者为老年男性，腹胀为首发症状，既往有乙型肝炎 21 年。根据影像学检查（左肝占位，12cm × 8.2cm，4cm × 3.2cm）、AFP 4.28μg/L 等辅助检查结果，目前诊断为原发性肝胆管细胞癌（$T_4N_0M_0$，ⅢB 期），乙型病毒性肝炎。治疗上考虑规则性肝切除联合受侵脏器切除，同时抗乙肝病毒治疗，术后根据分期及病灶是否残留再给予相应治疗。

● **射频消融(RFA)治疗肝癌的原理是什么？ 操作步骤、适应证、禁忌证及常见的并发症有哪些？**

答：（1）RFA 治疗肝癌的原理　通过射频发生器产生的热能使局部达到高温而杀死肿瘤细胞。

（2）RFA 的治疗步骤

① 患者取仰卧位，超声引导下确定肝肿瘤部位及其大小，确定穿刺点及进针的角度与深度部位。

② 在超声引导下将射频针准确穿刺达到瘤体最下部，打开射频针，接上肿瘤射频治疗系统。

③ 启动射频仪行射频治疗，功率从 20W 起，每分钟调高 20W，90W 后维持阻抗上升到最高；肿瘤局部温度可高达 100℃以上。

④ 根据瘤体大小、位置及不规则性，每次采用多针、多点射频消融治疗方法，力争使瘤体完全凝固或绝大部分凝固。

（3）RFA 治疗肝癌的适应证　肝癌直径≤5cm、病灶<3 个、无门静脉癌栓、无肝外转移的病灶。

（4）RFA 治疗肝癌的禁忌证　恶病质、重度黄疸、肝肾功能失代偿、活动性感染、门静脉高压伴出血倾向、凝血功能障碍和妊娠等。

（5）RFA 治疗肝癌的常见并发症　上腹热感和腹痛、发热、肝功能损害邻近组织及脏器损伤、气胸、血气胸、出血、电极板皮肤烫伤、感染、迷走神经反射引起的心率减慢、心律失常、血压下降、针道种植转移等。

● **CT 如何鉴别肝细胞癌与肝内胆管细胞癌？**

答：肝细胞癌（HCC）为血供良好的肿瘤类型，血供来源的 90% 为肝动脉；另有 10% 的血供来自门静脉。CT 增强扫描的早期果显示：①病灶区有明显的环状强化，强化区域缺乏规律性，且肝动脉的内径明显增大；②门脉期病灶部位的强化效果变弱，直径超过 6cm 的病变区域中包括有不规则的组织坏死区域；同时延迟扫描未表现出强化特点。

肝内胆管细胞癌患者的增强扫描特点有：①动脉期显示，肝脏边缘呈环形或延伸进肿瘤内，导致增强区域呈锥形；②病灶周围有异常灌注现象，且中心区域未坏死组织的强化结果不具有定型特点；③门脉期显示，增强幅度减弱，强化范围进一步扩大，扫描范围内的胆管区域存在明显结石。

主任医师总结

（1）胆管癌包含所有源于胆管上皮细胞的肿瘤，＞90％为腺癌，根据解剖部位的不同分为肝内胆管癌和肝外胆管癌。肝内胆管癌患者的临床表现无特异性，一般不出现胆管阻塞症状，常因影像学检查发现肝上孤立性包块而偶然被发现，随着病情的进展，可出现腹部不适，腹痛、乏力、恶心等症状。尽管大部分患者确诊时已处于疾病晚期，不适合手术，但完全切除仍是肝内胆管癌患者唯一的治愈性手段。

（2）可手术患者，术前应评估是否存在肝脏多发病灶，有无淋巴结转移或远处转移，因为超出肝门部的淋巴结转移和远处转移是手术切除的禁忌证。手术选择肝部分切除术，通常情况下施行肝大部分切除术，但是只要可以满足切缘阴性（R0 切除肿瘤距切缘至少 0.5～1.0cm），也可以考虑施行肝脏楔形切除术、段切除术、扩大切除术。2015 年胆道肿瘤 NCCN 临床实践指南强调行肝门部淋巴结清扫术是合理的，因为不仅可以提供胆管癌的分期信息，还能在一定程度上评估预后。但是淋巴结转移到肝门部通常预示着预后差，切除只针对高度特异的患者施行。

（3）不可手术患者，可以采用吉西他滨和顺铂联合化疗、临床试验、以氟尿嘧啶或吉西他滨为基础的化疗、氟尿嘧啶化放疗、局部治疗和支持治疗，动脉内化疗可作为临床试验。

（4）术后无局部残余患者，可观察、行临床试验和以氟尿嘧啶或吉西他滨为基础的化疗；镜下切缘阳性或局部淋巴结阳性患者，建议行氟尿嘧啶化放疗或者以氟尿嘧啶或吉西他滨为基础的化疗；残余局部病灶患者治疗同不可手术患者。

第三章　泌尿生殖系统肿瘤

老年男性，胸背部疼痛半年，排尿困难 4个月——前列腺癌

 [实习医师汇报病历]

> 患者男性，72岁，因"胸背部疼痛半年，排尿困难4个月"入院。3d前于当地医院查胸椎CT示"胸7椎体占位性病变"。门诊查总前列腺特异性抗原（tPSA）>500ng/ml，游离前列腺特异性抗原（fPSA）286.5ng/ml。半年来体重下降约10kg。入院查体：脊柱正常生理弯曲存在，第7、第8胸椎压痛明显，脊柱活动明显受限。直肠指诊：前列腺稍增大，约5cm×4cm大小，中央沟变浅，左侧可触及质硬结节，约10mm×8mm大小，边界不清楚，无触痛。入院初步诊断：前列腺、第7胸椎，性质待定。

主任医师常问实习医师的问题

● **目前考虑的诊断是什么？**

答：前列腺癌骨转移。

● **诊断为前列腺癌的依据是什么？　鉴别诊断是什么？**

答：（1）诊断依据

① 老年男性，病程中体重减轻约10kg。

② 主诉是胸背部疼痛半年，排尿困难4个月。

③ 门诊查血清tPSA、fPSA均显著升高，当地医院胸椎CT示胸7椎体占位性病变。

④ 直肠指诊发现前列腺质硬结节。

（2）需要与以下疾病鉴别

① 前列腺炎：是指前列腺特异性和非特异感染所致的急慢性炎症，从而引起全身或局部症状。急性前列腺炎可有恶寒、发热、乏力等全身症状，慢性前列腺炎多无全身症状。局部症状是会阴或耻骨上区域有重压感，久坐或排便时加重，且向腰部、下腹、背部及大腿等处放射，尿道症状为排尿时有烧灼感、尿急、尿频，可伴有排尿终末血尿或尿道脓性分泌物。

② 前列腺增生症：即良性前列腺增生，是 50 岁以上男性常见病。直肠指诊发现前列腺增大，表面光滑，质韧、有弹性，边缘清楚，中央沟变浅或消失。镜下可见增生腺体中腺泡较大，周围的胶原纤维层完整，上皮为双层高柱状，细胞核较前列腺癌患者的小，并居于细胞基底部，腺体排列规则，形成明显的结节。前列腺增生症可伴有 PSA 轻度升高，一般不超过 10ng/ml，有时难与 PSA 水平升高不明显的前列腺癌完全鉴别，需前列腺系统穿刺活检才能确诊。

③ 前列腺萎缩：前列腺癌常起始于腺体的萎缩部，应注意与单纯的前列腺萎缩鉴别。萎缩腺泡有时紧密聚集，萎缩变小，上皮细胞为立方形，核大，很像癌变。但这类萎缩改变多累及整个小叶，胶原结缔组织层仍完整，基质不受侵犯，其本身却呈硬化性萎缩。

④ 前列腺结石：直肠指诊时，前列腺结石的前列腺质韧，扪及结石，质硬，有捻发感。盆腔 X 线片可见前列腺区结石阴影；超声检查显示前列腺区有强光团伴声影。

⑤ 前列腺结核：有前列腺硬结，与前列腺癌相似。但患者发病年龄较轻，多伴有低热、盗汗、消瘦等全身症状，有生殖系统其他器官，如精囊、输精管、附睾结核性病变或有泌尿系统结核症状，如尿频、尿急、尿痛、尿道内分泌物、血精等。尿液、前列腺液、精液内有红细胞、白细胞。X 线片有时可见前列腺钙化阴影。前列腺活检组织病理学可见典型的结核病变。

● **应做哪些检查项目？各有什么临床意义？**

答：直肠指诊（该患者已行此检查）、血清总 PSA 和游离 PSA 检测（该患者已行此检查）、盆腔增强 CT 或 MRI、全身骨 ECT、胸部 X 线平片或胸部 CT、腹部超声检查、经直肠超声引导下前列腺穿刺活检。

（1）直肠指诊（DRE） 大多数前列腺癌起源于前列腺的外周带，DRE 对前列腺癌的早期诊断和分期有重要价值，表现为前列腺被膜不规则，可触及坚硬肿块或结节。考虑到 DRE 可能影响 PSA 值的准确性，应在抽血检测 PSA 后进行 DRE。

（2）肿瘤标志物检测　前列腺特异性抗原（PSA）是前列腺癌的特异性肿瘤标志物，对前列腺癌的诊断相当敏感，也是肿瘤治疗后疗效评价的重要指标。前列腺特异性酸性磷酸酶（PAP）是由前列腺上皮细胞溶解酶体产生，是另外一种较为特异的肿瘤标志物，阳性率约为60%，晚期患者阳性率可高达80%～90%。直肠指诊联合血清PSA检查是前列腺癌最有效的初筛方法。

① PSA检查时机：美国泌尿外科学会（AUA）和美国临床肿瘤学会（ASCO）建议50岁以上男性每年应接受例行DRE、PSA检查。对于有前列腺癌家族史的男性人群，应该从45岁开始进行每年一次的检查。国内专家共识，对50岁以上有下尿路症状的男性进行常规PSA和DRE检查，对于有前列腺癌家族史的男性人群，应该从45岁开始定期检查、随访。对DRE异常、有临床征象（如骨痛、骨折等）或影像学异常等的男性应进行PSA检查。

为避免局部检查或诊疗操作对PSA值的影响，PSA检测应在前列腺按摩后1周，直肠指诊、膀胱镜检查、导尿等操作48h后，射精24h后，前列腺穿刺1个月后进行。且PSA检测时应无急性前列腺炎、尿潴留等疾病。

② PSA结果的判定：血清总PSA（tPSA）＞4.0ng/ml为异常。当tPSA介于4～10ng/ml时，应参考以下PSA相关变数：游离PSA（fPSA）与tPSA的比值（fPSA/tPSA）、PSA密度（PSAD）、PSA速率（PSAV）。国内推荐fPSA/tPSA正常值＞0.16，PSAD正常值＜0.15，PSAV正常值＜0.75ng/（ml·年）。

（3）经直肠超声检查（TRUS）　能初步判断肿瘤的体积大小。在TRUS引导下进行前列腺的系统性穿刺活检，是前列腺癌诊断的主要方法。Hodges等于1989年提出前列腺6针系统穿刺法，但穿刺阳性率仅为20%～30%，已不作为初次穿刺的首选。建议前列腺体积为30～40ml的患者，需接受不少于8针的穿刺活检，推荐10～12针系统穿刺作为基线（初次）前列腺穿刺策略。但TRUS若作为单一检测指标，对前列腺癌诊断特异性较低，发现一个前列腺低回声病灶要与正常前列腺、前列腺增生症、急性或慢性前列腺炎、前列腺梗死和前列腺萎缩等疾病相鉴别。

（4）前列腺穿刺活检　前列腺系统性穿刺活检是诊断前列腺癌最可靠的检查。应在前列腺CT或MRI等影像学检查之后，在超声引导下进行。

（5）盆腔CT或MRI检查　协助医师进行肿瘤的临床分期，判断肿瘤的大小、与邻近组织和器官的侵犯情况、盆腔内淋巴结转移及骨转移情况等。是肿瘤治疗后疗效评价的指标之一。对于早期前列腺癌，CT 的敏感性低于 MRI。磁共振光谱学检查（MRS）根据前列腺癌组织中枸橼酸盐、胆碱和肌酐的代谢与前列腺增生症和正常组织中的差异呈现出不同的光谱线，对前列腺癌的鉴别诊断有一定价值。

（6）全身骨 ECT　排除全身骨转移病灶。骨骼是前列腺癌最容易远处转移的组织。ECT 可比常规 X 线检查提前 3～6 个月发现骨转移灶，敏感性较高但特异性较差。可以作为肿瘤治疗后疗效评价的指标之一。

（7）胸部 X 线片或胸部 CT　排除肺部转移病灶。肺是前列腺癌最常见的远处转移脏器，常规做胸部 X 线片检查，若有可疑病灶进一步做胸部 CT 检查。

（8）腹部超声检查　排除有无肝脏、脾脏转移病灶，排除腹膜后淋巴结转移。

● **前列腺的解剖位置怎样？**

答：前列腺是男性特有的性腺器官。前列腺如栗子，底朝上，与膀胱相贴，尖朝下，抵泌尿生殖膈，前面贴耻骨联合，后面依直肠，所以有前列腺肿大时，可做直肠指诊，触知前列腺的背面。前列腺腺体的中间有尿道穿过，可以这样说，前列腺扼守着尿道上口，所以，前列腺有病变，首先影响排尿。前列腺是人体非常少有的、具有内外双重分泌功能的性分泌腺。作为外分泌腺，前列腺每天分泌约 2ml 前列腺液，是构成精液的主要成分；作为内分泌腺，前列腺分泌的激素称为"前列腺素"。前列腺是不成对的实质性器官，由腺组织和肌组织构成。前列腺上端横径约 4cm，垂直径约 3cm，前后径约 2cm，表面包有筋膜鞘，称为前列腺囊。囊与前列腺之间有前列腺静脉丛。前列腺的分泌物是精液的主要组成部分。

❀ ［住院医师或主治医师补充病历］

　　患者为老年男性，因胸背疼痛、排尿困难入院。入院后全身骨 ECT（图 3-1）示：全身多发性骨浓聚灶，考虑为恶性肿瘤多发骨转移。胸部 X 线片提示：第 7 胸椎骨质破坏，双肺未见明显异常。腹部超声回报：前列腺钙化；肝、胆、胰、脾、双肾未见明显异常。盆腔增强 CT（图 3-2、图 3-3）示：前列腺后外区可见不规则结节，直径约 12mm，密度不均匀。左侧精囊腺较右侧增大，形态欠规则，可见小斑片状密度减低区。盆腔内可见数个肿大淋巴结（最大者直径 1.5cm）。脊柱 MRI（图 3-4）示：胸腰椎多发转移瘤，第 7 胸椎呈明显楔形改变。行经直肠超声引导下前列腺系统穿刺活检病理结果为：前列腺中分化腺癌，Gleason 评分 6 分。

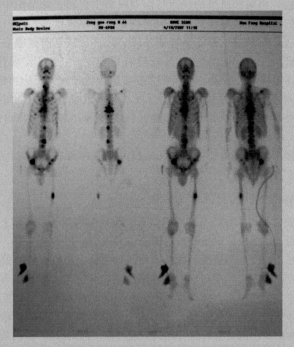

图 3-1　全身骨 ECT

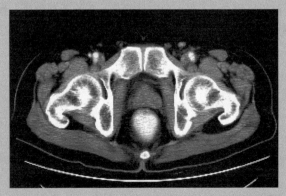

图 3-2　盆腔增强 CT（横断位）

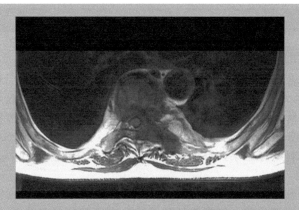

图 3-3 盆腔增强 CT（横断位）

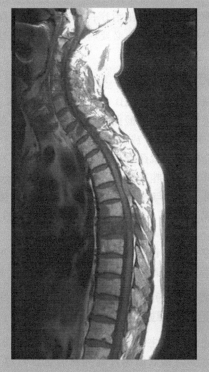

图 3-4 脊柱 MRI

主任医师常问住院医师、进修医师和主治医师的问题

● **对目前的诊断和治疗有何意见？**

答：患者为老年男性，以背部疼痛、排尿困难为首发症状。根据体征（直肠指诊发现前列腺质硬结节）、影像学检查（前列腺后外区不规则结节；左侧精囊腺形态欠规则，可见小斑片状密度减低区；胸腰椎多发转移瘤；全身多发性骨浓聚灶）、实验室检查（血清 tPSA、fPSA 显著升高）及穿刺病理结果，目前诊断为前列腺中分化腺癌（$T_{3b} N_1 M_{1b}$，Ⅳ期）。

因为患者已处于Ⅳ期，且为 70 岁以上，治疗上应该考虑给予姑息治疗，以缓解症状、提高生活质量，一方面建议行最大雄激素阻断（MAB）内分泌治疗即雄激素去势治疗（包括药物去势或双侧睾丸手术去势）联合抗雄激素药物内分泌治疗；另一方面行骨保护治疗即给予唑来膦酸降低骨相关事件的发生，必要时可行胸椎转移灶局部姑息性放射治疗。

● **具体的治疗方案是什么？**

答：最大雄激素阻断（MAB）内分泌治疗方案如下。

（1）雄激素去势治疗　醋酸曲普瑞林（3.75mg/支）或醋酸戈舍瑞林（3.6mg/支），H，q28d；或做双侧睾丸去势手术。

（2）同时联合抗雄激素药物　比卡鲁胺（康士得）50mg，po，qd。

（3）抗骨转移治疗　唑来膦酸（择泰）4mg，iv gtt，q28d；或地诺单抗，H，每 4 周一次，与唑来膦酸相比，地诺单抗被证明在预防骨骼相关事件上有优势。做第 6、第 7 胸椎转移灶姑息性放射治疗，拟定30Gy/10 次。

鉴于去势治疗可引起骨质疏松，对于无高钙血症患者建议补充维生素 D 和钙片。推荐用双膦酸盐类药物预防内分泌治疗相关的骨质丢失。

● **前列腺癌患者化疗的时机应当如何选择？前列腺癌内分泌治疗失败者的治疗选择如何？**

答：前列腺癌的治疗主要是内分泌治疗，但是约 30% 的患者对内分泌治疗不敏感，而且激素敏感性前列腺癌患者经过 12～18 个月内分泌治疗后往往转变为雄激素非依赖型前列腺癌和激素抗拒型前列腺癌。雄激素非依赖型前列腺癌和激素抗拒型前列腺癌的有效治疗手段主要包括化疗和双膦酸盐类药物治疗以及姑息对症治疗。

目前研究结果显示，以多西紫杉醇为基础的化疗方案可以延长激素抗拒型前列腺癌患者的生存时间。因此对于这类患者可以考虑采用以紫杉醇为主的一线化疗方案，对于一线化疗方案治疗失败的患者，可以考虑建议患者参加新药的临床实验研究。

对于转移性去势抵抗性前列腺癌（CRPC）患者，采用多西他赛治疗失败后的其他最佳治疗方案尚未有一致性意见，各种方案包括醋酸阿比特龙、恩杂鲁胺、卡巴他赛、镭-223、挽救性化疗、再次使用多西他赛、米托蒽醌、二次雄激素剥夺治疗（ADT）。此外，一项随机Ⅲ期临床研究显示，与米托蒽醌加泼尼松相比，卡巴他赛与泼尼松一起使用能够延长总体生存期、无进展生存期以及 PSA 的反应和放疗的有效性，并被 FDA 批准用于多西紫杉醇治疗后的二线治疗。

● **什么是内分泌治疗失败？**

答：经过持续内分泌治疗后病变复发、进展的前列腺癌，包括雄激素非依赖性前列腺癌（AIPC）和激素难治性前列腺癌（HRPC）。

● **什么是激素非依赖前列腺癌的骨转移治疗？**

答：对于有骨转移的激素非依赖前列腺癌的治疗目的主要是缓解骨痛，预防和降低骨相关事件（SREs）的发生，提高生活质量，提高生存率。主要治疗手段包括以下几点。

① 第三代双膦酸盐——唑来膦酸：具有持续缓解骨痛、降低骨相关事件的发生率、延缓骨并发症发生时间的作用，是目前治疗和预防激素非依赖前列腺癌骨转移的首选方法。

需要监测肌酐清除率来指导唑来膦酸的应用。用于肾功能损伤（肌酐清除率估计为 30~60ml/min）的患者时，应当降低唑来膦酸的剂量，并在肌酐清除率＜30ml/min 时停止用药。地诺单抗可用于肾功能损伤的患者，甚至正在接受透析的患者。

② 放射治疗：体外放射治疗可改善局部和弥漫性骨痛。因前列腺癌患者发生多发骨转移的概率较高，外照射治疗的范围和剂量越大，副作用越大，因此，建议仅对承重骨骼或引起症状的主要部位进行姑息性照射。放射性核素对前列腺癌骨转移导致的多灶性骨痛有一定疗效。^{89}锶是常用的放射性核素，但内照射可能引起明显的骨髓抑制，对后续治疗造成影响，因此临床运用需慎重。

③ 镇痛药物治疗：根据 NCCN 成人癌痛临床实践指南进行疼痛性

质及程度的评价、给予相应的镇痛治疗方案及适当的辅助治疗，以缓解症状、提高生活质量。

主任医师总结

对前列腺癌的治疗，应在循证医学的指引下，同时兼顾个体化的原则。

（1）前列腺癌自然病史独特，早期可以潜伏很长时间，症状轻微，临床上很多是以转移部位症状（如骨痛、骨折等）为第一就诊原因，而前列腺局部原发症状不明显，临床上对于有骨痛、病理性骨折症状的老年男性要特别注意排除恶性肿瘤骨转移的可能。

（2）因前列腺癌患者多为老年男性，往往合并心血管系统、呼吸系统、糖尿病等基础疾病。因此，前列腺癌的治疗必须因人而异，治疗方法需与患者预期寿命、社会关系、家庭及经济状况相适应。目前仅手术和放疗有希望治愈前列腺癌，且只适于数量有限的患者，很多疗法仅是姑息性治疗，以缓解症状、提高生活质量、延长生存时间。

（3）内分泌治疗是激素依赖型中晚期前列腺癌的标准疗法。它可减轻症状，预防并发症，改善生存质量，部分患者可获得长期缓解。长期全雄激素阻断治疗（TAB）、联合激素疗法（CAB），还是间歇全雄激素阻断治疗（IAB），应个体化。

（4）随着研究的广泛深入，以及对前列腺癌发生、发展机制的认识的不断提高，治疗上各种新技术、新手段的不断涌现，给前列腺癌的治疗带来了新的希望。由于大多数前列腺癌患者最终发展为雄激素非依赖性前列腺癌，所以对后者的治疗已成为研究的重点，但目前不论是药物治疗，还是手术、放疗、化疗的效果都不尽如人意，因此未来治疗研究不仅要以有效地治疗前列腺癌为目的，而且要尽可能减低各种副作用，努力提高患者的生存质量。

查房笔记

青年男性，左侧睾丸肿物 2 个月余，
阴囊坠胀 7d——睾丸肿瘤

✳ ［实习医师汇报病历］

> 患者男性，29 岁，因"左侧睾丸肿物 2 个月余，阴囊坠胀 7d"入院。入院前于门诊行泌尿系超声显示：左侧睾丸弥漫性肿大并不均质改变。入院后查血清乳酸脱氢酶（LDH）470U/L，β-人绒毛膜促性腺激素（β-HCG）5640mU/ml，AFP 正常。查体：左侧睾丸肿大，可触及一大小约 6cm×5cm×4cm 肿块，无触痛，与附睾界限不清楚，质硬，活动度好，与周围组织无粘连，右侧睾丸、附睾形态大小正常。阴囊皮肤无红肿、破溃。外阴发育正常，尿道口无异常分泌物。阴囊透光试验阴性。

❓ 主任医师常问实习医师的问题

⬤ 目前考虑的诊断是什么？

答：睾丸肿瘤。

⬤ 诊断为睾丸肿瘤的依据是什么？ 鉴别诊断是什么？

答：（1）诊断依据

① 青年男性。

② 主诉是左侧睾丸肿物 2 个月余，阴囊坠胀 7d。

③ 超声及 CT 发现左侧睾丸肿大并不均质改变；查血清 LDH、β-HCG升高。

④ 查体发现左侧睾丸肿大，可触及质硬肿块，无触痛。

（2）需要与以下疾病鉴别

① 睾丸炎：一般有局部红肿热痛症状，睾丸均匀肿大，质地不硬，触痛明显，经积极抗感染治疗后症状好转。若经抗感染治疗 2 周后睾丸肿大无消退，应排除睾丸肿瘤可能，必要时行手术探查。

② 睾丸扭转：用力或活动后突发睾丸剧痛，睾丸迅速肿大并伴有严重的恶心、呕吐症状。查体睾丸触痛明显，托高不能缓解，睾丸和附

丸的位置异常或触诊不清楚。超声检查：因精索自身扭转而致睾丸血液循环障碍，表现为患侧睾丸增大，回声减低，其内血流信号明显减少或消失。

③ 鞘膜积液：肿块呈囊状，富弹性，睾丸不能触及，阴囊透光试验阳性。

④ 腹股沟斜疝：指腹腔内脏器通过腹股沟管向体表突出所形成的疝，可进阴囊。疝块外形呈椭圆形或梨形，无发生嵌顿时疝块表面光滑、柔软，患者用力咳嗽时有冲击感，回纳疝块后压住内环，疝块不再突出。

⑤ 精索静脉曲张：因精索静脉回流受阻而造成精索蔓状丛（静脉血管丛）血管扩张、迂曲和变长。也可以因为肾肿瘤或其他腹膜后肿瘤压迫而引起继发性精索静脉曲张。查体在睾丸以上精索内触及曲张但能压缩的软包块，偶可触及血栓形成的小结节。在睾丸的下后方亦可摸到同样性质的包块。在患者平卧后，包块很快消失。若平卧后不能消失，应考虑为继发性精索静脉曲张可能，需进行相应检查。

● **应做哪些检查项目？ 各有什么临床意义？**

答：应做肿瘤标志物检查、胸部 X 线平片、生殖系统及腹股沟淋巴结超声检查、腹盆腔增强 CT 检查（该患者已行超声及 CT 检查）。若腹部 CT 提示有腹膜后淋巴结肿大或胸部 X 线片检查异常，需进一步行胸部 CT 检查。如果患者经济条件允许，可以考虑全身 PET-CT 检查。

（1）肿瘤标志物检查　血清肿瘤标志物如甲胎蛋白（AFP）、乳酸脱氢酶（LDH）、人绒毛膜促性腺激素（HCG）在此类肿瘤的诊断、预后与疗效评价中非常重要。治疗前、中、后及整个随访期间均应监测这些指标。AFP 是由非精原细胞性肿瘤（胚胎癌、卵黄囊肿瘤）产生的血清标志物，在各期均可见到。AFP 的半衰期为 5～7d。因此，非精原细胞瘤中血清 AFP 的浓度升高。而半衰期为 1～3d 的血清 HCG 的浓度升高在精原细胞瘤和非精原细胞瘤中均可见到。精原细胞瘤中偶可见血清 HCG 的浓度升高但无 AFP 升高。

（2）生殖系统及浅表淋巴结超声检查　睾丸肿物最常规的检查，较简便地了解睾丸病变的部位、大小、性状、血供、有无腹股沟淋巴结及锁骨上淋巴结肿大等情况，可较便捷地鉴别睾丸肿瘤与其他阴囊内硬结。也可以作为肿瘤治疗后的关键评价指标。

（3）腹盆腔增强 CT　盆腔 CT 可以了解病灶的大小以及其与周围

组织的关系，还可了解有无盆腔、腹股沟巴结转移等。腹部 CT 了解有无腹部脏器转移、腹膜后淋巴结转移。不明原因的腹部包块可以考虑通过 CT 或者超声引导穿刺取得病理标本。也可以作为肿瘤治疗后的关键评价指标。

（4）胸部 X 线片或胸部 CT 排除肺部转移病灶。肺是睾丸肿瘤最常见的远处转移部位之一，如果腹部 CT 提示有腹膜后淋巴结肿大或胸部 X 线片检查异常，需进一步做胸部 CT 检查。

✿ ［住院医师或主治医师补充病历］

患者为青年男性，因左侧睾丸肿物、阴囊坠胀入院。腹盆腔增强 CT（图 3-5、图 3-6）显示：左侧睾丸明显肿大，大小约 80mm×66mm×44mm，边缘欠光滑，密度不均匀，其内可见小斑片状低密度影及小斑点高密度影，增强扫描明显不均匀强化，其内可见小斑片状囊变坏死区。右侧睾丸分界清晰、大小形态未见异常，双侧精囊腺对称，未见异常。双侧盆腔边缘可见数个肿大淋巴结，较大者直径约 22mm，腹膜后主动脉左缘可见肿大淋巴结影，较大者直径约 15mm，双侧腹股沟区未见明显肿大淋巴结。结论提示左侧睾丸肿物并盆腔、

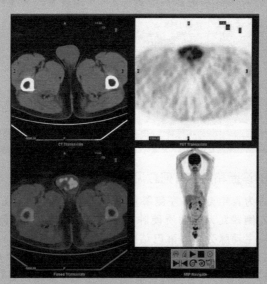

图 3-5　腹盆腔增强 CT 一

腹膜后主动脉旁多发淋巴结肿大。血清β-HCG、LDH均明显升高，分级达S2 [β-HCG 5000～50000mU/ml，LDH 1.5～10U/L]。临床诊断睾丸肿瘤（Ⅲ期）明确。入院后行"左侧睾丸根治性切除术"。术后病理回报："左侧睾丸"精原细胞瘤，脉管内见瘤细胞，睾丸鞘膜、精索残端、阴囊未见瘤细胞侵犯。患者术后2周血β-HCG、LDH降至正常。

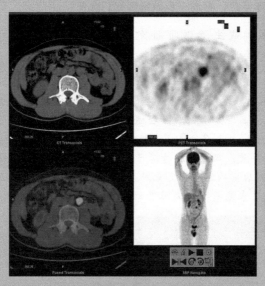

图3-6　腹盆腔增强CT二

 主任医师常问住院医师、进修医师和主治医师的问题

● **对目前的诊断和治疗有何意见？**

答：患者为青年男性，左侧睾丸肿物、阴囊坠胀为首发症状。根据查体表现（左侧睾丸无痛性质硬肿块）、影像学检查（左侧睾丸占位，盆腔、腹膜后主动脉旁多发淋巴结肿大，最大直径2.2cm）、实验室检查（血清β-HCG、LDH升高，达S2）及左侧睾丸根治术后病理结果（精原细胞瘤，脉管内见瘤细胞，精索残端未见瘤细胞侵犯），目前诊断为左侧睾丸精原细胞瘤（$pT_2N_2M_0S_2$，ⅢB期）。

患者为精原细胞瘤ⅢB期，属于低危组，患侧行睾丸根治性切除术后，下一步治疗应考虑予 3 周期 BEP 方案化疗或 4 周期 EP 方案化疗。

● **具体的治疗方案是什么？**

答：患者一般情况良好，PS 评分为 0 分，分期为ⅢB 期，故可考虑给予 3 周期 BEP 方案化疗或 4 周期 EP 方案化疗。

BEP 方案：依托泊苷 100mg，d1～d5；顺铂 20mg/m^2，d1～d5；博来霉素 30U/d，iv，d2、d9、d16，每 21d 重复，共 3 周期。

EP 方案：依托泊苷 100mg，d1～d5；顺铂 20mg/m^2，d1～d5，每 21d 重复，共 4 周期。

● **博来霉素的常见不良反应是什么？　如何预防及处理？**

答：（1）常见的不良反应

① 本药最突出的毒性反应为肺毒性：10%～23% 的用药患者可出现肺毒性，表现为呼吸困难、咳嗽、胸痛、肺部啰音等，导致非特异性肺炎和肺纤维化，甚至快速死于肺纤维化。累积用药总量达 400mg 的患者，肺功能失常发生率为 10%，1%～2% 患者死于肺纤维化；用药 500mg 以上的患者病死率可达 3%～5%。

② 发热：约 1/3 患者于用药后 3～5h 可出现发热，一般 38℃左右，个别有高热，常在几小时后体温自行下降。淋巴瘤患者用药后易引起高热、过敏甚至休克。有约 1% 的淋巴瘤患者出现严重的特异质反应（低血压、精神错乱、发热、寒战和喘鸣）。

③ 皮肤：可引起手指、足趾、关节处皮肤肥厚及色素沉着，引起指甲变色脱落、脱发、皮炎、发红、糜烂、坏死、皮疹、荨麻疹、发热伴红皮病。注射部位可出现疼痛、静脉壁肥厚、管腔狭窄、硬结。

④ 过敏：偶见过敏反应，甚至过敏性休克。对本药及其同类药物（培洛霉素等）过敏者禁用。

⑤ 其他

a. 血液系统的骨髓抑制作用较轻微。1% 以下的患者出现白细胞减少，还可引起出血。

b. 心血管系统可有心电图改变、心包炎症状，但可自然消失，无长期的心脏后遗症。

c. 肝脏可引起肝细胞脂肪浸润伴肝大，1% 以下的患者出现肝功能异常。

d. 胃肠道反应在少数患者有食欲缺乏、恶心，少见呕吐、腹泻、口腔炎及口腔溃疡。

e. 泌尿生殖系统，1％以下的患者出现残尿感、尿频、尿痛。

f. 中枢神经系统可见头痛、嗜睡。

（2）预防及处理

① 与本药有关的最严重毒性为肺纤维化。偶见肺炎向肺纤维化进展，老年患者和接受总给药剂量高于400mg的患者发生率更高。因此严重肺部疾病、严重弥漫性肺纤维化患者禁用，胸部及其周围接受放射治疗的患者禁用本药。肺功能不全患者慎用，老年患者用药总剂量应减少。用药前后及用药时应当检查或监测胸部X线片、肺功能检查、血常规及血小板计数、动脉血气分析、血尿酸及肝肾功能检查。

② 本药不良反应的个体差异显著，应从小剂量开始使用，且总剂量不应超过300mg，因其可导致严重的与剂量相关的肺纤维化。肺功能基础较差者，总剂量应在150mg以下。应用同类药物者，总剂量应为本药与该药剂量总和。

③ 一旦出现肺毒性症状，马上停药，并予右旋糖酐静脉滴注等紧急处理，必要时给予激素治疗，以免病情恶化。

④ 用药前先服吲哚美辛50mg，可减轻发热反应。首次用药应先肌内注射1/3剂量，若无反应，再注射其余剂量。

⑤ 使用本药时接种活疫苗（如轮状病毒疫苗），将增加活疫苗所致感染的危险，故接受免疫抑制化疗的患者禁止注射活疫苗；处于缓解期的白血病患者，化疗结束后至少间隔3个月才能注射活疫苗。水痘患者及白细胞计数低于2.5×10^9/L者不宜用。

⑥ 若出现休克症状，应立即停药并对症处理。因休克多出现在恶性淋巴瘤初次用药时，故前两次给药应从5mg或更少剂量开始，确认没有急性反应后，再逐渐增加到常规剂量。

⑦ 生育年龄患者用药应考虑对性腺的影响。国内资料表明本药可影响细胞动力学，并有致畸性，故孕妇及哺乳期女性应避免使用。

● **肿瘤标志物检测对睾丸生殖细胞肿瘤的意义是什么？**

答：某些肿瘤标志物，尤其是β-HCG、AFP是睾丸生殖细胞肿瘤最重要的标志物，不仅对诊断和临床分期具有重要价值，在评价疗效、病情随访和预后估计方面也非常重要。精原细胞瘤可分泌β-HCG，但不分泌AFP，如果血清β-HCG、AFP同时升高，多提示为混合性睾丸肿瘤，而非精原细胞瘤。睾丸切除后，β-HCG或AFP不能降至正常水平，或半衰期延长，或降至正常后再次升高，说明病灶残留或复发。部分精原细胞瘤患者有胎盘样碱性磷酸酶（PLAP）和神经非特异性烯醇化酶（NSE）升高，大部分非精原细胞瘤生殖细胞瘤患者血清乳酸脱氢酶（LDH）升高，且升高程度与病变范围呈正相关。因此以上肿瘤标志物的测定，对睾丸生殖细胞肿瘤的疗效评价、预后估计和随访有重要意义。

● **睾丸生殖细胞肿瘤的预后如何？**

答：睾丸生殖细胞肿瘤按肿瘤细胞类型分为精原细胞瘤和非精原细胞瘤生殖细胞肿瘤（NSGCT）。Ⅰ期精原细胞瘤经根治性睾丸切除和区域淋巴结放疗后 5 年生存率为 95%～100%，Ⅱ期为 80% 左右。应用 BEP 和 EP 方案化疗后，生存率进一步提高，即使是晚期患者长期生存率也可达 90% 以上。NSGCT 的预后总体较精原细胞瘤稍差。根治性睾丸切除和腹膜后淋巴结清扫后Ⅱ期患者 2～5 年生存率为 90% 左右，Ⅱ、Ⅲ期患者运用含顺铂的联合化疗方案可使治愈率达 70%。

主任医师总结

睾丸肿瘤是一种少见而独特的恶性肿瘤，约占男性恶性肿瘤的 1%，但却是 15～35 岁青壮年男性最常见的恶性肿瘤。其发病率存在明显的地区和人种差异，以欧洲、北美白人多见，我国属于低发病区，但因其恶性程度高、治愈率亦高，应特别重视睾丸肿瘤的诊治。

（1）睾丸肿瘤是一种起病隐匿、病情凶险的疾病，易出现淋巴结及血行转移。睾丸肿瘤对放化疗均较敏感，经规范、全面治疗后，治愈率及 5 年生存率均较高，且大部分肿瘤发生于青壮年，影响生活质量及生育。因此，对于阴囊内的硬结，应重视诊治并注意与睾丸扭转、鞘膜积液、精索静脉曲张等疾病鉴别。及时发现并采取积极治疗措施是治愈睾丸肿瘤的关键所在。

（2）隐睾（睾丸下降不全）是发生睾丸肿瘤的危险因素之一，其发生肿瘤的概率比正常睾丸高 3～4 倍。睾丸肿瘤中有 7%～10% 发生在隐睾，因此需及时发现并处理隐睾。

（3）20 世纪 70 年代以后，通过全面、合理的综合治疗手段，睾丸肿瘤的治疗上有突破性进展，治愈率从不足 50% 提高到 70% 以上。睾丸肿瘤治疗的成功是综合治疗的良好典范。患者施行患侧睾丸根治性手术切除后，临床上要注意腹膜后淋巴结清除、局部放疗、铂类为基础的联合化疗、解救化疗方案等手段的合理运用和组合。

接受一线化疗未获完全缓解及 VIP 方案［异环磷酰胺（IFO）＋顺

铂（DDP）+依托泊苷（VP-16）+美司钠（mesna）]后复发的患者，经挽救治疗后仍有约 50% 的患者可获完全缓解，预后较好的指标包括肿瘤原发于睾丸，对一线治疗敏感，血清学肿瘤指标阴性，肿瘤负荷较小。对这些患者的标准挽救治疗方案主要有 VIP 方案和 TIP 方案 [紫杉醇（PTX）+异环磷酰胺（IFO）+顺铂（DDP）+美司钠（mesna）]。

查房笔记

中年女性，卵巢肿瘤术后 8 个月，下腹胀痛伴尿频、尿急 1 个月，加重 3d——卵巢恶性肿瘤

✸ [实习医师汇报病历]

患者女性，42 岁，因"卵巢肿瘤术后 8 个月，下腹胀痛伴尿频、尿急 1 个月，加重 3d"入院。患者 8 个月前于单位体检时无意中发现右侧卵巢占位（大小为 83mm×45mm），查 CA125 287.137U/ml。后于当地行"卵巢肿瘤细胞减灭术"。术后病理：卵巢恶性混合性米勒瘤，大网膜淋巴结见癌组织转移（1/1）。术中予卡铂腹腔灌注，术后予紫杉醇静脉输注补充化疗。后再行 5 周期紫杉醇 iv＋卡铂 ip 化疗（末次化疗时间距今 3 个月）。第 3、第 5 周期化疗前复查腹盆腔增强 CT 未见肿瘤复发。术后患者每 2 个月复查 CA125 均正常。1 个月前患者无明显诱因下出现下腹持续性胀痛伴尿频、尿急症状，起始疼痛程度较轻微，未予重视。近 3d 来疼痛、尿频、尿急症状较前明显加重。门诊查腹盆腔增强 CT（图 3-7～图 3-12）示：子宫、双侧卵巢缺如，盆腔见巨大软组织肿块影，乙状结肠受侵；肝左叶及左侧腹腔见软组织肿块影；盆腔内多发淋巴结肿大。查 CA125 118U/ml。查体：

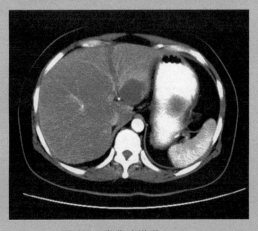

图 3-7　腹盆腔增强 CT 一

下腹部可触及质硬包块，约 $10cm \times 8cm$ 大小，边界不清楚，固定不活动，无压痛，移动性浊音阴性。三合诊：盆腔可触及质硬包块，表面粗糙、边界不清楚、固定不活动，直肠前壁可触及多个质硬结节，直径为 $0.5 \sim 1.0cm$，边界清楚，活动性差。

入院初步诊断：卵巢恶性混合性米勒瘤术后复发。

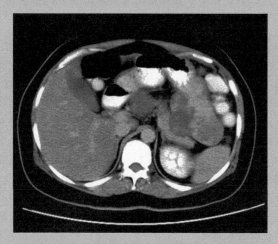

图 3-8　腹盆腔增强 CT 二

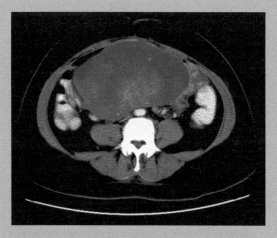

图 3-9　腹盆腔增强 CT 三

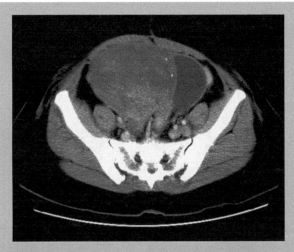

图 3-10　腹盆腔增强 CT 四

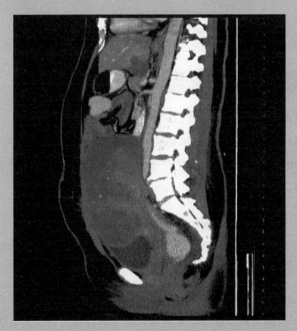

图 3-11　腹盆腔增强 CT 五

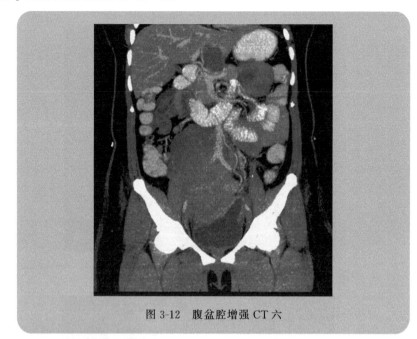

图 3-12　腹盆腔增强 CT 六

 主任医师常问实习医师的问题

● **目前考虑的诊断是什么？**

答：卵巢恶性混合性米勒瘤术后复发。

● **诊断为卵巢恶性肿瘤的依据是什么？　鉴别诊断是什么？**

答：（1）诊断依据

① 中年女性。

② 主诉是下腹胀痛伴尿频、尿急 1 个月，加重 3d。

③ 患者 8 个月前已于外院确诊卵巢恶性肿瘤，并行细胞减灭术及 6 周期 TP 方案化疗。

④ 门诊 CT 提示盆腔、肝左叶、左侧腹腔占位性病变，盆腔多发肿大淋巴结影。

⑤ 查体发现下腹部质硬肿物，边界不清楚，固定不活动。

（2）需要与以下疾病鉴别

① 盆腔良性肿瘤：良性肿瘤一般呈膨胀性生长，肿物表面光滑，

不发生转移，局部淋巴结无肿大，CA125 等肿瘤标志物在正常范围内或轻微升高。

② 腹盆腔结核：多伴有腹水、消瘦、低热等全身症状，查体腹部有特征性的柔韧感，腹水细胞学检查和抗酸杆菌检查有助于鉴别诊断。

③ 感染性疾病：盆腔炎或膀胱炎也可有下腹胀痛及尿频、尿急等相关症状，但查体及影像学检查无腹盆腔占位表现。急性炎症可伴有发热、寒战等全身症状，慢性炎症迁延反复，全身症状不明显。血常规、尿常规检查结果可见相应感染征象。

④ 胃癌卵巢转移瘤：胃癌常见的转移部位就是腹腔，女性多见卵巢转移，又名 Krukenberg 瘤（库肯勃瘤）。

● **应做哪些检查项目？ 各有什么临床意义？ 或有什么优缺点？**

答： 应做腹部及妇科超声检查、腹盆腔增强 CT 或 MRI（该患者已行此检查）、胸部 X 线片或胸部 CT 及肿瘤标志物检查，借取当地医院术后病理切片复核病理诊断。若有腹水，可做后穹隆穿刺或腹腔穿刺找癌细胞。如果患者经济条件允许，可以考虑全身 PET-CT 检查。

（1）腹部及妇科超声检查 通常用于初始评价，而 CT 或 MRI 对于转移的评价很有价值。通过超声检查可判断肿瘤大小、性状、肿瘤与盆腔周围脏器关系及有无腹水等。对于无法手术的巨块型肿物，判断能否行肿物穿刺活检以取得病理结果，同时还可以作为肿瘤治疗后疗效评价的指标之一。阴道超声检查，特别是阴道彩色多普勒超声检查可以显示肿瘤内血流状况，对鉴别肿瘤的良恶性有重要参考价值。

该患者已行腹盆腔增强 CT 检查，可不做局部超声检查。

（2）腹盆腔增强 CT 或 MRI 判断病灶的大小、性状、转移部位，肿物与周围组织的关系，确定盆腔或腹部淋巴结有无增大等。也可以作为肿瘤治疗后的关键评价指标。对于无法手术的巨块型肿物，可以考虑通过 CT 引导穿刺取得病理标本。MRI 检查比 CT 检查更细致，容易发现小的转移病灶。

（3）胸部 X 线片或胸部 CT 排除肺部转移病灶。

（4）肿瘤标志物检查 CA125 对诊断上皮性卵巢癌有重要参考价值，临床上检测 CA125 以 >35U/ml 为阳性。此外，CEA、β-HCG、AFP、CA19-9、CA242、CA153 等肿瘤标志物也有一定意义。另外肿瘤标志物也可以作为肿瘤治疗后疗效评价的指标之一。

（5）全身 PET-CT 检查 了解全身转移情况，信息量大而全面，但价格昂贵。

 ［住院医师或主治医师补充病历］

> 患者为中年女性，因下腹胀痛伴尿频、尿急入院，既往有明确卵巢恶性肿瘤手术史及化疗史。外院手术记录示：术中见腹腔少量血性腹水，左侧卵巢约 5cm×5cm 大小，右侧卵巢直径约 10cm，右卵巢肿物实性，表面破裂，子宫前壁与膀胱数个质硬结节，子宫直肠陷窝及乙状结肠播散，腹主动脉淋巴结肿大直径 1～2cm 不等，右侧膈面可触及直径 0.2～0.5cm 大小不等肿块。完整切除全子宫、双侧卵巢及输卵管、双侧盆腔及腹部动脉旁淋巴结，切除受累网膜、剥除膀胱、膈面及乙状结肠表面结节。术前 CA125 明显升高，术后行 6 周期 TP 方案化疗，定期复查 CA125 降至正常水平。此次入院前于门诊行 CT 提示腹盆腔多发占位；CA125 亦再次升高。

主任医师常问住院医师、进修医师和主治医师的问题

● 对目前的诊断和治疗有何意见？

答： 根据患者 CT 检查所见，盆腔病灶包绕动脉生长、侵犯乙状结肠，并压迫膀胱，且合并肝左叶、左侧腹腔转移灶，已处于Ⅳ期。

目前患者病变范围广泛且侵犯重要血管，不宜再次行减瘤手术，应按卵巢恶性肿瘤复发治疗或加入临床试验。

患者停止 TP 方案化疗后 6 个月内即复发，属于铂类耐药者，预后差。下一步化疗方案可考虑非铂类单药化疗，可选的药物包括多西他赛、吉西他滨、脂质体多柔比星土贝伐组单抗、托泊替康及口服依托泊苷，总共 6～8 个周期。以上药物的有效率在 20％左右。2 个周期化疗后应评价疗效，根据治疗反应重新评估能否行减瘤手术治疗。

● 一线治疗失败，应如何选择二线治疗？

答： 如果患者 PS 评分为 0～2 分，其他可能有效的药物可考虑六甲蜜胺、卡培他滨、环磷酰胺、异环磷酰胺、伊立替康、奥沙利铂、培美曲塞、长春瑞滨、美法仑、白蛋白结合型紫杉醇等单药化疗，也可加入临床试验。

患者如接受连续 2 种治疗方案，疾病仍继续进展，无临床受益证据，则从附加治疗中获益的可能性减小。此时应主要根据个体情况考虑给予临床试验、支持治疗或附加治疗。

● **对于肝包膜上的病灶或胸腔积液，如何判断临床分期？**

答： 肝包膜转移属于 T_3 或Ⅲ期；肝实质转移属于 M_1 或Ⅳ期；出现胸腔积液必须有胸腔积液细胞学阳性证据才能列为 M_1 或Ⅳ期。

● **上皮性卵巢癌患者在完成初始治疗后应如何监测及随访？**

答：（1）各期卵巢癌患者完成初始治疗后的标准推荐是给予观察随访：第 1～2 年，每 2～4 个月 1 次；第 3～5 年，每 3～6 个月 1 次；5 年以上，每年 1 次。

（2）随访项目包括以下内容

① 病史和体格检查（包括盆腔及妇科检查）。

② 如果 CA125 或者其他肿瘤标志物在初始治疗前就有升高，每次随访中都推荐行相关肿瘤标志物检查。

③ 如有指征，可做血常规、血生化检查。

④ 如有指征，可做胸部 X 线片检查。

⑤ 根据临床指征，可做腹部/盆腔/胸部 CT、MRI 等检查，或 PET-CT 检查。

⑥ 如未曾对患者进行家族史评价，应考虑实施评价。

● **上皮性卵巢癌在监测随访过程中发现 CA125 水平升高，该如何处理？**

答： 对于临床完全缓解的上皮性卵巢癌患者，若在常规的监测和随访中发现 CA125 水平上升，但没有肿瘤复发的症状体征、腹盆腔/胸部 CT 检查均阴性的，其处理方法仍存在一定争议。因从 CA125 水平升高到出现临床复发的中位时间为 2～6 个月，如果是从未接受过化疗者，应当作为新诊断的病例处理，进行进一步的影像学检查，确诊后行细胞减灭术及化疗。如果先前已接受过化疗的患者，再次接受化疗的时机目前并没有一致的意见，可选择立即按复发肿瘤治疗（2B 类推荐）、参加临床试验或延迟治疗（观察直至出现临床复发再治疗）。此外，他莫昔芬、阿那曲唑、来曲唑、醋酸甲地孕酮、亮丙瑞林等激素类药物也作为此种情况下可接受的治疗推荐（2B 类证据）。

● **有生育要求的卵巢恶性肿瘤患者的手术处理方式是什么？**

答： 有保留生育功能要求者，在经选择的患者中可考虑行保留生育功能的手术治疗。手术方式为患侧附件切除，保留子宫和对侧卵巢。但全面手术分期仍需进行，以排除可能存在的隐匿性晚期疾病。完成生育后，应当考虑行全面的手术治疗。经选择的患者包括：早期浸润性上皮性卵巢癌（经全面分期术后证实肿瘤局限于一侧卵巢的临床Ⅰ期患者）、交界性上皮性卵巢肿瘤、恶性生殖细胞肿瘤、ⅠA/ⅠC 期的性索-间质肿瘤患者。

主任医师总结

卵巢恶性肿瘤包含了数种不同的组织病理类型，治疗方法取决于具体的肿瘤类型。

（1）上皮性卵巢癌　Ⅰ期患者可以考虑由有经验的妇科肿瘤医师使用微创技术来施行初次手术及全面手术分期，术后根据病理结果决定初始治疗方案。Ⅱ期、Ⅲ期、Ⅳ期患者，需行细胞减灭术，尽最大努力切除所有可见病灶，并保证切除时肿瘤包膜的完整性，术后行 6～8 周期静脉化疗或经腹腔和静脉的联合化疗。临床不宜手术的Ⅲ/Ⅳ期巨块型肿瘤患者，经细针穿刺活检获得病理诊断（临床高度怀疑卵巢癌者的腹水细胞学病理诊断阳性）后，可考虑先做新辅助化疗（1 类推荐），再做间歇性细胞减灭术。

（2）交界性上皮性卵巢癌　也称为低度恶性潜能的上皮性卵巢癌或交界性卵巢癌，病理特点为细胞学特征提示为恶性，但无间质浸润，临床进展慢，预后好，5 年生存率超过 80%。其患者通常较浸润性卵巢癌者更年轻，诊断时多为Ⅰ期，适合做保留生育能力的手术。对于有腹膜浸润性种植的交界性卵巢癌，可以参照上皮性卵巢癌行术后化疗（2B 类证据）；对于未证实有浸润性种植者，术后化疗是否有益尚未明确，因此对这些患者推荐观察。

（3）卵巢肿瘤少见的病理组织学类型（LCOH）约占所有卵巢恶性肿瘤的 5%，包括恶性生殖细胞肿瘤、癌肉瘤（恶性混合性米勒瘤，MMMT）、性索-间质肿瘤、低度恶性潜能肿瘤（交界性上皮卵巢肿瘤）。一般临床症状出现较早，且局限于一侧卵巢，所以部分此类患者适合接受保留生育功能的手术。但恶性混合性米勒瘤预后很差，Ⅱ～Ⅳ期的患者术后必须接受化疗，Ⅰ期患者术后也可考虑化疗，方案参照上皮性卵巢癌。

（4）针对有腹水的患者，TIL 细胞回输有显著的临床疗效。TIL 细胞称为肿瘤浸润淋巴细胞，其抗肿瘤效应是 LAK 的 50～100 倍，具有高效性、特异性，且副作用小。

（5）目前卵巢癌的总体治愈率仍不足 50%，新的化疗方式及方案的选择是研究热点。针对上皮性卵巢癌，一项Ⅲ期随机试验（GOG0218）将贝伐组单抗联合卡铂/紫杉醇与单用卡铂/紫杉醇用于一线治疗的疗效进行了比较，并已获得初步结果。尽管关于总生存期的数据尚未报道，但与单用化疗组相比较，一线治疗中接受贝伐组单抗并将其作为维持治疗的患者中位无进展生存期明显延长（14.1个月 vs 10.3个月，$P<0.0001$）。然而，对于接受了贝伐组单抗（一线治疗但维持治疗使用安慰剂）的患者，无进展生存期的结果较单用化疗组并无明显改善。2010年ESMO公布了另一项Ⅲ期随机试验（ICON7）的初步结果，其无进展生存期数据印证了GOG0218试验的结果。另外还有数项临床试验（OCEANS、AURELIA）正在评价贝伐组单抗与化疗联用治疗复发性卵巢癌的效果。专家组成员对推荐将贝伐组单抗加入卡铂＋紫杉醇的一线治疗或将贝伐组单抗作为维持治疗有重大异议。

（6）其他靶向药物，如EGFR抑制药吉非替尼、α-叶酸受体抑制药BGC945、聚ADP核糖聚合酶AZD2281等的Ⅰ期或Ⅱ期临床试验也取得初步成果，我们期待更多的临床证据。

查房笔记

中年女性，发现腹部包块、腹胀 4个月余——卵巢癌

 ［实习医师汇报病历］

> 患者女性，55岁，感腹胀、腹部隐痛4个月余。查体：腹部可扣及包块，边界不清楚，质硬、固定、无压痛。外院腹部及盆腔CT显示：双侧卵巢可见实性占位，侵及子宫。肿瘤标志物CA125及CEA明显升高。入院诊断为：双侧卵巢占位待查。

主任医师常问实习医师的问题

● 目前考虑的诊断是什么？

答：卵巢癌。

● 诊断为卵巢癌的依据是什么？ 鉴别诊断是什么？

答：（1）诊断依据 发现腹部包块，腹胀4个月余，查体发现腹部包块。

（2）需要与以下疾病鉴别

① 卵巢子宫内膜异位囊肿：卵巢是子宫内膜异位症最易累及的部位，异位子宫内膜种植于卵巢后周期性出血，使卵巢逐渐增大，形成子宫内膜异位囊肿。子宫内膜异位症发病于生育年龄妇女，常有进行性痛经，下腹痛，月经失调及不孕，但无腹水及恶病质。B超检查多能鉴别。腹腔镜检查可明确诊断。

② 盆腔结缔组织炎：有流产或者产后感染病史，表现为发热、下腹痛，用抗生素后症状缓解，肿物缩小。B超检查多能鉴别。

③ 结核性腹膜炎：常见于年轻女性，多有肺结核病史，伴全身症状，有消瘦、乏力、低热、盗汗等，常合并腹水，盆腔、腹腔内粘连性肿块。B超及X线检查可协助诊断。

④ 生殖系统以外的肿瘤：需与腹膜后肿瘤、直肠或者乙状结肠癌等鉴别。

⑤ 转移性卵巢肿瘤：患者之前常有乳腺癌、结肠癌和胃癌的病史。

比如女性胃癌患者很容易发生癌细胞腹腔种植，肿瘤种植到卵巢，又称为 Krukenberg 瘤。

⑥ 子宫肌瘤：为女性常见的良性肿瘤，黏膜下肌瘤常突出宫颈外口，可有接触性出血，表面如感染，则白带增多，肌瘤多为球形，常有蒂，超声检查检出率较高。

⑦ 卵巢瘤样变：卵巢非赘生性囊肿以滤泡囊肿和黄体囊肿多见，一般为单侧，直径<5cm，壁薄，一般可在 1～2 个月消失。

⑧ 妊娠子宫：子宫增大变软，有停经史，HCG 值升高可确诊。B 超见有胎囊或胎心搏动。

● 需要做哪些检查？各有什么优缺点？

答：（1）超声检查　可明确肿瘤的大小、形态、囊实性、部位及与周围脏器的关系。

（2）X 线检查　卵巢成熟畸胎瘤的腹部平片可见牙齿或骨骼影像。

（3）肠道造影　可了解肿瘤的位置、大小及与肠道的关系。

（4）CT 及 MRI　检查可更明确肿瘤的状态。

（5）肿瘤标志物　CA125、CA19-9、CA72-4、HE4 等。CA125 是存在于卵巢癌细胞表面的一种糖蛋白，敏感性在 65％～90％，初治或者术后 CA125 下降是一个独立的预后因素，CA125 升高是预后不良及术后复发的标志。

⚙ ［住院医师或主治医师补充病历］

> 患者为中年女性，因"发现腹部包块、腹胀 4 个月余"入院。患者未育，既往多次流产病史。入院盆腔增强 MRI 示：双侧卵巢占位及子宫占位。中上腹部及胸部 CT 示：肝脏单一实性占位。头颅 MRI、全身 ECT 等无明显异常。肿瘤标志物 CA125、CA19-9、CA72-4 等均升高。术中所见肿瘤侵及子宫，未侵及其他盆腔组织。腹腔冲洗液未见恶性肿瘤细胞，术后病理示浆液性囊腺癌。

❓ 主任医师常问住院医师、进修医师和主治医师的问题

● 对目前的诊断和治疗有何意见？

答：患者为中年女性，腹部包块及腹胀为首发症状，有未育及多次流产病史。根据患者影像学、手术记录、术后病理，目前诊断为双侧卵

巢浆液性囊腺癌（$T_{2a}N_0M_1$，Ⅳ期），治疗上要考虑6～8周期化疗。针对患者肝脏单一病灶可行介入栓塞化疗或者肝脏射频消融治疗。

● **具体的治疗方案是什么？**

答：① IP/IV方案：紫杉醇135mg/m²，iv gtt（连续3h或24h），d1；顺铂75～100mg/m²，ip（静脉输注紫杉醇后第2天）；紫杉醇60mg/m²，ip，d8。每3周重复，持续6个周期（1类推荐）。

② IV方案：175mg/m² 紫杉醇，iv gtt（连续3h），后接卡铂AUC=5～6，iv gtt（连续1h），d1。每3周重复，持续6个周期（1类推荐）。

③ 剂量密集的紫杉醇80mg/m²，iv gtt（连续1h），d1、d8、d15，后接卡铂AUC=5～6，iv gtt（连续1h），d1。每3周重复，持续6个周期（1类推荐）。

④ 紫杉醇60mg/m²，iv gtt（连续1h），d1，后接卡铂AUC=2，iv gtt（连续30min）。每周一次，共18周（1类推荐）。

⑤ 多西他赛60～75mg/m²，iv gtt（连续1h），后接卡铂AUC=5～6，iv gtt（连续1h），d1。每3周重复，持续6个周期（1类推荐）。

● **患者初始治疗后病情进展，应如何选择一线治疗？**

答：① 若患者在初次化疗后大于6个月复发，为铂类敏感，若患者体能状况好，可考虑继续给予含铂双药化疗，具体可选择：紫杉醇＋卡铂、紫杉醇周疗＋卡铂、多西他赛＋卡铂、吉西他滨＋卡铂、吉西他滨＋顺铂、脂质体多柔比星＋卡铂。若患者不能耐受联合化疗，给予单药卡铂、顺铂、奥沙利铂化疗。如果患者状况适合，可行二次细胞减瘤术。

② 若患者在初次化疗后6个月内复发，为铂类耐药，首选非铂单药化疗，具体可选择脂质体多柔比星、多西他赛、依托泊苷、吉西他滨、紫杉醇周疗、培美曲赛、托泊替康。

③ 其他可能有效的药物包括六甲蜜胺、卡培他滨、环磷酰胺、多柔比星、异环磷酰胺、伊立替康、美法仑、奥沙利铂、纳米白蛋白结合型紫杉醇、培美曲塞和长春瑞滨。

● **有关卵巢癌维持治疗的问题有哪些？**

答：卵巢癌维持治疗方面有以下几个观点：缓解后化疗是3类推荐，因为其伴有毒性作用并且仅延长无进展生存期；初始治疗后临床完全缓解的晚期患者（Ⅱ～Ⅳ期），其维持治疗可选择仅予观察、参加临床试验或追加化疗，其中帕唑帕尼是 2B 类推荐、紫杉醇和贝伐组单抗是 3 类推荐。

● **什么是腹腔灌注化疗？**

答：（1）定义　腹腔灌注化疗是卵巢癌治疗手段之一，即将药物直接注入腹腔，使肿瘤局部药物浓度提高，增加直接杀灭肿瘤细胞的杀伤能力。

（2）药物选择　卡铂、顺铂、紫杉醇等。

（3）优点

① 局部药物浓度较血浆浓度高 200～500 倍，增加药物与肿瘤接触时间，有利于杀伤肿瘤细胞，控制腹水。

② 血浆药物浓度低，全身毒性作用和副作用小。

③ 可经门静脉吸收，治疗肝转移。

（4）缺点

① 药物渗透深度小于 3mm。

② 可导致腹腔粘连、腹痛、脏器损伤、继发性感染、化学性腹膜炎。

③ 操作较静脉化疗复杂。

（5）注意事项

① 腹腔化疗前需行静脉水化，预防肾毒性。

② 全腹放疗史或者腹腔粘连及病灶范围大于 2cm 为禁忌。

主任医师总结 ···

（1）针对卵巢癌的治疗，形成了一个具体治疗模式——手术病理分期、肿瘤细胞减灭术及含铂方案的全身化疗。

治疗卵巢癌一定要树立手术观念，扩散和转移不是手术禁忌证，无论早晚期卵巢癌，都可以行手术治疗，早期卵巢癌手术可以达到治愈，晚期卵巢癌手术可以减少瘤负荷、缓解症状、明确病理、确定肿瘤分期、提高综合治疗的疗效。值得一提的是，针对卵巢癌的肿瘤细胞减灭术，肿瘤细胞减灭术是积极地、尽量彻底地切除肿瘤原发灶及肉眼所见的转移灶，达到最大限度地减少肿瘤负荷。

（2）顺铂为卵巢癌治疗最有效的药物，但是其有严重的消化道反应、肾毒性、神经毒性、轻度血液学毒性。当顺铂剂量大于 50mg/m²，考虑水化利尿可减轻肾毒性。水化利尿即给药前一天大量饮水 2000～3000ml 或者静脉输液＞2000ml；给药当天输液量至少 3000ml，同时加强利尿；用药后一天静脉输液量为 1500～2000ml。

（3）紫杉醇和铂的顺序，先用紫杉醇后用铂，这是药动学支持的。紫杉醇的药品说明书推荐剂量为 135～175mg/m^2，NCCN 指南推荐紫杉醇剂量为 175mg/m^2，是一个非常安全的剂量，紫杉醇的极限剂量为 210mg/m^2，因此制定化疗方案要给足药物剂量，否则可导致药物耐药。使用紫杉醇时，先用 10ml 5％葡萄糖溶液置专用振荡器上振摇 5min，待完全溶解后加入 500ml 5％葡萄糖溶液，持续静滴 3h。预防紫杉醇过敏，需行预处理（具体参照说明书）。

研究发现紫杉醇联合卡铂，加用第三个药，如多柔比星、吉西他滨、托泊替康，没有增加疗效，但是副作用明显增加。但研究认为在紫杉醇和卡铂化疗的基础上增加贝伐组单抗联合化疗，可作为恶性程度较高的初发性卵巢癌的一线化疗。资料显示单药贝伐组单抗针对晚期卵巢癌伴恶性腹水的腹腔化疗，可改善患者生活质量，控制腹水。贝伐组单抗联合化疗是一个有临床意义的联合化疗方案。

（4）研究证实 Her-2 高表达增加了卵巢癌进展和死亡风险，因此抗人类表皮生长因子受体 2 的曲妥组单抗和帕妥组单抗有用于卵巢癌的可能性，但是研究资料证实 Her-2 高表达卵巢癌的总反应率低于乳腺癌，限制了曲妥组单抗的应用，但是帕妥组单抗对多重治疗失败的卵巢癌有很好的耐受性。

（5）CA125 为血清卵巢上皮癌相关抗原，奥戈伏单抗（oregovomab）为抗 CA125 的靶向药物，机制为通过结合 CA125 形成免疫复合物，引起针对 CA125 的独特型免疫应答。尽管目前研究未发现令人鼓舞的疗效，但是仍有可能成为卵巢治疗的适宜选择。

查房笔记

中年女性，阴道不规则流血 2 个月余——宫颈癌

 [实习医师汇报病历]

患者女性，41 岁，因"阴道不规则流血 2 个月余"入院，患者于 2 个月前出现阴道不规则流血，同房后症状加重，于当地医院行妇科检查示：宫颈见菜花状肿物，呈溃疡状，约 5cm×5cm，易出血，阴道壁增厚，呈结节状，前壁为甚。外院盆腔 CT（图 3-13、图 3-14）示：宫颈可见一实性占位，侵及阴道。初步诊断：宫颈癌。

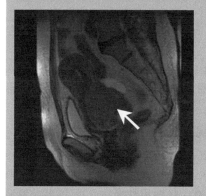

图 3-13　盆腔 CT（宫颈实性占位，侵及阴道）

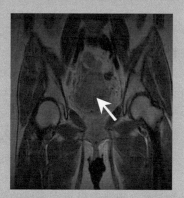

图 3-14　盆腔 CT

主任医师常问实习医师的问题

● **目前考虑的诊断是什么？**

答：宫颈癌。

● **诊断为宫颈癌的依据是什么？鉴别诊断是什么？**

答：（1）诊断依据　阴道不规则流血 2 个月余，妇科检查发现子宫颈表面呈糜烂状、质硬、触之易出血。

（2）需要与以下疾病鉴别

① 宫颈糜烂：可表现为接触性出血和白带增多，外观有时与宫颈癌难以鉴别，应做宫颈涂片或者取活组织进行病理学检查。

② 子宫肌瘤：为女性常见的良性肿瘤，黏膜下肌瘤常突出宫颈外口，可有接触性出血，表面如感染，则白带增多，易误诊为宫颈癌，但是肌瘤多为球形，常有蒂，超声检出准确率为93.1％。

③ 宫颈息肉：是常见于育龄女性的宫颈良性病变，是小的宫颈赘生物，可有蒂或无蒂，绝大多数来源于宫颈管，少数来源于宫颈阴道部，活检病理学检查可鉴别。

④ 子宫内膜癌：多为老年患者，表现为绝经期延长或者月经不规则，常表现为不孕或产次不多，常合并肥胖、高血压病、糖尿病等，做病理学检查可鉴别。

⑤ 尖锐湿疣：是HPV感染引起的性传播疾病，常为多发，并累及阴道和外阴，基底较宽，表面呈疣状。电镜检查可找到病毒颗粒。

⑥ 宫颈结核：占生殖器结核的10％～20％，宫颈结核较少见，常由子宫内膜结核蔓延而来，多数无明显阳性体征，做结核杆菌检查或者活组织病理学检查可明确诊断。

● **需要做哪些检查？ 各有什么优缺点？**

答：（1）明确诊断的方法

① 宫颈刮片细胞学检查及TCT：宫颈暴露于阴道的顶端，易于取材和观察，现普遍用于宫颈癌的筛查，诊断阳性率达90％以上，但应注意取材部位的正确及仔细检查，有5％～10％的假阴性率，需结合临床，并定期复查。TCT是液基薄层细胞检测的简称，它是目前国际上最先进的一种宫颈癌细胞学检查技术，与传统的宫颈刮片巴氏涂片检查相比明显提高了标本的满意度及宫颈异常细胞检出率。TCT对宫颈癌细胞的检出率为100％。

② 阴道镜检查：不能直接诊断为癌或瘤，但可协助选择活检部位进行宫颈活检，提高活检准确率。

③ 宫颈和宫颈管活组织检查：是确诊宫颈癌最不可缺少的方法，但要注意活检部位的准确性。

④ 宫颈癌锥形环切术：在活体组织检查不能肯定有无浸润癌时，可进行宫颈锥形切除术，为传统的诊断宫颈癌的方法，但是随着阴道镜的发展，诊断性宫颈锥形切除术明显下降。

⑤ 肿瘤标志物：SCCA、Cyfra21-1、TPS、CEA。缺乏专一性，不能作为诊断标准，但有助于临床诊断。

（2）进一步检查 中上腹 CT、盆腔 MRI、胸部 X 线片、骨 ECT、头颅 MRI、全身 PET-CT 可明确肿瘤的大小及排除远处转移。

 ［住院医师或主治医师补充病历］

> 阴道细胞学检查示鳞状细胞癌，妇科检查示：肿瘤累及范围未达阴道上 2/3，无宫旁浸润，肿瘤肉眼直径为 5cm。盆腔 MRI 示：盆腔占位。中上腹 CT 及盆腔 MRI、胸部 X 线片、骨 ECT、头颅 MRI 等无明显异常。肿瘤标志物 SCCA、Cyfra21-1、TPS、CEA 均升高。

主任医师常问住院医师、进修医师和主治医师的问题

● 对目前的诊断和治疗有何意见？

答：患者为中年女性，阴道流血为首发症状。根据患者病理学、影像学检查及妇科检查，目前诊断为宫颈鳞癌（FIGO 分期为 IIA_2 期）。

治疗上的方案选择如下。

① 方案一：同步放化疗（1 类证据），具体为以盆腔放疗＋顺铂或顺铂联合氟尿嘧啶同步化疗＋近距离放疗，A 点剂量≥85Gy，B 点剂量为 50～60Gy。

② 方案二：根治性子宫切除术＋盆腔淋巴结切除术±腹主动脉旁淋巴结取样（2B 类）。

③ 方案三：盆腔放疗±含顺铂的同步化疗＋近距离放疗（A 点总剂量为 75～80Gy），放疗后行辅助性子宫切除术（3 类）。

● 具体的治疗方案是什么？

答：（1）方案一 以盆腔放疗＋含铂同步放化疗＋近距离放疗，A 点剂量 85～90Gy，B 点剂量 50～60Gy，盆腔放疗同时行顺铂为基础的同步化疗，剂量推荐为 40mg/m^2，qw。方案一为 1 类证据，也是目前常用的方案。

（2）方案二 根治性子宫切除术＋盆腔淋巴结清扫术，根据不同手术特征，确定术后同步放化疗方案。

（3）方案三 新辅助化疗方案：顺铂 50mg/m^2，d1＋依托泊苷 1mg/m^2，d1＋博来霉素 25mg/m^2，iv gtt，d1～d3，q10d，3 周期。

● **患者初始治疗后病情进展，应如何选择一线治疗？**

答：宫颈癌初治后病情进展分为：局部/区域复发和远处转移。

① 局部复发无放疗史或既往放疗部位之外的复发，可行手术切除、术后针对肿瘤定向放疗＋铂类为主的化疗±近距离放疗。

② 局部复发若有放疗史，中心性复发，可行根治性子宫切除术治疗或者近距离放射治疗（肿瘤直径小于 2cm），或者做盆腔廓清术。

③ 局部复发若有放疗史，非中心性复发，可行盆腔廓清术加或者不加术中放疗、针对局部行同步放化疗、铂为基础化疗。

④ 远处转移，无法切除病灶行化疗；可切除病灶行病灶切除术加或者不加放疗、针对局部病灶行同步放化疗或局部消融±放疗。

化疗方案的选择：复发后一线单药方案，如顺铂（单药治疗首选）、卡铂、紫杉醇；复发后一线联合方案，如顺铂＋紫杉醇＋贝伐组单抗、顺铂＋紫杉醇、拓扑替康＋紫杉醇＋贝伐组单抗，以上均为 1 类证据，其他方案有卡铂＋紫杉醇（作为既往接受过顺铂治疗患者的 1 类选择）、顺铂＋拓扑替康、拓扑替康＋紫杉醇、顺铂＋吉西他滨；积极加入临床试验。

● **一线治疗失败，应如何选择二线治疗？**

答：一线治疗未行化疗，选择以铂类为基础的化疗。一线治疗行化疗，可选择下列药物为二线方案：贝伐组单抗、多西他赛、氟尿嘧啶、吉西他滨、异环磷酰胺、伊立替康、丝裂霉素、培美曲赛、托泊替康、长春瑞滨。

● **如何选择化疗-放疗同步治疗？**

答：根据 FIGO 分期，分期为ⅡB 期以前可行手术治疗，但是针对巨块型ⅠB$_2$ 期、ⅡA$_2$ 期、Ⅲ期、Ⅳ期患者，可选择化疗-放疗同步治疗。同步放化疗是在不间断放疗的同时行化疗。针对宫颈癌的同步放化疗，是在以铂为基础的化疗联合放疗，化疗时机选择行外放射治疗期间进行。同步放化疗，目前可接受的化疗方案选择可行单药 DDP 方案或者 PF 方案，有研究认为 PF 方案化疗毒性大，认为以顺铂为基础的单药同步放化疗有优势。

● **如何选择宫颈癌的术后辅助治疗？**

答：是否采用辅助治疗取决于手术发现及分期。

（1）对于ⅠA$_2$ 期、ⅠB$_1$ 期或ⅡA$_1$ 期，没有淋巴结转移、宫旁浸润及切缘阴性者，可以观察或根据是否存在中危因素增加盆腔放疗（1级证据）±顺铂同期化疗（化疗为 2B 级证据）。

（2）淋巴结阳性、切缘阳性和宫旁浸润被认为是"高危因素"。具备任何一个"高危因素"均推荐术后补充盆腔放疗＋顺铂同期化疗（1级证据）±阴道近距离放疗。阴道切缘阳性者，阴道近距离放疗可以增加疗效。

（3）主动脉旁淋巴结阳性者，可做胸部 CT 或 PET-CT 检查，如无其他远处转移，可做主动脉旁淋巴结放疗＋顺铂同期化疗＋盆腔放疗±阴道近距离放疗；如合并远处转移，可先在可疑处活检，活检阴性者行主动脉旁淋巴结放疗＋顺铂同期化疗＋盆腔放疗±阴道近距离放疗，活检阳性者采用全身治疗±个体放化疗。

主任医师总结

（1）宫颈癌是目前唯一明确致病因素的癌症，其发病与 HPV 持续感染相关，因此 HPV 免疫治疗是可预防某些特殊类型的宫颈癌。目前临床上有四价预防性疫苗 Gardasil 和二价预防性疫苗 Cervarix，因疫苗仅针对某些特定病毒类型，因此也需要定期行妇科检查。

（2）理论上来讲，采用新辅助化疗（NACT）可以缩小肿瘤体积从而有利于根治性切除，可能比单用手术治疗效果更好；NACT 可以清除淋巴结和宫旁病灶，因此减少了术后辅助治疗的高危因素。目前已有的文献回顾分析发现，NACT 加手术并不比手术后联合辅助治疗的效果好。大病灶或腺癌患者对 NACT 的反应率较低，所以选择 NACT 联合手术应慎重；NACT 可混淆手术切除标本的病理因素，从而使评价术后是否需要辅助放疗或化疗的指标更加复杂化。如果套用未化疗者的术后辅助放疗标准，将导致部分患者的过度治疗。所以，NCCN 专家组一直不推荐采用 NACT。

（3）宫颈癌的全身化疗适用于盆腔外转移病例或不适合放疗或手术的复发病例。单药化疗时顺铂的反应率最高，但双药联合化疗疗效优于单药。初治或先前未用过化疗的复发患者首选顺铂＋紫杉醇联合方案，既往使用过顺铂的复发患者推荐卡铂＋紫杉醇联合化疗方案。增加贝伐组单抗能提高疗效。对于不能使用紫杉醇的患者，顺铂＋拓扑替康或顺铂＋吉西他滨是替代方案。

（4）研究发现酪氨酸激酶抑制药对宫颈癌有疗效，GoncalvesA 等对晚期局部复发转移性宫颈癌进行了一项多中心、开放性Ⅱ期临床试验，30例宫颈癌患者应用吉非替尼500mg/d治疗，其中20%（6例）疗效达病变稳定（SD）（中位病情稳定时间为111.5d）；疾病进展中位时间为37d，总的中位生存时间为107d；所有病例均对吉非替尼耐受良好，疾病控制与EGFR的表达水平无相关。厄洛替尼及伊马替尼亦证实在宫颈癌治疗中有价值。多靶点酶抑制药索拉菲尼及帕唑帕尼亦有临床研究。

（5）随着靶向药物基础研究的不断深入，针对不同患者、不同肿瘤的分子表达，选择合适的靶向药物、个体化综合治疗已成为可能，进一步采用科学的检测方法进行疗效评价，将更有效地指导靶向药物的临床应用。靶向治疗将对宫颈癌的治疗和预后发挥重要作用。

查房笔记

停经 25^{+2} 周，反复阴道流液 1 个 月余——宫颈癌合并妊娠

⊛ [实习医师汇报病历]

> 患者女性，33 岁，因"停经 25^{+2} 周，反复阴道流液 1 个月"入院。查体：全腹软，无压痛及反跳痛。专科检查：宫高 25cm，腹围 85.5cm，子宫宫底脐上一横指，宫颈未见肿物，外阴正常，阴道见灰白色分泌物，宫颈Ⅲ度糜烂，无接触性出血。门诊 B 超显示：宫内单活胎。高危型 HPV DNA 测定阳性。宫颈细胞学涂片检查：见异形细胞，倾向于鳞癌。

❓ 主任医师常问实习医师的问题

● **目前考虑的诊断是什么？**

答： 初步诊断为宫颈癌合并妊娠。

● **诊断为宫颈癌的依据是什么？ 鉴别诊断是什么？**

答：（1）诊断依据

① 生育期女性，以停经 25^{+2} 周、反复阴道流液为表现。

② 妇科检查提示宫颈糜烂，宫底在脐上一横指。

③ B 超提示宫内单活胎。

④ 宫颈细胞涂片支持。

（2）需要与以下疾病鉴别

① 子宫颈慢性炎症：慢性子宫颈炎往往是由急性感染后的继续，亦可能无急性阶段，一发现就是慢性炎症。主要症状为带下增多，呈黄白或赤白相兼，偶有腰骶酸痛，但大多数患者除带下增多外，一般无自觉症状。

② 子宫颈结核：子宫颈结核同样是由结核杆菌引起的一种特殊的结核性炎症，但比较少见，据报道仅占生殖系统结核的 5%～15%。它常是由于宫内膜结核蔓延过来，或是通过淋巴或血行传播到子宫颈的。患者大多没有特殊感觉。与慢性宫颈炎一样，有时有白带增多、脓性白

带或血性白带等。如果未合并有其他部位的结核，则多数没有低热、盗汗、疲乏等全身症状，所以常被忽视，仅当作一般的宫颈糜烂对待。子宫颈结核与宫颈癌从外观上看起来也没有特别的不同，因此只有通过宫颈活检来确定诊断。

③ 子宫颈良性乳头状瘤：子宫颈乳头状瘤常位于宫颈部阴道上，又称为宫颈鳞状上皮乳头状瘤，约占子宫颈良性肿瘤的 0.24%。多发生于生育期年龄妇女，且较多发生于妊娠期。有报道同时合并妊娠的占 72.4%。在妇科检查时须仔细检查宫颈表面，有无小乳头状突起。特别对有白带改变者更应细致检查。如发现有乳头状突起必须活检做病理学检查以明确诊断。

● **应做哪些检查项目？ 各有什么临床意义？**

答：应做阴道镜检查、子宫 MRI、PET-CT。

（1）阴道镜检查＋活检　目的是诊断而非治疗，其敏感性及特异性皆高于细胞涂片检查，其主要的不良反应为出血，研究表明其对妊娠影响非常小。

（2）MRI 扫描　能准确地分辨宫颈与宫体，了解子宫病变的大小、位置以及子宫肌层浸润的程度，与周围组织、器官关系，盆腔和腹膜后淋巴结转移的情况。对于分期、选择治疗方案、判断预后有重要意义，是妊娠期宫颈癌评估的首选影像学检查。

（3）PET-CT（经济条件许可情况下）　可以检查有无远处转移病灶。

❀ ［住院医师或主治医师补充病历］

> 患者为育龄女性，不伴有阴道流血。盆腔 MRI 扫描显示：子宫颈病变，性质待定，阴道及骨盆未受累。阴道镜活检：鳞状细胞癌，显微镜下浸润深度约 3mm。

 主任医师常问住院医师、进修医师和主治医师的问题

● **对目前的诊断和治疗有何意见？**

答：孕妇，反复阴道流液，妇科检查提示宫颈Ⅲ度糜烂、宫底在脐上一横指；宫颈细胞涂片及阴道镜下活检证实为鳞癌支持。目前诊断为宫颈癌合并妊娠。

因患者 MRI 提示病变局限于宫颈,未侵犯阴道及骨盆、宫旁浸润,分期考虑为 FIGO ⅠA_2 期。宫颈癌的治疗与患者生育要求密切相关。如患者无生育要求,则予手术治疗,同时终止妊娠;如患者有生育要求,可在胎儿成熟过程中每 6~8 周重复检查,密切观察,可酌情延缓到胎儿成熟娩出后行剖宫产+根治性子宫颈切除术+盆腔淋巴结清扫术;如在观察过程中肿瘤出现局灶性进展,可考虑行新辅助化疗,采用以顺铂为基础的方案化疗,再行手术治疗。

● **对于有生育要求的患者,妊娠合并早期宫颈浸润癌的处理原则是什么?**

答:① 对于ⅠA_1 期患者应定期随访,继续妊娠及阴道分娩,产后治疗。

② ⅠA_2~Ⅱ A 期患者,可密切随访至胎儿成熟分娩再治疗。

③ 如胎儿存活,但随访期间肿瘤出现局灶性进展,可考虑以顺铂为基础方案的新辅助化疗,但化疗时机应在妊娠 13 周以后。

● **妊娠合并晚期宫颈浸润癌的处理原则是什么?**

答:因妊娠极少合并晚期宫颈癌,Ⅱ B~Ⅳ 期患者应以母体安全为首要考虑,建议立即放射治疗,妊娠早期接受放射治疗后,通常出现自发性流产,其后可进行腔内放疗;妊娠晚期胎儿存活,采用剖宫产术的同时,将卵巢移位,术后即进行放射治疗,Ⅱ B~Ⅳ 期患者应慎用新辅助化疗。

主任医师总结

(1) 妊娠合并宫颈癌是常见的妊娠合并肿瘤之一,宫颈癌以Ⅱ A 期前为主,病理类型以鳞癌为主,从理论上分析,妊娠期由于子宫血液循环的增加及临产时子宫颈扩张,使得癌栓扩散的机会增加。但多数学者认为,妊娠对宫颈癌的疗效及预后无明显影响,早期宫颈癌一般不影响妊娠,中晚期宫颈癌不利于妊娠,容易出现流产或早产,分娩时可能出现大出血或产后大出血。

(2) 治疗方面 应根据宫颈癌分期、妊娠周数、患者对胎儿的需求程度等多因素采用个体化的治疗措施。

(3) 诊断方面 对于阴道流血、流液增多的孕妇,应保持警惕,进行细胞学检查和 HPV 病毒检测、对于显著可疑病变区进行组织活检。阴道镜检查及宫颈细胞学检查被认为在妊娠期是安全的,具有很高的诊断价值。宫颈锥切术容易造成流产、早产、感染，仅适用于宫颈脱落细胞高度异常而阴道镜检查不满意的患者。在宫颈癌合并妊娠患者中应用MRI造影检查，以提高对转移灶的检出率，为患者准确分期，从而制定有效的治疗方案。

（4）2005年欧洲泌尿生殖放射协会认为，在妊娠妇女中使用钆是安全的。研究表明，造影检查使用的剂量不足以通过胎盘，即使少量钆通过胎盘，也能在胎儿体内迅速代谢。

（5）妊娠合并微浸润癌的处理原则为定期随访患者，继续妊娠及阴道分娩，产后再治疗。

（6）妊娠合并早期宫颈浸润癌的处理原则Ⅰ～ⅡA期以手术治疗为首选。

① 妊娠20周前诊断为Ⅰ期宫颈癌且无生育要求的患者可终止妊娠后做宫颈活检，再做相应治疗；部分ⅠA$_2$期或ⅠB期宫颈癌患者因手术指征明显，可不终止妊娠，立即做Ⅱ型或Ⅲ型根治性子宫切除术＋盆腔淋巴结清除术；若患者有强烈生育要求，可密切随访至胎儿成熟娩出后再治疗。

② 妊娠20～28周诊断为宫颈癌患者，需谨慎评估胎儿的存活能力，综合考虑治疗方案。若有病灶进展性疾病，可先行以顺铂为基础的新辅助化疗再行手术治疗。在期待胎儿的成熟过程中应每6～8周重复检查，密切关注疾病进展。

③ 妊娠28周后诊断为该病，可酌情考虑延缓到胎儿成熟后行剖宫产术＋根治性子宫切除术＋盆腔淋巴结清除术，保留一侧卵巢。

④ 妊娠合并晚期宫颈癌的处理原则：妊娠极少合并晚期宫颈癌，一旦发现处理较为复杂。晚期宫颈癌以放射治疗为主。妊娠早期接受30～40Gy放射治疗，即出现自发流产，其后可做腔内放疗；妊娠晚期存活的胎儿采用剖宫产术，同时将卵巢移位，术后即开始做放射治疗。

⑤ 化学治疗妊娠合并妇科肿瘤仍是临床工作者面临的挑战，尽管在现有的病例报道中宫颈癌合并妊娠的新辅助化疗有较好的疗效，但病例数量太少，结论是否可靠有待进一步临床观察和试验研究证实。目前认为为避免重大先天性畸形，化疗时机应该在孕13周以后进行。

绝经后女性，反复阴道流血 1 个月余——子宫内膜癌

 ［实习医师汇报病历］

> 患者女性，63 岁，因"反复阴道流血 1 个月余"入院。伴下腹部隐痛。已绝经。查体：全腹软，无压痛及反跳痛。妇科检查：子宫增大，阴道未见分泌物，宫颈未见肿物。门诊 B 超显示：子宫增大，如妊娠 12 周，未见明显肿物。

主任医师常问实习医师的问题

● **目前考虑的诊断是什么？**

答：初步诊断为子宫内膜癌。

● **诊断依据是什么？**

答：（1）诊断依据

① 绝经后女性，以反复阴道流血为表现。

② 查体见子宫增大。

③ B 超提示子宫增大。

（2）需要与以下疾病鉴别

① 子宫内膜息肉或肌瘤：临床表现为不规则阴道流血，也可发生于绝经多年的女性，需行诊断性刮宫协助诊断，宫腔镜下诊断率更高，部分患者合并子宫内膜癌。

② 子宫内膜炎：表现为阴道不规则流血、阴道流液多见，伴有下腹部疼痛，经抗生素治疗有效。

③ 子宫肉瘤：子宫多明显增大，质地软，诊断性刮宫阳性率较低，通过 MRI、CT 等有助于鉴别。

● **应做哪些检查项目？各有什么临床意义？或有什么优缺点？**

答：应做细胞学检查、分段诊断性刮宫、宫腔镜检查、MRI 或 CT 扫描、胸部 X 线片。

① 细胞学检查：宫颈刮片、宫颈管吸片等细胞学检查，主要起辅助诊断的作用。

② 分段诊断性刮宫：是确诊子宫内膜癌最可靠的方法，凡是临床上怀疑本病的皆应取子宫内膜做病理学检查。

③ 宫腔镜检查：可直视下了解子宫内膜情况，能更准确地获取肿瘤组织，提高确诊率。如临床上高度怀疑子宫内膜癌，但分段诊刮阴性者，可采用宫腔镜检查。

④ MRI 或 CT 扫描：能准确地分辨宫颈与宫体，了解子宫病变的大小、位置以及子宫肌层浸润的程度，与周围组织、器官关系，盆腔和腹膜后淋巴结转移的情况。对于分期、选择治疗方案、判断预后有重要意义。

⑤ 胸部正侧位 X 线：可以了解有无合并肺转移。

◈ [住院医师或主治医师补充病历]

患者为老年女性，绝经年龄为 51 岁，入院时 PS 评分为 0～1 分。盆腔 MRI 扫描（图 3-15）显示：子宫增大，内膜增厚，浸润肌层及子宫颈，盆腔及腹膜后淋巴结未见肿大，未见腹腔积液及盆腔积液。宫颈癌吸片：可见异形细胞。分段刮宫活检示：子宫内膜样腺癌。胸部 X 线片：双肺未见转移灶。

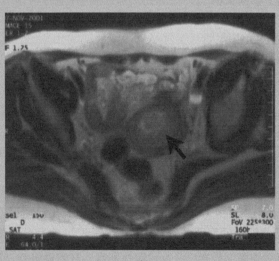

(a)

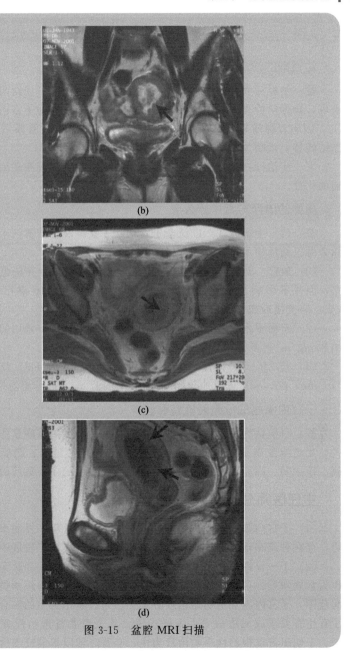

(b)

(c)

(d)

图 3-15 盆腔 MRI 扫描

主任医师常问住院医师、进修医师和主治医师的问题

● **对目前的诊断和治疗有何意见？**

答：绝经后女性，体型肥胖，绝经年龄延迟，以不规则阴道流血为表现，影像学检查提示子宫增大，分段刮宫病理证实为子宫内膜样腺癌 G_3。因患者肿瘤累及宫颈及宫体，未超出子宫外，无腹膜后及盆腔淋巴结转移，诊断为子宫内膜癌，FIGO 分期考虑为 II 期。

下一步治疗：手术与放疗相结合，根据术后情况行激素治疗及全身辅助化疗。

● **具体的治疗方案是什么？**

答：（1）手术方式　广泛全子宫切除＋盆腔淋巴结清扫术＋腹主动脉旁淋巴结活检术，术后病理做雌激素（ER）、孕激素（PR）监测。

（2）放疗　对于 I 期或 II 期的内膜癌，辅助性放疗可降低局部复发率，但并不影响总体预后。术后辅助放疗通常用于有淋巴结转移和（或）病变接近或累及切缘者。

（3）全面手术后若＞II 期，则还需考虑辅助化疗，常用的方案有顺铂 $80mg/m^2$ ＋多柔比星 $50mg/m^2$ 以及卡铂＋紫杉醇。

（4）若 ER、PR 阳性，予三苯氧胺（20mg，po，bid）及甲羟孕酮（160mg，po，qd）或甲地孕酮（250mg，bid，po）内分泌治疗。

● **子宫内膜癌的危险因素有哪些？**

答：目前认为子宫内膜癌的发生与长期、持续的雌激素作用密切相关，无论雌激素是内源性或外源性，不孕、绝经延迟、肥胖、高血压病、糖尿病、高脂肪饮食等也是子宫内膜癌发生的主要危险因素。

主任医师总结

（1）子宫内膜癌是妇科最常见的肿瘤之一，近年来发病率呈上升趋势，存在种族和地区差异，发达国家的发病率明显高于发展中国家。

（2）I～IV 期凡能手术者，皆考虑手术治疗；腹主动脉旁淋巴结不作为常规清扫，可选择性切除或活检。无论内膜癌的组织学类型以及浸润范围，子宫内膜癌的初始治疗方案仍然是以手术为主的综合治疗。除了有生育要求或无法耐受手术的患者，其余患者首选治疗方案仍为手术。I 期患者以根治性手术治疗为主，必要时辅以术前或术后放疗，如因为各种原因不能手术者采用放射治疗；Ⅱ期患者以手术及放疗相结合治疗，如病理类型为低分化、ER受体和PR受体阴性或淋巴血管间隙受累则联合全身化疗；Ⅲ期以放疗为主，结合手术、化疗的综合治疗；Ⅳ期则主要以激素、化疗、放疗为主治疗。

（3）对于ER受体和PR受体阳性的患者，激素治疗有肯定疗效，目前常用的有大剂量孕激素及三苯氧胺治疗，两者常联合应用。

（4）对于复发、转移及晚期病例、细胞分化差、ER受体和PR受体阴性等患者，全身化疗具有很好的疗效，顺铂＋多柔比星或者卡铂＋紫杉醇都是可选择的方案。

（5）生物治疗已经表现出较好的临床试验结果。代表药物RAD001是一种新型的大环内酯类药物，可阻止细胞分裂、转移和血管生成，从而达到抗肿瘤的作用，在治疗子宫内膜癌上正处于Ⅱ期临床试验阶段；芳香化酶抑制剂被认为是未来生殖医学中治疗雌激素依赖性疾病的最佳生物学药物，其机制是通过与促性腺激素释放激素激动剂相结合，抑制黄体生成素和卵泡刺激素的反馈性增加。替西罗莫司、西罗莫司和依维莫司是mTOR的抑制剂，而且都进行过单药Ⅱ期试验，研究发现它们能使44％转移或复发的子宫内膜癌患者病情趋于稳定。抑制血管生成路径的药物如贝伐组单抗、酪氨酸激酶抑制剂等在子宫内膜癌中的作用目前正处于研究阶段。

查房笔记

老年男性，反复无痛性血尿、腰痛
半年——肾细胞癌

 ［实习医师汇报病历］

> 患者男性，62岁，因"反复无痛性血尿、腰痛半年"入院。半年前反复间歇性、无痛性肉眼血尿，伴右侧腰部钝痛。查体：右侧肾区叩击痛，双侧腰部未扪及肿物。门诊B超显示：右肾占位性病变，右侧肾盂积液，右侧输尿管上段轻度扩张。

主任医师常问实习医师的问题

● 目前考虑的诊断是什么？

答：肾癌。

● 诊断为肾癌的依据是什么？ 鉴别诊断是什么？

答：（1）诊断依据

① 老年男性。

② 反复无痛性血尿、腰痛半年。

③ 查体右肾区叩击痛。

④ B超发现右肾占位性病变。

（2）需要与以下疾病鉴别

① 肾脏囊肿性疾病：部分患者可表现为血尿，但影像学检查上肾囊肿表现为囊性多见，与周围组织分界清晰。

② 肾脏良性肿瘤：如错构瘤、肾腺瘤等可表现为肾脏实性肿物，但肾脏良性肿物起病缓慢。影像学表现包膜清晰，与周围组织粘连发生率低。

③ 肾结核：常见于青壮年，多于感染结核后发病，表现为尿频、尿急、尿痛等尿路刺激症状，多伴有结核中毒症状，影像学检查、结核菌素试验（PPD）、尿沉渣找抗酸杆菌等可资鉴别。

● 应做哪些检查项目？ 各有什么临床意义？

答：应作静脉肾盂造影、肾脏CT＋增强、肾脏MRI＋增强，肾动脉造影、肾脏肿物穿刺活检术，如果患者经济条件好的话，可以考虑全身 PET-CT。

（1）双肾 X 线检查　平片可见到肾脏外形及轮廓改变；静脉肾盂造影可以了解双肾功能、肾盂、输尿管及膀胱情况，对治疗有重要参考价值。

（2）肾脏 CT 或 MRI　不仅可以了解肾脏形态、大小，可初步与肾脏囊肿性疾病相鉴别。还可以了解肾脏肿瘤与下腔静脉、周围淋巴结及邻近脏器的关系。如果合并肾功能不全，不宜行 CT 或 MRI 增强。

（3）肾动脉造影　可以发现泌尿系造影时肾盂肾盏未变形的肿瘤。

（4）肾脏肿瘤活检术　有助于明确病理类型，是确诊肾脏肿物的金标准。

（5）胸部影像学及同位素扫描　可发现有无合并肺、骨、肝等转移。

（6）PET-CT　有助于肾细胞癌转移病灶的诊断，同时监测化疗或免疫治疗后的肾细胞癌肿块的代谢情况，可了解治疗效果和评估预后。

（7）肿瘤标志物检查　肾癌无特异性肿瘤标志物，常规的肿瘤标志物，如 CEA、CA125、CA19-9 在部分患者可以升高，临床上可作为肿瘤治疗后疗效评价的指标之一。

（8）全套生化代谢指标及 LDH　有助于了解肾功能、评估肾癌患者的危险因素，进一步了解预后。

● **肾癌的病理分类有哪些？**

答：2004 年 WHO 依据肾细胞癌组织形态学、免疫表型、遗传学特征等方面的最新研究进展，同时还集合了流行病学特点、临床和影像学情况、体细胞遗传学和预后等相关信息对肾癌组织病理学进行了新的分类。将散发性肾癌分为肾透明细胞癌（80%～90%）、乳头状肾细胞癌（10%～15%）、肾嫌色细胞癌（4%～5%）、多房囊性肾细胞癌、Bellini 集合管癌、髓样癌 Xp11.2 易位性/TFE3 基因融合相关性肾癌、神经母细胞瘤相关性肾细胞癌、黏液性管状和梭形细胞癌、未分类的肾细胞癌共 10 个类型。

✿ ［住院医师或主治医师补充病历］

　　患者为老年男性，有高血压病病史。入院时 PS 评分为 1 分，疼痛分级 NRS＝3 分，肾脏平扫＋增强 CT（图 3-16）示：右肾见一 7.2cm×5.4cm×6.0cm 占位，增强扫描后病灶局部明显强化，累及右侧肾盂、肾盏、右侧输尿管，下腔静脉癌栓形成，肠系膜淋巴结多发肿大。肿瘤标志物 CEA、CA125、CA19-9 未见异常。血钙、LDH 及肾功能未见异常。B 超引导下右肾活检病理结果为：肾癌（透明细胞型）。胸部 CT 显示右下肺结节，约 2cm×3cm。

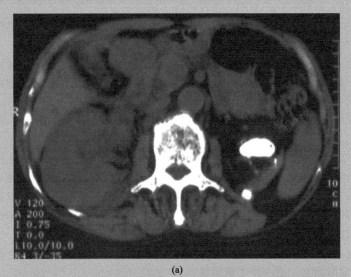

(a)

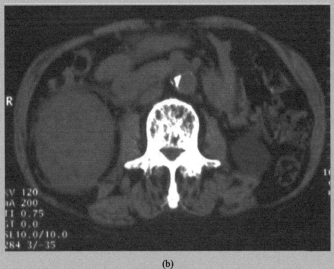

(b)

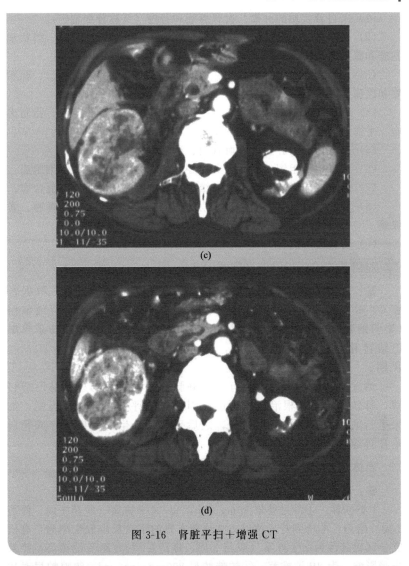

(c)

(d)

图 3-16　肾脏平扫＋增强 CT

 主任医师常问住院医师、进修医师和主治医师的问题

● 根据肾肿瘤来源不同，大概分为几类？

答： 肾肿瘤种类很多，根据肿瘤的来源，主要分为下列 9 类：

（1）来自肾实质的肿瘤　有肾腺瘤和肾癌（又称肾细胞癌）。

（2）来自肾盂上皮的肿瘤　有移行乳头状瘤、移行细胞癌、鳞状细胞癌和腺癌。

（3）来自肾胚胎组织的肿瘤　有肾母细胞瘤（即 Wilms 瘤）、胚胎癌和肉瘤。

（4）来自间叶组织的肿瘤　有纤维瘤、纤维肉瘤、脂肪瘤、脂肪肉瘤、平滑肌瘤和平滑肌肉瘤。

（5）来自血管的肿瘤　有血管瘤、淋巴瘤和错构瘤。

（6）来自神经组织的肿瘤　有神经母细胞瘤、交感神经母细胞瘤。

（7）来自肾包膜的肿瘤　有纤维瘤、平滑肌瘤、脂肪瘤、混合瘤。

（8）囊肿　有孤立性囊肿、多发性囊肿、囊腺瘤、皮样囊肿、囊腺癌。

（9）转移性肿瘤。

● **对目前的诊断和治疗有何意见？**

答：患者为老年男性，以反复肉眼血尿伴腰痛为表现。根据肾脏 CT 示右肾占位性病变，经穿刺病理结果确诊，患者右肾细胞癌（透明细胞型）诊断明确。因肿物侵犯下腔静脉，合并多发肠系膜淋巴结转移，直径不超过 5cm，合并肺转移，分期为 $pT_{3b}N_1M_1$，Ⅳ 期。

治疗：治疗上因为已经有下腔静脉受侵，多发肠系膜淋巴结转移，肺转移，手术根治已不可能，因此先行评估右肾切除可能，如果可行的话考虑手术切除右肾，之后采取联合生物免疫治疗或靶向治疗等综合治疗措施。

● **具体的治疗方案是什么？**

答：转移性透明细胞型肾癌的一线治疗首选分子靶向治疗。

1 类推荐：①舒尼替尼 50mg，po，qd，4/2 方案（服药 4 周，停药 2 周）给药。考虑到舒尼替尼 4/2 给药方案的不良反应发生率高，有研究尝试将其改为 2/1 方案（服药 2 周，停药 1 周），耐受性提高，疗效未受影响，为 2B 类推荐；②帕唑帕尼 800mg，po，qd，帕唑帕尼对比舒尼替尼的非劣效性国际多中心Ⅲ期临床研究显示，帕唑帕尼的疗效不劣于舒尼替尼，同时在生活质量评分方面帕唑帕尼优于舒尼替尼；③贝伐组单抗 10mg/kg，q2w＋IFN-α，$9×10^6$U，tiw。

预后评分为高危的患者，使用替西罗莫司也是 1 类推荐。

● **患者初始治疗后病情进展，应如何选择后续治疗？**

答：靶向治疗失败后，对于 PS 评分为 0～1 分的患者，可以采取上述药物交叉治疗，一线治疗未使用的药物均可作为二线治疗选择，其中依维莫司和阿昔替尼可作为二线治疗的 1 类推荐。另外推荐索拉非尼增量（600mg bid 甚至 800mg bid）作为既往索拉非尼标准剂量失败后的二线治疗。索拉非尼、舒尼替尼、帕唑帕尼与阿昔替尼可用于转移性肾癌细胞因子治疗失败后的二线治疗。

● **如何进行肾癌的化疗？**

答：肾癌对化疗药物普遍抵抗，目前认为其原因与肾癌细胞中含有多重耐药（MDR）基因，其细胞表面有过量的 P_{170} 糖蛋白表达相关。临床上尚无证据支持联合化疗可以提高疗效，一般认为单药化疗和联合使用化疗有效率均低于 15%。临床上常用的化疗药物有长春新碱及氟尿嘧啶。化疗主要与免疫治疗联用。

● **大剂量 IL-2 的副作用有哪些？**

答：IL-2 存在剂量限制毒性，主要的副作用有流感样症状，如寒战、发热、乏力、食欲缺乏、肌痛，一般给予对症处理可缓解，多数为自限性反应，可自行恢复。少数患者可能出现肝肾功能损害、骨髓抑制，严重者应及时停药。

● **生存期较短的预测因子有哪些？**

答：生存期较短的预测因子主要有：①乳酸脱氢酶（LDH）水平≥正常水平上限的 1.5 倍；②血红蛋白＜正常水平下限；③校正血钙水平＞2.5mmol/L；④初始诊断到开始全身治疗的时间间隔小于 1 年；⑤Karnofsky体力状态评分≤70 分；⑥≥2 处的器官远处转移。预后不良患者的定义为拥有≥3 项生存期较短预测因子的患者。

主任医师总结 ⋯⋯⋯⋯⋯⋯⋯⋯⋯⋯⋯⋯⋯⋯⋯⋯⋯⋯⋯⋯⋯⋯⋯⋯⋯⋯⋯⋯⋯⋯⋯

（1）针对肾癌的治疗，目前主要采用以手术治疗为主，联合生物免疫、靶向治疗的综合性治疗。但放射治疗、生物免疫治疗、化疗有效率皆不理想。

（2）对于 Ⅰ～Ⅲ 期肾癌患者，手术切除后可定期随访观察，如出现肿瘤进展，则予靶向治疗±生物免疫治疗。20%～30% 的局限性肾癌患者会出现肿瘤复发，大多数患者发生于 3 年内，中位复发时间为术后

1~2 年。随机对照临床研究结果显示手术后采用辅助细胞因子治疗（IFN-α、IL-2）、放疗和化疗均不能降低患者的复发率和转移率。至于接种自体肿瘤疫苗的研究，也未发现治疗后能使患者获益。虽然抗血管生成靶向药物在转移性肾癌的治疗中取得了良好的效果，但对于局限性和局部进展性肾癌尚未证明术后接受该类药物治疗能够使患者获益。密切观察随访仍然示局限性和局部进展性肾癌术后的推荐方案，对于高危复发转移的患者可推荐积极参加临床试验。过去对于晚期肿瘤细胞因子一度是标准治疗，但是如今靶向治疗已成为主要的一线、二线治疗。FDA 已经审批 7 种治疗转移性肾癌的靶向药物：舒尼提尼、索拉非尼、帕唑帕尼、阿昔替尼、替西罗莫司、依维莫司、贝伐组单抗联合干扰素。国内常用的有索拉非尼（作用的靶点是 RAF、VEGFR、PGGFR、kit 和 FLT2，用药方法 800mg/d，po，bid）和舒尼替尼（作用靶点是 VEGFR-1、VEGFR-2、VEGFR-3、PDGFR、kit、FLT3，用药方法 50mg，po，连用 4 周停 2 周），目前已经应用于晚期肾癌的一线及二线治疗。晚期肾癌的二线治疗可以考虑采取上述药物交叉方案。

（3）肾癌对化疗普遍抵抗，其原因通常认为与肾癌细胞中的 MDR 基因相关。临床上常用的化疗药物有长春新碱及氟尿嘧啶。化疗主要与免疫治疗联用。在我国 ⅡF 生物化疗治疗方案比较可行，具体方案是干扰素 α-2b $4 \times 10^6 U/m^2$，sc，每天使用，白介素-2 $2 \times 10^6 U/m^2$，civ，d1~d5；氟尿嘧啶 $600mg/m^2$，iv，d1~d5，q28d。

（4）对于晚期肾癌，在患者条件许可下，减瘤性肾切除术联合孤立病灶切除可以使得患者获益，部分患者甚至获得长期生存，术后随访观察，对于复发或转移的患者予靶向药物及生物免疫治疗可以使患者获益。生存期预测因子可以辅助判断患者的预后。

（5）自 2005 年索拉非尼被批准用于转移性肾细胞癌治疗以来，转移性肾癌的治疗进入靶向治疗时代。FDA 已批准了 7 种靶向药物，这些药物从作用机制方面主要分为抗 VEGF/VEGFR 途径（索拉非尼、舒尼替尼、帕唑帕尼、阿昔替尼、贝伐组单抗）和抑制 mTOR 途径（依维莫司和替西罗莫司）。与细胞因子治疗相比，这些靶向药物明显提高了疗效，并延长了患者的生存期。

男性儿童，发现右腹部无痛性肿物用——肾母细胞瘤

🏵 [实习医师汇报病历]

> 患儿男性，3岁9个月，因"发现右腹部无痛性肿物1周"入院。无发热，无血尿，无气促。查体：右侧中腹部可扪及肿物，约6cm×4.5cm，表面光滑，活动度差。门诊B超显示：右肾占位病变，约7.5cm×4.8cm，左肾未见肿物。

🔲 主任医师常问实习医师的问题

⬤ 目前考虑的诊断是什么？

答：肾母细胞瘤。

⬤ 诊断为肾母细胞瘤的依据是什么？ 鉴别诊断是什么？

答：（1）诊断依据

① 男性，3岁9个月。

② 以右腹部无痛性肿物为表现。

③ 查体见右侧腹部可扪及肿物。

④ B超提示右肾肿物。

（2）需要与以下疾病鉴别

① 神经母细胞瘤：好发于肾上腺、脊柱，血儿茶酚胺通常明显升高，需行骨髓穿刺或肿瘤活检从病理上进行鉴别。

② 腹膜后畸胎瘤：因为其肿瘤常由三个胚层来源的组织组成，影像学表现具有特殊的表现，如牙齿、骨骼等，与胚胎组织相关的AFP可升高，肿瘤主要位于脊柱旁，而不是来源于肾脏。

③ 腹膜淋巴瘤：腹腔内巨大肿物在儿童腹腔淋巴瘤也较常见，但主要表现为侵犯肾脏，而原发于肾脏的极为罕见，通过腹部MRI或CT基本可以鉴别。

● 应做哪些检查项目？ 各有什么临床意义？

答：应做腹部 CT 或 MRI、胸部 CT 或 X 线片、肾功能、24h 尿液及血液儿茶酚胺测定，必要时做肾脏肿物穿刺活检术。

（1）肾脏 CT 或 MRI 不仅可以了解肾脏肿瘤形态、大小，确定肿瘤范围、评价对侧肾脏情况，还可以了解肾脏肿瘤与下腔静脉、周围淋巴结及邻近脏器的关系。已成为肾母细胞瘤的常规检查手段。

（2）肾脏肿物活检术 有助于明确病理类型，是确诊肾脏肿物的金标准。

（3）胸部 X 线片或 CT 扫描 因为肾母细胞瘤主要通过血行转移，肺转移最为常见，胸部影像学检查可以了解有无合并肺转移，胸部 CT 优于 X 线片。

（4）血液、尿液儿茶酚胺及其代谢产物 通常肾母细胞瘤无异常分泌，而神经母细胞瘤则分泌增强，有鉴别价值。

（5）肾功能肌酐、尿素氮测定 评估治疗前患者肾功能状态。

⊛ ［住院医师或主治医师补充病历］

患者为男性儿童。入院时 PS 评分为 1 分，肾脏平扫 （图 3-17）

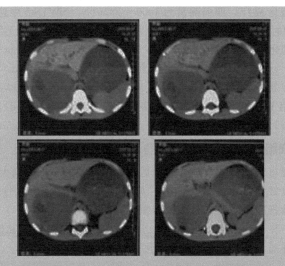

图 3-17 肾脏 CT（增强）平扫

示：右肾见一 7.5cm×4.8cm×6.0cm 占位，增强扫描后病灶局部明显强化，边界清楚，腹主动脉旁淋巴结肿大，下腔静脉未见癌栓形成，左肾未见异常。胸部 CT 扫描显示双肺未见异常。

 ## 主任医师常问住院医师、进修医师和主治医师的问题

对目前的诊断和治疗有何意见？

答：患者为男性儿童，以腹部无痛性肿物为表现。根据肾脏 CT 提示右肾占位性病变合并腹主动脉旁淋巴结肿大，目前临床上考虑诊断为右肾母细胞瘤。下一步治疗为根治性肾切除术，根据病理类型及术后分期，制订下一步治疗方案。

该患儿具体的手术治疗方案是什么？

答：根治性肾切除术。切除范围包括：右肾切除、肾周脂肪筋膜、肾上腺、肾蒂、腹主动脉旁淋巴结。

术后病理提示：肿瘤外观完整，未分化型，腹主动脉旁淋巴结转移。 该患者属于哪期？ 下一步治疗的具体方案是什么？

答：根据 NWTS 分期为Ⅲ期，TNM 分期为 $T_2N_1M_0$、Ⅲ期；术后

需先进行瘤床放疗，照射剂量为 1000～2000cGy，NWTS-5 中建议，术后开始放疗的时间不要迟于术后第 9 天，早期放疗对切口愈合无明显影响。同时行辅助化疗 15 个月，具体方案为放线菌素 D［0.015mg/(kg・d)，d1～d5，iv gtt，术后第 6 天开始，每 3 个月化疗，每次 5d，共 6 个疗程］＋长春新碱（1.4mg/m² ，d1，iv，qw，连续 10 周，以后每于放线菌素 D 的第 1 天和第 5 天重复）＋多柔比星［20mg/(m²・d)，d1～d3，iv，于 6、19、32、45、58 周化疗，与放疗同步时剂量减量 50%］。

● **肾母细胞瘤的病理分型有哪些？**

答：肾母细胞瘤的病理分为预后良好型和预后不良型两大类型。

预后良好型主要是指无间变，如典型肾母细胞瘤、囊性肾母细胞瘤、中胚叶细胞肾瘤，占肾母细胞瘤的大部分。

预后不良型约占 10%，包括未分化型、透明细胞肉瘤和横纹样瘤，其中横纹样瘤的恶性程度极高，2 年生存率低。

● **患者初始治疗后病情进展，应如何选择二线治疗？**

答：PS 评分为 0～1 分。对于复发或难治性肾母细胞瘤，可以用异环磷酰胺＋依托泊苷或依托泊苷＋顺铂方案。

主任医师总结

（1）肾母细胞瘤是原发于肾脏的胚胎性恶性肿瘤，又称 Wilms 瘤，肾母细胞瘤是儿童中最常见的腹部肿瘤，占儿童肿瘤的 6%。75% 的患儿发病年龄小于 5 岁，特别多见于 2～4 岁。肾母细胞瘤常在出现临床症状以前就已经形成较大的肿瘤，因此在 19 世纪 30 年代之前，肿瘤很少能被切除，所以绝大多数患儿很快死亡。但随着手术方法、麻醉技术、放化疗技术、护理水平的提高，使肾母细胞瘤的预后有了显著的改善，即使是高危组Ⅲ～Ⅳ期的肾母细胞瘤，4 年生存率也可以达到 90%左右。

（2）肾母细胞瘤采用手术、放疗、化疗的综合治疗措施，已是公认的治疗方法，各期患者均应进行根治性肾切除术，术后根据病理类型及分期给予放疗和辅助化疗，对于术前估计手术切除存在困难的，可考虑先进行术前化疗，常选择放线菌素 D＋长春新碱两药联合或放线菌素 D＋长春新碱＋多柔比星方案，通常化疗时间为 2～4 周期，待肿物缩小后再进行切除。术后各期均应进行辅助化疗，但疗程存在差别，其中Ⅰ期患者化疗疗程为 6 个月，Ⅱ期或以上化疗时间为 15 个月；Ⅲ期或以上加用放疗。

（3）对于难治性或复发性肾母细胞瘤的患者，异环磷酰胺＋依托泊苷或依托泊苷＋顺铂方案为二线治疗方案；肾动脉化疗栓塞术能使化疗药物直接进入肿瘤进行局部化疗，全身剂量减少而能保证肿瘤局部高浓度药物灌注，同时血管栓塞可阻断肿瘤血供，使肿瘤缺血坏死，并且手术易于完整切除，对晚期患儿局部与全身化疗相结合可能提高疗效，使其得到手术机会。但国际上很少开展血管栓塞治疗，目前尚无大样本随机临床研究报道，因此血管栓塞治疗对患者生存率的影响是否比全身化疗更好，目前无肯定结论。

（4）对于耐药、预后不良型或术后复发肾母细胞瘤患者，实施大剂量化疗＋自体骨髓移植，有报道称明显改善了这类患儿的无瘤生存率；手术、化疗及放疗后辅以淋巴因子激活杀伤（LAK）细胞治疗肾母细胞瘤，通过激发免疫反应，对免疫治疗进行初步尝试，也取得不错的效果。

（5）由于肾母细胞瘤的预后相对较好，长期生存病例增加，治疗的远期毒性受到关注，如多柔比星的心脏毒性、长春新碱的神经系统毒性，放化疗后诱发第二肿瘤。这些问题将成为未来研究的方向。

查房笔记

老年男性，无痛性肉眼血尿 5 个月余，尿频、尿急 10d——膀胱癌

⊛ ［实习医师汇报病历］

> 患者男性，65 岁，因"无痛性肉眼血尿 5 个月余，尿频、尿急 10d"入院。入院前于门诊行 B 超示：膀胱占位性病变。查体：耻骨联合上有轻压痛，无反跳痛，可触及 11cm×8cm 不规则肿物，质硬，边界不清楚。患者吸烟 40 年，每天约 20 支。胸部 X 线片发现右上肺肿物。入院初步诊断：膀胱占位性病变，性质待定。

主任医师常问实习医师的问题

● 目前考虑的诊断是什么？

答：膀胱癌，右肺转移。

● 诊断为膀胱癌肺转移的依据是什么？ 膀胱癌的鉴别诊断是什么？

答：（1）诊断依据

① 老年男性。

② 主诉是无痛性肉眼血尿 5 个月余，尿频、尿急 10d，患者有吸烟史 40 年。

③ 胸部 X 线片发现右上肺肿物。

④ 查体：耻骨联合上有轻压痛，无反跳痛，可触及 11cm×8cm 不规则肿物，质硬，边界不清楚。

（2）鉴别诊断 膀胱癌的主要表现为血尿，引起血尿的原因非常多，除泌尿系统与邻近脏器外，全身多种疾病及药物可引起血尿，常见疾病的鉴别如下。

① 肾、输尿管肿瘤：血尿特点也为全程无痛性肉眼血尿，与膀胱癌类似，可单独发生或与膀胱癌同时发生，上尿路肿瘤引起的血尿可出现条形或蚯蚓状血块，明确诊断需要 B 超、CT、泌尿造影等

检查。

② 泌尿系结核：除了血尿外，主要症状为慢性膀胱刺激症状，伴有低热、盗汗、消瘦、乏力等全身症状，通过尿找抗酸杆菌、静脉肾盂造影（IVP）、膀胱镜检查等与膀胱癌鉴别。

③ 尿石症：血尿多为镜下血尿。上尿路结石可出现肾、输尿管绞痛。膀胱结石可出现排尿中断现象，通过腹平片（KUB）、B超、膀胱镜检查等鉴别，由于膀胱结石对局部黏膜的刺激，可导致肿瘤发生。因此，长期膀胱结石出现血尿时，应想到膀胱癌的可能，必要时做膀胱镜检查及活检。

④ 前列腺增生症：主要症状为进行性排尿困难及尿频，有时出现肉眼血尿，在老年人，膀胱癌可以和前列腺增生症同时存在，需要做尿脱落细胞学、B超、CT、膀胱镜检查等鉴别。

⑤ 前列腺癌：当肿瘤浸润膀胱时出现血尿，经直肠指诊、B超、CT、活组织检查等明确。

⑥ 腺性膀胱炎：有明显的膀胱刺激症状，需要膀胱镜检及活检，单纯膀胱镜检有时误诊。

● **应做哪些检查项目？ 各有什么临床意义？**

答：膀胱肿瘤的检查方法有传统的X线（静脉肾盂造影、膀胱逆行造影）、超声、CT、MRI、膀胱镜、尿路脱落细胞学、全身骨ECT，如果患者经济条件好的话，可以考虑全身PET-CT。

（1）X线造影检查 尿路上皮癌具有容易种植及多中心发病的特点，静脉肾盂造影可以显示全尿路，检出尿路小病灶的同时检出多发肿瘤，并了解双侧肾功能；也可以通过造影了解膀胱充盈情况和肿瘤浸润的范围、深度；结合肾盂和输尿管造影可了解是否有肾积水、输尿管浸润及浸润的程度等。

（2）超声检查 是最常用的方法，通过憋尿使膀胱充盈，膀胱壁黏膜充分伸展。B超可以测量出肿瘤的大小、位置以及黏膜浸润的程度。如果是经直肠超声扫描，对肿瘤的确诊率达到90%以上，对早期肿瘤分期更准确。同时腹部超声及浅表淋巴结超声检查可排除肿瘤转移，协助分期。

（3）盆腔增强CT检查 当膀胱肿瘤组织向腔内或壁外生长及出现转移时，CT成像可充分显示其形状、大小，准确率在80%左右，对膀胱癌的诊断及分期比较准确。但是对于分期较早（＜T_3）的肿瘤分期、鉴别纤维化及复发有一定困难。

（4）增强 MRI 检查　对软组织的分辨率高及多轴位的扫描方式是膀胱肿瘤的最佳检查方法，MRI 显示肿瘤对膀胱壁浸润深度、盆腔脏器与肿瘤的关系、膀胱癌引起上尿路积水等方面有一定的优势。对小于 T_3 的肿瘤分期准确率优于 CT，但是可能不如腔内超声。因为检查费用较高，普及应用较困难。

（5）膀胱镜　可以直接看到癌肿的生长部位、大小、数量、形状、有无蒂、浸润范围、是否合并出血。还可以通过活检取得病理确诊。

（6）尿脱落细胞检查　是一种简单易行又无创伤的检查方法，对膀胱癌的诊断有重要价值，膀胱癌患者约 85% 尿脱落细胞检查可呈阳性。

（7）全身骨扫描　排除全身骨转移病灶。

● **膀胱的解剖特征如何？**

答：膀胱为锥体形囊状肌性器官，位于盆腔前部，可分尖、体、底、颈四部。膀胱上面与小肠襻相邻，女性还与子宫相邻。膀胱的下部即膀胱颈，下接尿道，男性邻贴前列腺，女性与尿生殖膈相邻。膀胱最下面与耻骨联合、耻骨后脂肪、前膀胱静脉、及部分膀胱盆筋膜相连。膀胱两侧面和肛提肌、闭孔内肌、壁层盆筋膜、膀胱前列腺静脉丛等组织相连。膀胱内部分为三角区、三角后区、颈部、两侧壁及前壁。膀胱三角位于两输尿管口和尿道内口三者连线之间，是膀胱内较重要的部分，大半膀胱内病变，均发生在这一区域。

✵ ［住院医师或主治医师补充病历］

　　患者为老年男性，因无痛性肉眼血尿 5 个月余，尿频、尿急 10d 入院。既往吸烟多年。入院后增强 CT（图 3-18、图 3-19）示：膀胱壁弥漫增厚，以前壁及右侧壁为著，并见团块状肿物影，大小约 8.6cm×7.9cm，增强扫描呈明显强化，膀胱周围脂肪间隙受侵犯，肿物与前列腺前部及右侧部分界不清楚。直肠壁未见增厚，周围脂肪间隙清晰。双侧腹股沟区、双侧髂血管旁未见明显肿大淋巴结影。腹部超声显示肝脏多个转移病灶，全身骨 ECT 未见明显异常。膀胱镜检查示：输尿管充血水肿，膀胱底部及双侧壁有成簇隆起结节，并有结节破溃后形成糜烂溃疡。多处膀胱结节活检病理示：膀胱移行上皮癌。

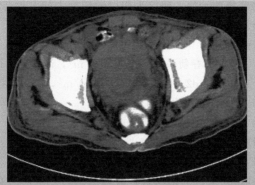

图 3-18 腹部 CT 平扫

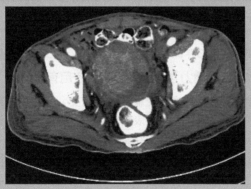

图 3-19 腹部 CT 增强

 主任医师常问住院医师、进修医师和主治医师的问题

● **对目前的诊断和治疗有何意见？**

答：患者为老年男性，无痛性肉眼血尿及膀胱刺激征为主要症状，既往吸烟多年。根据影像学（膀胱占位及浸润周围邻近器官）、胸部 X 线片显示右上肺肿物、超声显示肝转移、病理学检查结果，目前诊断为膀胱移行上皮癌（$T_{4a}N_0M_1$、Ⅳ期）、肝转移、右肺转移。

因为患者已处于Ⅳ期，治疗上应考虑化疗为主的综合治疗。

● **具体的治疗方案是什么？**

答：患者的一般情况尚可，PS 评分为 1 分，故考虑给予全身化疗。

对于转移性膀胱癌的治疗，建议采用以顺铂为主的多种药物联合化疗，可采取以下方案：

① M-VAC 方案（1 类推荐）：甲氨蝶呤（MTX）30mg/m²，iv，d1、d15、d22＋长春新碱（VLB）3mg/m²，iv，d2、d15、d22＋多柔比星30mg/m²，iv，d2＋顺铂(DDP)70mg/m²，d2（化疗前后适当水化），4 周为 1 周期，联合生长因子支持。

② GP 方案（1 类推荐）：吉西他滨 1000mg/m²，iv，d1、d8、d15＋顺铂（DDP)70mg/m²，iv，d2，4 周为 1 周期。GP 方案为转移性膀胱癌的标准方案。

③ 其他可选方案：卡铂或紫杉醇为基础的方案，或单药化疗。转移性疾病的二线化疗没有标准方案，因此推荐参加新药临床试验。根据接受的一线治疗，二线治疗推荐单药紫杉醇或吉西他滨姑息化疗。其他姑息方案包括单药顺铂、卡铂、多柔比星、氟尿嘧啶、异环磷酰胺、培美曲塞、甲氨蝶呤和长春碱。

● 针对膀胱癌，光动力学诊断、治疗的应用有哪些？

答：膀胱镜检查时常难发现扁平微小病变，光动力学诊断原理是利用其荧光定位效应以较早发现浅表病灶，是敏感度较高的诊断表浅性膀胱癌的方法之一。而光动力学治疗是基于其细胞毒作用。在敏化剂参与下，经光激发，可使肿瘤细胞坏死。光动力学疗法主要适用于肿瘤多次复发，对化疗及免疫治疗无效的难治性膀胱癌及原位癌，或不能耐受手术行姑息治疗者。

膀胱肿瘤光动力治疗设备应包括膀胱镜、激光导光纤维及光纤的固定装置、激光强度测量器以及备用充盈膀胱的光学介质。激光发生器可选用铜蒸汽泵染料激光、YAG 蒸汽泵激光、半导体激光等。

新一代光敏剂 5-氨基乙酰丙酸（5-ALA）膀胱灌注的光动力学疗法是：将浓度为 3％的 5-ALA 溶液 50ml 经尿管注入膀胱，尽量保留较长时间（4h 以上），经尿道置入球形激光散射装置，激光功率设置为1.5～2.0W，以波长为 630nm 激光行膀胱内照射 20min 左右。照射时一般采取全膀胱照射，以达到根治效果，必要时需辅以超声定位。为防止照射不均匀，还可用导光介质来充盈膀胱以使膀胱各区获得较一致的光量达到更好的治疗效果。膀胱照射后通常留 Foley 导尿管，使膀胱松弛，有膀胱痉挛者可使用解痉药物。患者术后无须闭光。

● **晚期膀胱癌的化疗情况如何？ 哪种治疗方案较好？**

答：（1）20世纪60～70年代，晚期膀胱癌化疗多为单药化疗，以顺铂和甲氨蝶呤应用最多，但肿瘤缓解时间仅为3～5个月。

（2）20世纪80年代开始多已采用联合化疗方案来治疗晚期膀胱癌，其中以剂量密集型 M-VAC 方案的有效率最高，应用最为广泛，是晚期膀胱癌的传统标准化疗方案。

（3）目前有三类药物用于治疗进展期膀胱癌，顺铂、紫杉醇和吉西他滨。联合应用其中两者或三者可使患者获益。常用联合应用方案为 GC 和剂量密集型 M-VAC（均作为1类证据推荐用于晚期膀胱癌化疗）。一项大样本国际Ⅲ期临床研究将405例局部进展期或转移性膀胱癌患者随机分入两组，分别接受 GC 和标准 M-VAC 方案化疗。中位随访时间为19月，结果显示两组总生存期与无进展生存期类似，但与 M-VAC 组相比，尽管未达统计学意义，GC 方案组毒性相关死亡率较低（分别为3%和1%）。最新研究数据显示生存率方面 GC 方案并不劣于 M-VAC（总生存率分别为13%和15.3%；无进展生存率分别为9.8%和11.3%）。

（4）以新药为主的三联化疗方案（吉西他滨联合顺铂与紫杉醇）显示对生存期有轻度改善作用，但无进展生存期对比 GC 方案无明显差异。不良反应方面，三药联合组中性粒细胞缺乏性发热明显升高。因此，NCCN 指南制定委员会认为 GC 方案联合紫杉醇弊大于利。

● **在膀胱癌治疗中如何应用免疫治疗？**

答：由于膀胱独特的解剖结构及膀胱灌注局部应用的有利条件，使得膀胱癌在免疫治疗中尤其具有独特的优势。就目前文献报道来看，主动性免疫治疗以卡介苗为代表仍然是膀胱癌的最主要的免疫治疗方法。2010年欧洲癌症研究与治疗组织（EORTC）对高危膀胱尿路上皮细胞癌患者膀胱灌注表柔比星、卡介苗、卡介苗＋异烟肼随机三期研究长期疗效观察结果显示：对于高危、中危患者，膀胱灌注 BCG（无论是否加入异烟肼）、首次复发时间、是否远处转移、总体生存率、疾病特异性生存率长期疗效方面都优于灌注表柔比星。除此之外，免疫治疗还包括特异性免疫治疗（免疫毒素-单克隆抗体复合物、放射免疫治疗）、继性细胞免疫治疗及细胞因子（干扰素、IL-2）等也有确切的疗效，具有良好的运用前景。

> **经尿道膀胱癌电切术的主要适应证、操作过程及其优点有哪些？**

答：(1) 经尿道膀胱肿瘤电切术的适应证　主要是病理 G_1、G_2 和临床上 Ta 非浸润性乳头状瘤及 T_1 期、T_2 期浅表性非浸润性尿路上皮癌。

(2) 操作过程　采用气管插管全麻，取截石位。采用连续灌洗式电切镜，设置电切功率、电凝功率，用 5% 葡萄糖溶液作为膀胱冲洗液。经尿道置入电切镜，观察膀胱内肿瘤生长的部位、数量、大小、浸润深度、是否有蒂以及肿瘤与输尿管口的关系。对直径＜2cm 的带蒂肿瘤，基底容易暴露者，切除时从基底部开始；对较大肿瘤、广基底者，采用从肿瘤一侧开始做蚕食样逐层切除，切除范围为肿瘤基底周围正常膀胱壁 2cm 左右，深度达深肌层。对多发性膀胱肿瘤，应先切除较小的、不易到达的肿瘤。术后立即采用膀胱灌注，保留 2h，术后 1 周左右拔除导尿管。常用的化疗药物及免疫抑制药有噻替派、多柔比星、表柔比星、丝裂霉素（MMC）、吡柔比星、羟喜树碱、卡介苗（BCG）等。

(3) 优点　荟萃分析表明，术后即刻膀胱灌注化疗能有效降低单发、多发非肌层浸润性膀胱癌的复发率。膀胱灌注治疗最常见的不良反应为膀胱炎。经尿道膀胱肿瘤电切术的优点是损伤轻、痛苦少、治疗范围广、住院时间短、并发症少、手术病死率低、可重复施行。但术后不进行后续治疗的患者有 50%～70% 的复发率，其 5%～25% 的复发肿瘤分级、分期增加。

主任医师总结

膀胱癌是泌尿系最常见的恶性肿瘤，生物学行为具有多发、易复发和侵袭等特征，其中 90% 以上为尿路上皮癌，鳞癌、腺癌等比较少见。在非治疗情况下，自然生存期 16～20 个月。膀胱癌临床上可分为非肌层浸润性膀胱癌（CIS，pTa，pT_1）、肌层浸润性膀胱癌（pT_2～T_4 以上）、转移性膀胱癌（N_1～N_3、M_1）。其治疗原则分述如下。

① 非肌层浸润性膀胱癌：具有多发、不易转移、易复发的特点，因此治疗原则是以电切治疗为主，后期加以免疫治疗，国外预防复发以光动力治疗疗效显著。如果膀胱肿瘤波及范围过大，则以手术切除为主。术后进行膀胱内灌注治疗可降低复发率。膀胱灌注吉西他滨和卡介苗均作为非肌层浸润性膀胱癌辅助治疗应用，尽管卡介苗治疗有效，对

于其潜在的严重局部和全身不良反应以及获取困难程度还存在担心，一项Ⅲ期临床研究表明减量卡介苗也是治疗的选择之一。对于膀胱灌注，近年来提倡用吉西他滨为好，意大利一项120例患者参加的Ⅲ期随机对照研究用1:1的比例比较了吉西他滨和丝裂霉素的膀胱灌注疗法的疗效。入组患者为T_a～T_1、组织学G_1～G_3级的复发性膀胱移行细胞癌，经过中位36个月的随访后，发现无复发生存率为72%vs 61%；在复发的患者中两组分别有6例和10例患者发展为进展性的。化学性膀胱炎发生率吉西他滨组明显少于丝裂霉素组（$P=0.012$）。

② 肌层浸润性膀胱癌：治疗上首选根治性膀胱切除＋盆腔淋巴结清扫＋尿流改道，临床研究和荟萃分析表明，新辅助化疗可提高局部晚期肌层浸润性膀胱癌患者根治术后远期生存率5%～8%，降低肿瘤相关性病死率14%～16%，提高无病生存率22%～26%；有研究报道新辅助化疗后10周内行根治性膀胱切除术不会对预后产生不良影响。对于术后辅助化疗仍然有争议，但对于高危复发危险患者（根据膀胱外脂肪受侵、脉管内是否有瘤栓、分化差、淋巴结转移）应考虑给予手术后辅助全身化疗。

③ 转移性膀胱癌以化疗为主，系统化疗可以使70%的转移性膀胱移行细胞癌患者缓解，但很少能获得治愈。化疗结果的预后因素包括碱性磷酸酶、年龄＞60岁、其他脏器转移等，中位生存期在12个月左右。全身化疗的方案可以采用M-VAC、CAP、CMV、GP等方案，在过去十几年中，M-VAC方案一直是晚期膀胱癌的传统标准化疗方案，但由于其毒性较大限制了其应用。因为与M-VAC方案比较，GP方案毒性小，生存率相当，所以目前GP方案为晚期膀胱癌的标准方案。

④ 由于膀胱癌对放射治疗较不敏感，放疗主要用于不能手术或晚期膀胱癌的姑息治疗，或手术和化疗的辅助治疗，常用形式有膀胱腔内照射和体外照射。

查房笔记

第四章　头颈部肿瘤

中年男性，右颈部肿物半年，增大伴回吸性涕血 2 周——鼻咽癌

 [实习医师汇报病历]

> 患者男性，47 岁，因"右颈部肿物半年，增大伴回吸性涕血 2 周"入院。查体：右侧上颈部可扪及一个大小约 4.5cm×4.0cm 的肿大淋巴结，表面光滑，质地中等，可活动，边界清楚，无触痛。入院初步诊断：右颈部淋巴结肿大，性质待定。

主任医师常问实习医师的问题

● **目前考虑的诊断是什么？**

答：鼻咽癌，伴颈部淋巴结转移。

● **诊断为鼻咽癌的依据是什么？　鉴别诊断是什么？**

答：(1) 诊断依据

① 中年男性。

② 主诉是右颈部肿物半年，增大伴回吸性涕血 2 周。

③ 体检发现右上颈部淋巴结肿大。

(2) 需要与以下疾病鉴别

① 鼻咽结核：多见于年轻人，可形成糜烂、浅表溃疡或肉芽状隆起，表面分泌物多且脏，甚至累及整个鼻咽腔。特别要注意是否癌与结核并存，以及是否是鼻咽癌引起的结核样反应；常伴有颈部淋巴结肿大。

② 鼻咽增生性病变：正常情况下鼻咽顶部的腺样体在 30 岁前大多已萎缩。但有的人在萎缩的过程中曾发生较严重的感染，致使局部形成凹凸的不对称结节，一旦产生溃疡、出血则需要活检予以鉴别。

③ NK/T 细胞淋巴瘤（鼻型）：发病也与 EB 病毒感染密切相关，好发于成年男性，中位年龄为 50 岁，以进行性坏死性溃疡为临床特征，中线部位破坏是其突出的面部特征，如鼻中隔穿孔、硬腭穿孔、鼻梁洞穿孔性损伤，甚至累及面部皮肤，可合并其他结外部位病变，另一个重要临床特征为容易发生噬血细胞综合征，临床上多见高热、肝脾大、血细胞进行性下降，浅表淋巴结往往不肿大，病理诊断可以鉴别。

④ 颈淋巴结炎：颈淋巴结炎常见，多位于颌下（由咽部或口腔疾病引起）。但对中年以上患者在颈深上组或副神经链处有较硬的淋巴结，需及时排除肿瘤转移的可能。

⑤ 颈淋巴结结核：青少年较多见。肿大淋巴结较软，可与周围组织粘连成块，有时有触痛或波动感，穿刺可吸出干酪样物质。

⑥ 恶性淋巴瘤：青少年较多见。淋巴结肿大可遍及多处，同时腋下、腹股沟、纵隔等区域亦可见肿大淋巴结。肿大淋巴结质坚且有弹性，呈橡皮感，活动，可伴有发热、盗汗或体重减轻。

⑦ 淋巴结转移癌：耳鼻咽喉与口腔的恶性肿瘤常可发生颈淋巴结转移；如锁骨上区有转移的淋巴结肿大时，则应首先考虑来自胸腔、腹腔和盆腔的恶性肿瘤。

● **应做哪些检查项目？ 各有什么临床意义？ 或有什么优缺点？**

答：应做鼻咽及颈部增强 CT 或 MRI、胸腹部影像学检查、腹部 B 超或 CT、骨扫描、EB 病毒血清学检测、鼻咽镜检查并活检；如果患者条件好，可行全身 PET-CT 检查。

（1）鼻咽及颈部增强 CT　协助诊断，确定病变范围，准确分期。正确确定治疗靶区，设计放射野。观察放疗后肿瘤消退情况和随访跟踪检查。CT 扫描为次选手段，多在放疗定位时应用。

（2）鼻咽及颈部 MRI　除可清楚地显示鼻咽结构的层次和肿瘤的范围外，能较早地显示肿瘤对骨质的浸润情况。MRI 对放疗后纤维化改变和肿瘤复发的鉴别也有较大的帮助。是目前鼻咽癌影像学检查的首选。

（3）胸腹部影像学检查　胸部 CT 扫描判断有无肺部转移较 X 线更优越。腹部彩超可以了解肝脏有无转移，而腹部 CT 扫描除可以了解肝脏等腹腔器官情况，还可以了解腹腔淋巴结情况，较超声更准确。

（4）骨扫描　排除全身骨转移病灶。

（5）全身 PET-CT 检查（经济条件许可情况下）　可以明确鼻咽癌

原发灶的范围；早期发现远处转移灶。还可以根据代谢强度鉴别放疗后的复发、残存或治疗后改变；评价和检测肿瘤的治疗效果等。

（6）EB病毒血清学检测　EB病毒DNA的定量检测对鼻咽癌的初始诊断、治疗效果观察及诊断复发、转移上有非常重要的意义。

（7）血清EB病毒拷贝数　可用于治疗后检测肿瘤的复发。

（8）鼻咽镜检查　可以检查肿瘤的范围，必要时活检以明确病理。

● **鼻咽部的解剖结构如何？鼻咽癌的好发部位有哪些？**

答：鼻咽部在鼻腔的后方，颅底至软腭游离缘水平面以上的咽部称鼻咽，顶部略呈拱顶状向后下呈斜面，由蝶骨体、枕骨底所构成。鼻咽前方与后鼻孔及鼻中隔后缘相连。后壁约在相当第1、第2颈椎与口咽部后壁相连续，统称为咽后壁。鼻咽的左右两侧下鼻甲后端约1cm处有一漏斗状开口为咽鼓管咽口，此口的前、上、后缘有由咽鼓管软骨末端形成的唇状隆起称咽鼓管隆突。在咽鼓管隆突后上方有一深窝称咽陷窝，是鼻咽癌的好发部位。

✧ ［住院医师或主治医师补充病历］

男性患者，因右颈部肿物半年，增大伴回吸性涕血2周；入院后鼻咽及颈部MRI（图4-1）发现右颈部淋巴结4.0cm×3.5cm，右侧咽隐窝占位。EB病毒血清学升高，胸部X线片、腹部B超及骨扫描未见异常；鼻咽镜检查示鼻咽后侧壁及右侧咽隐窝变浅，活检病理为鼻咽未分化非角化性癌。

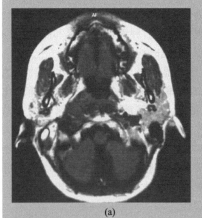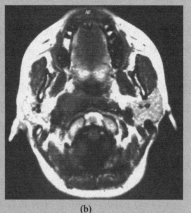

(a)　　　　(b)

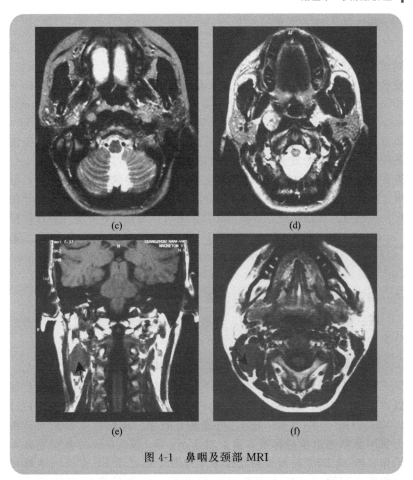

图 4-1 鼻咽及颈部 MRI

 主任医师常问住院医师、进修医师和主治医师的问题

● **对目前的诊断和治疗有何意见？**

答：患者为中年男性，颈部淋巴结肿大及回吸性涕血为首发症状，右侧上颈部淋巴结转移，根据影像学（鼻咽后侧壁及右侧烟癌窝变浅）检查，实验室检查及鼻咽穿刺活检病理结果，目前诊断为鼻咽癌伴右颈淋巴结转移（$cT_1N_2M_0$，Ⅲ期）。

因为患者处于Ⅲ期，治疗上应考虑同步放化疗。

具体的治疗方案是什么？

答：患者一般情况良好，PS 评分为 0 分，故考虑同期放化疗，或同期放疗联合靶向治疗。具体为：顺铂（100mg/m^2，d1、d22、d43）或顺铂（40mg/m^2，qw）＋原发灶和受侵淋巴结的根治性放疗（66～70Gy）和双侧颈部预防性放疗 50Gy；放疗结束后再予顺铂（80mg/m^2，d1）＋氟尿嘧啶（5-FU）[1000mg/（m^2·d）×4d，civ]，每 4 周重复 1 次×3 个周期；化疗结束后全面评估肿瘤情况。如果患者经济条件好，可以考虑放化疗的同时加用西妥昔单抗（第 1 周 400mg/m^2，第 2 周至放疗结束 250mg/m^2）或尼妥组单抗（泰欣生）（100mg），每周 1 次×8 次。局部晚期鼻咽癌也可以考虑先行新辅助化疗（诱导化疗）后再行同步放化疗，新辅助化疗方案可以选用 TP 方案（多西他赛 75mg/m^2，d1＋顺铂 25mg/m^2，d1～d3，q3w×3 周期）或 TPF 方案 [多西他赛 75mg/m^2，d1＋顺铂 25mg/m^2，d1～d3＋氟尿嘧啶 1000mg/（m^2·d），civ，d2～d5，q3w×3 周期]。

患者放疗后颈部有残余淋巴结，应如何处理？

答：建议行颈淋巴结清扫；若患者不愿意行颈淋巴结清扫，可考虑分次立体定向放疗，总剂量 10～20Gy，分 2～4 次照射。

如何看待鼻咽癌的新辅助化疗与辅助化疗？

答：目前对于 T_2～T_4 或 N_1～N_3 的鼻咽癌患者在同期放化疗后辅以 3 个疗程 PF 方案 [顺铂 80mg/m^2，d1＋氟尿嘧啶（5-FU）1000mg/(m^2·d)×4d，civ]，可提高有效率、延长总生存期，已作为我国鼻咽癌治疗的标准方案。对于 N_3 或 LN≥4cm 的鼻咽癌患者采用 TPF 或 DPF 的新辅助化疗 2 个疗程，继之予 PF 方案同期放化疗可提高有效率，减少复发率，但对总生存期的影响有待进一步研究。

鼻咽癌同期放化疗后若出现局部复发，应如何处理？

答：（1）位于鼻咽顶后壁以及侧壁病变，较为局限、咽旁间隙侵犯范围小的病例可做手术治疗。

（2）如半年后复发则可再次做同期放化疗。因再次常规分割照射（50Gy）引起鼻咽出血的概率较高，推荐分次立体定向放疗，总剂量 20～48Gy，分 4～8 次照射。

（3）如半年内复发可考虑光动力治疗。

● **鼻咽癌同期放化疗后出现远处转移时，应如何治疗？**

答： 鼻咽癌最常见的转移部位为骨、肝、肺。若 PS 评分为 0～1 分，一线化疗首选以顺铂为基础的联合化疗：顺铂/卡铂＋氟尿嘧啶，顺铂/卡铂＋氟尿嘧啶＋紫杉醇/多西他赛；对于经济允许的患者可顺铂/卡铂＋氟尿嘧啶＋西妥昔单抗；二线方案有吉西他滨＋顺铂、吉西他滨＋奥沙利铂、多西他赛＋顺铂＋卡培他滨，紫杉醇＋异环磷酰胺＋顺铂等；若 PS 评分为 2 分者，建议单药治疗，如西妥昔单抗、紫杉醇、多西他赛、吉西他滨、伊立替康等。

● **分子靶向药物在鼻咽癌治疗中的进展如何？**

答： 目前应用于鼻咽癌中的分子靶向药物有西妥昔单抗（爱必妥）、尼妥组单抗（泰欣生）。爱必妥、泰欣生应用于表皮生长因子受体（EGFR）中高表达的 Ⅲ～ⅣA 鼻咽鳞状细胞癌患者中，在放疗前一天开始使用，每周 1 次，共 8 次；它们与放疗同期应用，可产生放疗增敏作用，其疗效比化疗的效果好，又不增加放疗的不良反应。此外，爱必妥与 PF 方案联合应用可用于晚期鼻咽癌的姑息化疗，可提高疗效。

● **鼻咽癌脑转移有何特殊临床特点？**

答： 颅内肿瘤有 12％来自鼻咽癌转移，但鼻咽癌脑实质转移罕见，大多数鼻咽癌主要侵犯颅底，表现为脑神经损害相关症状，如面神经瘫痪、三叉神经痛、斜视等；少部分患者也表现为颅内高压症状，如头痛、呕吐、视盘水肿。

● **如何治疗鼻咽癌脑转移？**

答： 鼻咽癌颅底侵犯的主要治疗手段为放疗；个别患者发生脑实质转移者，考虑全脑放射治疗，同时配合透过血脑屏障的化疗药物（如尼莫斯汀、卡莫斯汀等），放疗期间注意脱水治疗（使用甘露醇、地塞米松）。

● **鼻咽癌放疗后伴发中耳炎，应如何治疗？**

答： 鼻咽癌放疗后发生的中耳炎主要为分泌性中耳炎；将鼓室腔及骨性段咽鼓管的放射剂量控制在 47Gy 以下，可明显减少延迟性放射性中耳炎的发生率；在放疗中及放疗后应用 1％麻黄碱滴鼻（每天 2～4 次）和每天鼻咽冲洗一次可以减少中耳炎的发生率；治疗方面主要有药物治疗、鼓膜穿刺抽液、鼓膜置管和咽鼓管置管等。药物治疗包括抗生素如氯霉素/左氧氟沙星＋地塞米松滴耳，氨溴索冲洗中耳腔；分泌性中耳炎早期可选用鼓膜穿刺抽液，当积液黏稠时可行鼓膜切开，反复难治性者才考虑鼓膜置管。

● **鼻咽癌放疗后吞咽困难的原因是什么？ 应如何处理？**

答：（1）鼻咽癌放疗后常出现吞咽困难、饮水呛咳等延髓麻痹症状，其原因多为放射损伤后脑干、后组脑神经，引起后脑神经的核性或核下性损伤。

（2）处理

① 病因预防：为减少吞咽困难的发生，尽量选用立体适形放射治疗。

② 化学预防：放疗前30min使用阿米福汀（氨磷汀）0.4g＋生理盐水100ml，iv gtt（15min，静滴过程中注意血压、心率的检测），可减少口腔干燥、吞咽困难的发生率。

③ 康复训练：可参照脑卒中患者的康复训练。指导患者行鼓腮、伸舌、屏气-发声动作训练、咽部冷刺激和吞咽动作训练以及声带闭合训练等。

主任医师总结

鼻咽癌是我国南方及亚洲人种中高发的头颈部肿瘤，有明显的种族易患性、地区聚集性和家族倾向性，遗传、环境及病毒（主要是EB病毒）是致病的三大因素，病理类型以鳞状细胞癌为主，放疗是治疗鼻咽癌最主要的手段，在不断提高放疗技术的同时，目前的治疗更加提倡多学科综合治疗，以提高肿瘤疗效，特别是对于中晚期鼻咽癌尤其如此。

① 放射治疗：常规二维放射治疗一直是鼻咽癌放疗的标准模式，随着物理技术日益发展，立体适形放射治疗在近十年发展很快，立体定向聚焦式放射治疗（SRS、SRT）、三维适形放射治疗（3-DCRT）和调强适形放射治疗（IMRT）是立体适形放射治疗的主要模式，大大改善了肿瘤靶区与周围正常组织器官的剂量关系，使得正常组织所受照射的剂量水平下级，治疗区范围进一步缩小，肿瘤靶区剂量大为增加，在提高放射治疗对鼻咽癌的局部控制率（TCP）、减少正常组织放射并发症概率（NTCP），提高了放射治疗增益比。最新的影像介导的调强放射治疗（GRT）每次治疗前将其与治疗计划的影像比较，调整治疗射野，实现了每一次治疗给予的剂量分布都与计划设计相吻合，提高肿瘤剂量

的同时降低正常组织剂量，是强调放射治疗的方向。

② 化疗：PF（顺铂＋氟尿嘧啶）方案是头颈部肿瘤的标准化疗方案，紫杉类药物如紫杉醇、多西他赛，与铂类、氟尿嘧啶联合的 TP 方案或 TPF 方案，已经有Ⅲ期临床验证其疗效优于 PF 方案，广泛应用于新辅助化疗、辅助化疗及姑息化疗中。复发或转移病例中，含铂的联合化疗方案已经证实优于其他单药方案，可以联合的药物有氟尿嘧啶、紫杉类、吉西他滨、博来霉素，或者三药联合方案如 TPF（紫杉类、铂类、氟尿嘧啶）、BCF（博来霉素、铂类、氟尿嘧啶），一项大宗回顾性研究显示上述的联合治疗方案在无进展生存期上均无统计学差异，均可以作为姑息治疗的一线选择。二线治疗的药物有紫杉类、卡培他滨、甲氨蝶呤、伊立替康、长春瑞滨均有一定的有效率；而联合序贯化疗如新辅助化疗、同步放化疗、辅助化疗以及其他化疗模式的组合，应用于局部晚期及Ⅲ期、Ⅳ期鼻咽癌患者，提高了局部控制率，但目前尚无证据显示辅助化疗可以提高生存率；动脉插管灌注化疗联合放疗对于晚期鼻咽癌也有较好的疗效。新的化疗药物如白蛋白结合型紫杉醇显示有良好的疗效和更低的毒性，新的铂类药物奈达铂显示在头颈部肿瘤中疗效等同或优于顺铂，而毒性作用更低，奥沙利铂和卡铂可以作为顺铂的代替药物。

③ 靶向药物：有学者发现表皮生长因子受体（EGFR）的过度表达常提示预后差、转移早、对化疗药物抗拒以及生存期较短。表皮生长因子受体抑制药如西妥昔单抗联合化疗、放疗用于治疗鼻咽癌的Ⅲ期临床试验已经取得良好的疗效，有统计提示皮疹的发生是一个良好的预后因素。建议在有条件的局部晚期鼻咽癌患者中，可在标准放化疗方案的基础上加入西妥昔单抗，在复发或转移性鼻咽癌患者的一线化疗中也推荐应用西妥昔单抗。小分子 TKIs 药物如吉非替尼及厄洛替尼，是通过抑制 ATP 与受体酪氨酸激酶结构域的结合来抑制酪氨酸激酶活性及酪氨酸自身磷酸化，从而阻止信号下传，使得细胞生长停止并走向死亡。在复发及远处转移的病例，TKIs 也有一定的有效率，最高的有效率报道是 54%，但未有大型临床研究的证实；也有应用 TKIs 联合化疗药物的报道，目前不推荐在临床试验外应用。抗血管生成的药物如贝伐组单抗，由于在一些临床研究中出现严重出血，限制了此类药物在复发或晚期鼻咽癌患者中的研究及应用。

④ 基因治疗：有报道重组人 p53 腺病毒注射液配合放疗治疗在鼻咽癌的Ⅱ期临床试验取得较好的疗效，尚缺乏循证医学依据。其他的基

因疗法如 Bax、BHRF1 反义寡核苷酸基因疗法、LMP1 基因疗法等在动物试验中取得不错的实验室效果，可能是未来治疗恶性肿瘤的新方向。

⑤ 其他治疗方式：由于鼻咽癌独特的生物学特色、解剖位置特殊，手术不是大多数鼻咽癌治疗的首选，但是对于放疗不敏感和放疗后残留或复发的病例，选择性手术治疗仍不失为一种积极有效的挽救性措施；光动力联合化疗治疗在晚期鼻咽癌对于鼻咽癌复发腔道梗阻控制率、改善患者 KPS 评分具有独特的优势，而且副作用小，对于鼻咽部复发无法耐受再次放化疗的患者光动力治疗可以作为首选方案；全身热疗及局部热疗具有单独抗肿瘤、增强放化疗疗效、提高宿主抗肿瘤免疫力等特点，联合放化疗已成为一种新的手段应用于临床；中医中药配合放疗起到了减毒增效的作用。

查房笔记

鼻咽癌放疗后 4 年，吞咽困难 1 个月余——
鼻咽癌放疗后吞咽困难

⊛ [实习医师汇报病历]

> 患者男性，45 岁，因"鼻咽癌放疗后 4 年，吞咽困难 1 个月余"入院。查体：甲状腺不大，颈部淋巴结未触及。颈部皮肤稍硬，颈部活动度可。无颈项强直。入院初步诊断：鼻咽癌放疗后吞咽困难。

主任医师常问实习医师的问题

● 目前考虑的诊断是什么？

答：鼻咽癌放疗后吞咽困难。

● 诊断为鼻咽癌放疗后吞咽困难的依据是什么？ 鉴别诊断是什么？

答：（1）诊断依据 既往有鼻咽癌病史，且接受过放射治疗，目前为治疗后 4 年；吞咽困难伴呛咳，吞食不尽感 1 个月余；查体无颈部淋巴结肿大，无颈强直等影响颈部功能。

（2）鉴别诊断如下

① 口咽部疾病：如口咽炎、口咽损伤、咽白喉、咽结核、咽肿瘤、咽后壁脓肿。

② 食管疾病：如食管炎、食管良性肿瘤、食管癌、食管异物、食管肌功能失调（贲门失弛缓症、弥漫性食管痉挛等）、甲状腺肿大。

③ 神经肌肉疾病：如延髓麻痹、重症肌无力。

④ 全身性疾病：如狂犬病、破伤风、肉毒中毒、缺铁性吞咽困难等。

● 应做哪些检查？ 各有什么意义？

答：（1）X 线检查 胸部 X 线片了解纵隔有无占位性病变压迫食管及食管内有无异物等；食管 X 线钡餐检查可观察钡剂有无滞留，以判断病变为梗阻性或肌蠕动失常性。

（2）食管镜检查　了解食管内或食管外占位性改变，必要时行活检了解病理情况。

（3）食管测压　可判断食管运动功能状态，一般采用导管侧孔低压灌水测压法。正常食管下括约肌（LES）基础压力在 12～20mmHg，LES 压力/胃内压>1.0，如压力≤10mmHg、LES 压力/胃内压<0.8，提示胃食管反流。

⊛ [住院医师或主治医师补充病历]

患者为中年男性，既往有回吸性血涕，行鼻咽镜病理结果"低分化鳞癌"，并接受放射治疗，目前鼻咽镜检查"鼻咽部病灶已消失"；查体甲状腺不大、颈部淋巴结未触及、颈部皮肤稍硬，运动功能不影响，无颈项强直；X 线钡餐检查未见充盈缺损，无钡剂滞留。胸部 X 线检查：双下肺肺炎。

 主任医师常问住院医师、进修医师和主治医师的问题

● **对目前的诊断和治疗有何意见？**

答：根据患者的病史、结合查体情况、辅助检查结果以及目前症状，诊断明确。

下一步治疗应予手术切除治疗。

● **患者吞咽困难产生的原因是什么？**

答：鼻咽癌放疗后的吞咽困难可能的原因有：①放疗后咀嚼肌及颞颌关节纤维化，引起张口困难；②放疗时由于射线在颈静脉孔周围重叠，易造成一侧或双侧后组脑神经（Ⅸ、Ⅹ、Ⅻ）的放射性损伤，引起咽部感觉功能的减退甚至消失、声带麻痹和上食管括约肌的失迟缓、舌活动障碍等，导致吞咽功能紊乱和失调；③放疗破坏了口腔和咽喉部的涎腺及腮腺、颌下腺唾液分泌减少，不利于食物的搅拌和下咽。

● **具体的治疗方案是什么？**

答：患者体能状况较好，PS 评分为 2 分，由于存在肺部感染，考虑为吸入性肺炎。先积极抗感染治疗，给予足量敏感抗生素治疗吸入性肺炎，同时留置胃管或禁食，并加强全身营养支持治疗，待肺炎控制后在局麻下行经皮内镜下胃造口术。

主任医师总结

鼻咽癌放疗后后组脑神经损伤的机制暂不明确，吞咽困难的原因常是多方面的，主要有放射性口干症、颈部的纤维化及放射性后组脑神经损伤、放射所致的感觉异常等。目前暂且缺乏行之有效的治疗方法，以手术治疗为主，如手术治疗无效或不适合手术的患者以支持治疗为主。

吞咽功能紊乱、鼻咽反流和误吸的病例，可采用喉入口封闭术、喉悬吊术等方法修复吞咽功能。如效果不佳或功能紊乱严重，只能通过喉气管分离改道术来解决进食问题，但丧失了喉发音功能，降低患者的生存质量。

目前的主要方法有：①长期插鼻饲管，此方法固定困难，容易脱管，而且容易损伤鼻腔黏膜，造成溃疡，甚至鼻中隔穿孔，反复换管增加了患者的痛苦，而且鼻饲管会影响患者的外观；②胃造口，此方法必须经腹手术，而且必须长期在腹部停留粗胃管，给平时的护理和生活造成不便，容易造成伤口感染，数年后还有二次手术换管的可能。

胃造口目前有三种方式：①胃镜引导下，经腹部皮肤穿刺造口，前提是患者需要耐受胃镜检查，并能够通过食管将造口管引导到胃部；②介入科在 DSA 引导下进行胃造口术；③外科手术开腹造口术。

查房笔记

中年女性，颈部无痛性肿物
3个月余——甲状腺癌

✸ ［实习医师汇报病历］

> 　　患者女性，42岁，因"发现颈部无痛性肿物3个月余"入院。无气促，无多汗、心悸、怕热，无声音嘶哑。查体：左侧甲状腺Ⅱ度肿大，可扪及多个小结节，最大约0.5cm×0.8cm，质硬，边界欠清楚，随吞咽移动，无触痛，未闻及血管性杂音。门诊B超显示：左侧甲状腺混合性结节，大小不一，血供丰富。甲状腺功能未见异常。

主任医师常问实习医师的问题

● 目前考虑的诊断是什么？

　　答：甲状腺癌。

● 诊断为甲状腺癌的依据是什么？ 鉴别诊断是什么？

　　答：（1）诊断依据

　　① 中年女性，以左侧甲状腺无痛性肿物为表现。

　　② 查体：左侧甲状腺Ⅱ度肿大，可扪及多个小结节，质硬，边界欠清。

　　③ B超提示左侧甲状腺混合性结节，血供丰富。

　　（2）需要与以下疾病鉴别

　　① 甲状腺瘤：本病以年轻女性多见，也可以表现为无痛性甲状腺肿物，部分患者肿物较大时可能因为肿物压迫出现气促或吞咽困难，检查时通常为单个结节，边界清楚，无淋巴结和远处转移灶。

　　② 结节性甲状腺肿：常见于中年以上女性，病程较长，病变常累及双侧甲状腺，也可表现为多发大小不一的结节，但结节表面光滑，可随吞咽动作上下活动。

　　③ 亚急性甲状腺炎：本病由病毒感染引起，起病前常有呼吸道感染病史、伴随发热和其他全身症状，为自限性疾病。

　　④ 慢性淋巴细胞性甲状腺炎：又称桥本甲状腺炎。本病主要发生

第四章 头颈部肿瘤 | **169**

于 40 岁以上女性，多为双侧弥漫性甲状腺肿大，质地韧硬，如橡皮样结实，但不粘连和不固定于甲状腺周围组织，对肾上腺皮质激素反应较敏感，口服泼尼松 1 周后肿物可明显缩小。

● **应做哪些检查项目？各有什么临床意义？**

答：应做放射性核素检查、甲状腺 CT 或 MRI 检查、颈部正侧位 X 线片、细针穿刺细胞学检查、甲状腺球蛋白测定、胸部 X 线片或 CT 扫描、骨扫描、超声检查。

（1）**放射性核素检查** 可以明确甲状腺的形态、位置、功能，目前常用的有 ^{131}I 吸碘率测定和 ^{99m}Tc 同位素扫描，可将甲状腺结节分为四类。

① 热结节：多见于自主性毒性甲状腺肿、滤泡型腺癌。

② 温结节：表示结节部分摄取同位素功能与周围正常甲状腺组织相似，常见于腺瘤、结节性甲状腺肿。

③ 凉结节：表示结节部分摄取同位素功能低于周围正常甲状腺组织，常见于甲状腺未分化癌或髓样癌。

④ 冷结节：表示晚期没有摄取同位素功能，常见于甲状腺癌。

（2）**甲状腺 CT 或 MRI 检查** 可以清楚地显示甲状腺肿瘤的形态、大小，可以显示与喉头、气管、食管的关系，还可以了解肿瘤浸润的范围，为确定手术指征提供重要的影像学依据。

（3）**颈部正侧位 X 线片** 颈部气管正侧位片可以了解肿瘤的范围，显示肿瘤内钙化灶，了解气管受压和移位情况。

（4）**细针穿刺细胞学检查** 是诊断甲状腺癌的简便、快捷的方法，但对于诊断滤泡型甲状腺癌有一定困难。

（5）**甲状腺球蛋白测定** 对于甲状腺癌术后复发和转移有一定参考意义。

（6）**胸部 CT 或 X 线片、骨扫描** 可以了解有无合并肺或骨转移。

（7）**超声检查** 可以确定肿物包膜是否完整、有无钙化及血供情况，为手术提供依据。

● **甲状腺的基本结构特征有哪些？甲状腺素是如何合成与代谢的？**

答：甲状腺分左、右两叶，位于甲状软骨下方气管两旁，中间以峡部连接。表面有结缔组织被膜，深入到腺实质，将实质分为许多不明显的小叶，小叶内有很多甲状腺滤泡和滤泡旁细胞。甲状腺滤泡上皮细胞能够合成和分泌的甲状腺激素。甲状腺素主要包括甲状腺素（T_4）和三碘甲状腺素原氨酸（T_3）。血液中大于99％的T_3、T_4和血浆蛋白结合，只有约占血浆中总量0.4％的T_3和0.04％的T_4为游离的，而只有游离的T_3、T_4才能进入靶细胞发挥作用。T_3的量虽远较T_4为少，但T_3与蛋白结合较松，易于分离，且其活性较强而迅速。因此，其生理作用较T_4高4～5倍。甲状腺激素的合成与分泌主要受下丘脑-垂体-甲状腺轴的调节。血液中游离T_3、T_4水平的波动，负反馈地引起下丘脑释放促甲状腺激素释放激素（TRH）和垂体释放促甲状腺激素（TSH）的增加或减少。通过这种反馈和负反馈作用，维持下丘脑-垂体-甲状腺之间的生理性动态平衡。

⊛ ［住院医师或主治医师补充病历］

> 　　患者为中年女性。入院时PS评分为0～1分。查体：左侧颈深上、中组淋巴结多发肿大，部分融合成片，大小约4cm×6.5cm。甲状腺CT扫描（图4-2）显示：左甲状腺肿物及左侧颈部多发淋巴结肿大，增强后呈不均匀强化。同位素扫描显示为冷结节。细针穿刺活检显示：乳头状腺癌。胸部CT及骨扫描未见异常。

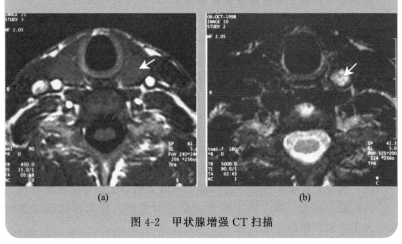

(a)　　　　　　　　　　(b)

图4-2　甲状腺增强CT扫描

 主任医师常问住院医师、进修医师和主治医师的问题

● **对目前的诊断和治疗有何意见？**

　　答：中年女性，以左侧甲状腺无痛性肿物为表现。查体左侧甲状腺Ⅱ度肿大，可扪及多个小结节，质硬，边界欠清楚。B超显示左侧甲状腺混合性结节，血供丰富。CT 显示甲状腺肿物，增强扫描肿瘤呈不均匀强化，病理支持。

从上述资料分析，该患者左侧甲状腺乳头状腺癌并颈部淋巴结转移诊断成立，分期考虑为 $T_3N_{1a}M_0$，Ⅲ期。

下一步治疗：①甲状腺联合根治术，即行同侧颈部淋巴结清扫及甲状腺单叶＋峡部切除术；②术后予甲状腺素片内分泌辅助治疗。

● 甲状腺癌常见的病理类型及其特点是什么？

答：甲状腺癌可分为四种类型。

（1）乳头状腺癌　临床上最为常见，预后较好，进展较缓慢。

（2）滤泡性腺癌　可见于任何年龄，恶性程度高，易发生远处转移，以血行转移为主，如出现淋巴结转移，通常为肿瘤较晚期的表现。

（3）髓样癌　发展较缓慢，部分有家族性倾向，因髓样癌来源于滤泡旁细胞（C 细胞），能产生降钙素、5-羟色胺等活性物质，患者常合并腹泻、多汗、面部潮红等类癌综合征表现。

（4）未分化癌　发展迅速，为高度恶性肿瘤，易发生血行转移，预后最差。

● 内分泌治疗原理和治疗剂量是什么？

答：甲状腺癌存在依赖性，部分分化型甲状腺癌可因 TSH 刺激而生长，故通过甲状腺素抑制 TSH 的分泌，可以预防和治疗术后复发及远处转移。临床上具体用药剂量为甲状腺素片 $120mg/(m^2 \cdot d)$，长期服用。

● 化疗和放射治疗在甲状腺癌治疗的地位如何？

答：总体来说，甲状腺癌对化疗和放疗敏感度较差。

① 化疗：很少应用于分化型甲状腺癌，而对于未分化型甲状腺癌有一定疗效，目前无标准化疗方案，临床上常用的药物有多柔比星、顺铂、博来霉素。

② 放射治疗：分为外放射及内放射治疗，外放射治疗临床上少用，未分化癌对放疗有一定敏感性，而髓样癌则表现为抵抗；内放射治疗主要应用于合并远处转移的甲状腺癌。

主任医师总结

（1）乳头状甲状腺癌、滤泡性腺癌、髓样癌及未分化癌是甲状腺癌的最主要的四种类型，外科手术切除是最主要的治疗手段。

（2）不同类型的病理类型及分化程度的临床表现、治疗及预后差别大。乳头状腺癌及滤泡性腺癌的分化较好，恶性程度低，预后较好，以局部根治性手术治疗配合术后内分泌治疗，如出现远处转移，则予放射性核素治疗；髓样癌常伴随类癌综合征表现，对放疗抵抗；未分化癌，病情进展迅速是其最主要的临床特征，容易短时间内出现侵犯周围组织、淋巴结、远处器官的转移，预后最差，手术机会小，对全身化疗及放疗有一定的敏感性。

（3）内分泌治疗在乳头状腺癌、滤泡癌及髓样癌效果较好，服用甲状腺素片维持治疗，期间注意复查 TSH，控制在 $0.1\mu U/L$ 以下。

（4）晚期甲状腺癌难于彻底切除，且多对放化疗不敏感，分子靶向治疗有望成为治疗的发展方向之一。但目前甲状腺癌的分子靶向治疗多以抑制肿瘤新生血管为主，临床上常用的药物为凡德他尼、索拉非尼、临床上常用的药物有凡德他尼、索拉非尼、帕唑帕尼、乐伐替尼、苏尼替尼、司美替尼。索拉非尼是 [131] I 难治性分化型甲状腺癌分子靶向治疗领域内第一个完成全球多中心随机对照Ⅲ期临床试验的药物，该研究结果显示索拉非尼能显著改善患者的无进展生存期。凡德他尼是 FDA 第一个批准通过的治疗成人有症状或者进展性甲状腺髓样癌的药物。针对甲状腺癌特异性基因突变的治疗较少，尚未能做到"标本兼治"。甲状腺癌分子靶向治疗的进一步发展有赖于从分子和细胞水平弄清楚各个靶点的具体结构功能和它们在甲状腺癌发生、发展过程中的作用，并针对这些靶点尤其是关键靶点开发新药，做到针对若干关键基因的多药联合治疗。

查房笔记

老年男性，渐进性声音嘶哑 3 个月——喉癌

 ［实习医师汇报病历］

> 患者男性，66 岁，因"渐进性声音嘶哑 3 个月"入院。患者于 3 个月前出现渐进性声音嘶哑，休息后可缓解，无畏寒、发热、咽痛，亦无咳嗽、咳痰、呛咳、吞咽困难、咯血等症状，自服"黄氏响声丸、头孢克洛分散片"治疗后，声嘶无明显好转。曾在杭州市某医院就诊。喉镜检查显示：左声带新生物，病理报告为左声带重度不典型增生。查体：无特殊发现。患者吸烟四十余年，每天约 40 支，发病后体重较前减轻 1kg。入院初步诊断：喉部肿瘤，性质待查。

主任医师常问实习医师的问题

● **目前考虑的诊断是什么？**

答：喉癌。

● **诊断为喉癌的依据是什么？ 鉴别诊断是什么？**

答：（1）诊断依据

① 老年男性。

② 主诉渐进性声音嘶哑 3 个月，患者有吸烟史。

③ 喉镜检查示左声带新生物，病理报告为左声带重度不典型增生。

（2）需要与以下疾病鉴别

① 结节性喉炎（亦称声带小结）：其表现为小间隙性音哑，晚间加重，晨间较轻快，喉部干燥感、微痛及喉分泌物增多，好发于声带前中 1/3 与中 1/3 交界处，游离缘对称性黏膜小结。属于良性疾病。

② 喉结核：喉结核的患者有不同程度的喉痛，肺部大多有结核病灶共存。后联合为喉结核的好发部位，而喉癌者罕见。

③ 喉角化症及喉白斑：其表现为音哑、喉内不适，中年以上男性多发，喉镜见声带增厚，呈粉红色或白色斑块，周围组织常有炎性反应，多为单侧，亦可累及双侧声带，容易复发，有恶变倾向。

④ 喉乳头状瘤：此病幼儿多发，成人可见，主要表现为音哑，成

人为单个带蒂，常在声带发病，活动不受限，病变局限。

⑤ 喉良性颗粒细胞瘤：中年人好发，病变位于声带，多有音哑症状，黏膜光滑的小结，直径在1cm以下，境界不清楚，声带活动不受限，需病理学检查确诊。

⑥ 喉浆细胞瘤：罕见，多发于中老年男性，发生于喉的各部，以会厌、声带、室带和喉室较多。表现音哑，常并发呼吸困难，喉镜见喉内弥漫性黏膜下瘤组织浸润，病变常超出喉而累及咽部。

● **应做哪些检查项目？ 各有什么临床意义？**

答： 应做喉部增强CT或者MRI、头颈部及锁骨上窝淋巴结超声检查、全身骨ECT及肿瘤标志物检查、必要时再次做喉镜检查并做病理学检查。如果患者经济条件好的话，可以考虑做全身PET-CT。

（1）喉部及胸部增强CT 可以了解病灶的大小以及其与周围组织的关系，如有无浸润至甲状软骨，有无与周围组织粘连，观察肿瘤与气管和肺的关系；还可了解有无附近区域淋巴结转移等。

（2）头颈部及锁骨上窝淋巴结超声检查 超声可以排除有无头颈部淋巴结转移灶，锁骨上窝淋巴结超声检查可以确定淋巴结的大小以及和周围组织的关系。

（3）全身骨扫描 排除全身骨转移病灶。

（4）肿瘤标志物检查 组织多肽抗原（TPA）、组织多肽特异性抗原（TPS）、鳞状细胞相关抗原（SCC）、癌胚抗原等，可以通过标志物判断肿瘤是否为腺癌或是鳞癌。另外肿瘤标志物也可以作为肿瘤治疗后疗效评价的指标之一。

（5）喉镜检查 可以检查肿瘤灶的位置、大小和范围，必要时可以通过活检取得病理诊断依据。

（6）全身PET-CT 可以排除肿瘤有无全身其他部位转移。

※ ［住院医师或主治医师补充病历］

男性患者，因咳嗽、痰中带血入院，既往吸烟多年，而且有冠心病病史，至今仍在服药控制。入院后PET-CT示：①双侧声带及喉部其他部位未见恶性肿瘤征象；②双侧颈部见多个淋巴结炎性增生；双侧颈部未见淋巴结转移灶；③全身其他位置未见肿瘤转移征象。肿瘤标志物均正常。我院喉镜检查（图4-3）结果显示：声带前联合处可见新生物，呈息肉样改变，大小约0.3cm×0.5cm，基底宽，声带闭合

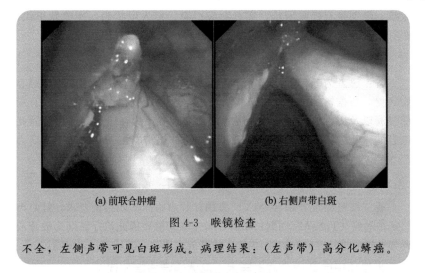

(a) 前联合肿瘤　　　　　　　　　(b) 右侧声带白斑

图 4-3　喉镜检查

不全，左侧声带可见白斑形成。病理结果：（左声带）高分化鳞癌。

主任医师常问住院医师、进修医师和主治医师的问题

● 按解剖部位分，喉癌可分为哪几型？

答：喉癌按照解剖部位分为以下几型。

① 声门上型：包括原发于声带以上部位，如会厌、室带、杓会厌襞等的癌肿，此型喉癌分化较差，发展较快，早期症状不明显，仅有咽部不适及异物感，肿瘤发生溃烂后，则有咽喉疼痛或干咳，晚期可有痰中带血；如肿瘤向下侵犯，可出现声音嘶哑，肿瘤增大阻塞喉腔可引起呼吸困难。由于声门上区淋巴组织丰富，可较早出现颈淋巴结肿大。喉镜检查可见喉部呈菜花样或结节样新生物。

② 声门区型：此型喉癌是局限于声带的癌肿，以前中 1/2 处较多，分化较好，常属鳞癌Ⅰ、Ⅱ级，发展较慢，早期可出现声音嘶哑，如肿瘤继续长大，则可引起痰中带血和呼吸困难，晚期有咽喉疼痛、呼吸困难和颈淋巴结肿大。喉镜检查早期可见声带有局限性隆起或新生物，表面粗糙不平，如肿瘤增大，可见喉部菜花样或乳头状肿块；如肿瘤侵及环杓关节或喉内肌，可出现声带运动受限或固定。

③ 声门下型：此型喉癌是指位于声带以下，环状软骨下缘以上部位的癌肿，早期无症状，随着肿瘤增大侵及声带，可出现声嘶、咳嗽、

血痰，晚期带有呼吸困难，亦有穿破甲膜、侵入甲状腺，颈前软组织，亦有沿食管前壁浸润者；喉镜检查可发现声门下区新生物。

● **对目前的诊断如何考虑？**

答：患者为老年男性，声音嘶哑为首发症状，既往吸烟多年有冠心病病史。根据影像学 PET-CT 报告显示，肿瘤局限在声带局部，没有局部浸润以及周围淋巴结转移，喉镜活检病理确诊为：中分化鳞癌。因此患者的诊断为：①左侧喉（声门区型）高分化鳞癌，患者的临床分期为 $T_1 N_0 M_0$，Ⅰ期；②冠心病。

● **对于该喉癌患者的治疗原则如何？**

答：按照美国 2010 年 NCCN 头颈部肿瘤临床实践指南要求，针对声门区型喉癌（$T_1 N_0 M_0$，Ⅰ期）不需要做全喉切除，因此治疗原则为放疗或者如有指征进行部分喉切除/内镜下或开放式切除，随后进行观察随访。

● **患者如果同意放疗或者手术，具体治疗方案如何？**

答：患者的一般情况尚可，PS 评分为 1 分，在密切观察冠心病的同时，可以考虑进行喉癌的根治性放疗，具体为：63～66Gy（2.25～2.0Gy/次），如果患者拒绝放疗，可以考虑行部分喉切除/内镜下或开放式切除，内镜下切除手段有强激光消融治疗、微波消融治疗、射频消融治疗、冷冻消融治疗和光动力治疗。与手术相比较，内镜下消融治疗有创伤少、疗效好的优势。

● **如果患者根治放射治疗后肿瘤复发，应如何处置？**

答：局部区域复发，先前无放疗时，可切除的推荐予手术治疗。无不良预后因素者，术后可观察；有不良预后因素者，推荐术后化疗＋放疗，亦可考虑先行化疗＋放疗，对于有残存疾病的患者，如有指征，可做挽救性手术。

先前有放疗史的局部区域复发或第二原发病灶，可切除的，可考虑进行手术±再次放疗±化疗；不可切除的，推荐再次放疗±化疗。远处转移者，推荐进行临床试验或根据 PS 评分情况选择联合、单药化疗或最佳支持治疗。

● **如果患者采取内镜下强激光消融治疗后肿瘤复发，又应如何处置？**

答：强激光消融治疗后肿瘤复发，如果复发肿瘤仍很局限，而且邻近器官浸润以及没有淋巴结转移可以考虑其他的内镜下微创治疗手段，如光动力治疗，因为光动力治疗有肿瘤的相关选择性，而对正常组织影响很小。但是如果肿瘤不属于局限区域，或者已经后淋巴结转移，则应当采取根治性放疗的手段比较合适。或者采取同步放化疗的方式也可以。

● **什么是光动力治疗？ 光动力治疗肿瘤的机制是什么？ 治疗喉癌时应当注意哪些问题？**

答：（1）光动力治疗（PDT）是利用光动力反应进行疾病诊断和治疗的一种交叉性学科的微创治疗新技术。

光动力治疗肿瘤的机制是利用肿瘤细胞及正常组织细胞对光敏剂有不同的亲和特性，肿瘤组织摄取和存留的光敏剂较多，经特定波长的光照射，在生物组织中氧的参与下发生光化学反应，产生单态氧和（或）自由基，破坏组织和细胞中的多种生物大分子，最终引起肿瘤细胞死亡，从而达到治疗目的。

光动力治疗的特点：组织选择性好，能针对性地作用于肿瘤组织，对正常组织损伤较少，只要把握好光照时机，就可实现对癌组织选择性杀伤的目的；创伤小，全身副作用少，不会对造血系统和免疫系统造成不良影响，不影响机体整体健康；适用范围广在多种恶性肿瘤中都能起效，而且可以多次重复应用而不产生耐受，对于早期的原位恶性肿瘤可以根治，中晚期肿瘤也可作姑息手段，改善症状，延长生命；保护容貌及重要器官功能，因此 PDT 在颜面部皮肤癌、口腔癌、阴茎癌、宫颈癌等恶性肿瘤的治疗中有独特的优势，能很好地保留正常组织，是传统治疗方法无法比拟的；在特殊人群中可替代传统治疗，对一般情况差、年老体弱、器官功能不全不能耐受传统治疗的肿瘤人群中，PDT 是一种能有效缓解症状、延长生存时间的姑息性治疗手段；与其他治疗手段配合可提高疗效，与手术、放疗、化疗和生物治疗等治疗手段相结合，序贯性或同时治疗，能减少复发机会，延长患者生存期。

（2）喉癌光动力治疗有其特殊性，因为声门区光照后局部会出现组织肿胀，严重者会导致患者窒息，因此对于老年患者或者有心肺疾病的患者，可以考虑在光动力治疗前进行气管切开，预防治疗后窒息导致呼吸功能衰竭；对于普通患者则可以考虑治疗后密切观察患者的同期情况，常规进行心电图、血压和血氧饱和度检测，并在床边配置粗针头和气管切开包，以备应急之用。

● 应该如何使用分子靶向治疗喉癌？

答：在头颈肿瘤分子靶向治疗的临床实验中，表皮生长因子受体（EGFR）和血管内皮细胞生长因子（VEGF）的药物治疗显示出了潜在的疗效和良好的前景。临床研究表明，EGFR抑制药在头颈肿瘤治疗中能够远期降低头颈部肿瘤的复发，并能够通过替代其他与治疗相关毒性药物来降低毒性药物使用量。

目前靶向EGFR的治疗策略包括使用EGFR单克隆抗体西妥昔单抗和小分子酪氨酸激酶抑制药吉非替尼、厄洛替尼。西妥昔单抗能够抑制EGFR与其配体的结合，阻断EGFR配体介导的酪氨酸磷酸化，在体内体外均能有效抑制EGFR过表达肿瘤细胞系的生长。大量临床研究表明，西妥昔单抗可增加头颈肿瘤局部放疗的疗效，对于铂类治疗失败的患者而言，目前没有证据表明西妥昔单抗能够逆转铂类的耐药。此外，西妥昔单抗联合铂类治疗的毒性较大。因此，建议采用西妥昔单抗单药治疗。其单一治疗对复发和转移的、对铂类化疗药物耐药的头颈部鳞状细胞癌可起到较好的治疗作用。因此，欧盟于2008年11月正式批准西妥昔单抗用于与铂类化疗联合进行复发转移性头颈部肿瘤的一线治疗，确立了新的治疗标准。吉非替尼于2002年和2003年分别在日本和美国被批准用来治疗晚期非小细胞肺癌。在晚期头颈部肿瘤患者中，作为一线或二线单一治疗药物的Ⅱ期试验已经完成。ECOG的一项以多烯他赛单用和联合吉非替尼（docetaxel＋gefitinib）Ⅲ期临床试验正在进行，其结果更有助于明确吉非替尼在转移性头颈部喉癌中的应用前景。

血管内皮细胞生长因子（VEGF）的药物是以贝伐组单抗为代表的，美国FDA已经把贝伐组单抗作为治疗转移性直肠癌和晚期非鳞状非小细胞肺癌的一线药物。VEGF及其受体在喉癌中的作用越来越受到关注，其表达水平与喉癌的生长、转移、复发和预后密切相关。利用VEGF和VEGFR为靶点治疗喉癌，也可能会抑制喉癌血管的生成、阻断肿瘤的营养来源和转移通道而达到治疗喉癌的目的。

因此，以贝伐组单抗为主的生物治疗将有可能成为继手术、放疗、化疗治疗喉癌的第四种模式。

主任医师总结 ·······

（1）对于喉癌患者的治疗应在大量循证医学依据建立的肿瘤规

范化治疗原则的指引下进行，同时兼顾肿瘤个体化的原则。喉癌治疗方法的选择主要根据：肿瘤的范围和分期、解剖部位和原发灶生长的方式；颈部淋巴结转移情况；外科医师、放射科医师以及微创治疗医师的治疗经验和技术；患者的身体条件和愿望。最终还是以综合治疗为准则。

（2）患者入院后首先需要画好基线，需要做全面的检查：病史和完整的头颈部体检，胸部 X 线片，颈部增强 CT 或者 MRI，对于中晚期患者需要做 PET-CT，喉镜检查及活检，如有指征，进行营养、言语和吞咽功能的评价。必要时需要进行多学科会诊。

（3）画好基线之后，对于原位癌患者只需要加入临床研究或者内镜下切除或者放疗根治，对于 $T_1 \sim T_2$、N_0 患者则只需要行根治性放疗或者部分喉切除或者内镜下或外科手术切除，然后进入随访观察期；对于 T_3、$N_0 \sim N_1$ 患者则需进行手术根治或者放化疗同步；对于 T_3、$N_2 \sim N_3$ 患者或者采取手术根治或者诱导化疗或者放化疗同步的原则；对于 T_{4a}、任何 N 患者，则以手术为主，如果患者不耐受手术，则需做放化疗同步治疗或者诱导化疗＋序贯化放疗。

（4）对于该患者分期为 $T_1 N_0 M_0$、Ⅰ期，按照 NCCN 指引要求，可以行根治性放疗或者内镜下切除或者手术根治，但是患者拒绝手术治疗和放射治疗，因此可以考虑内镜下切除，考虑到光动力治疗属于肿瘤选择性治疗，国外和国内的临床经验证实疗效确切，可以先进行光动力治疗，如果光动力治疗不彻底再考虑加上放射治疗；与其他微创治疗手段（射频消融、氩氦刀治疗、强激光消融）相比，光动力治疗有其优势，即肿瘤相对选择性治疗及保留器官的功能。

（5）患者如果通过光动力治疗后复发或者无法控制肿瘤发展，且患者拒绝手术和放疗，如果经济条件好的话，可以考虑生物化疗，也就是化疗＋分子靶向治疗，如 PF 方案＋西妥昔单抗，另外也可以考虑小分子表皮生长因子受体（EGFR）吉非替尼进行治疗。

> 患者后续资料：患者拒绝做手术和放射治疗，要求行光动力治疗。该患者未行气管切开，在局麻下行喉癌光动力治疗，过程顺利，术后恢复良好，做过光动力治疗之后定期来我院复查，照片如图 4-4 所示，（a）是治疗后 2 个月，（b）是治疗后 6 个月。患者讲话的声音已恢复至患者前状态。患者通过光动力治疗保留声音功能，而且没有发生放疗的副作用，患者的生存质量得到很好的保障。

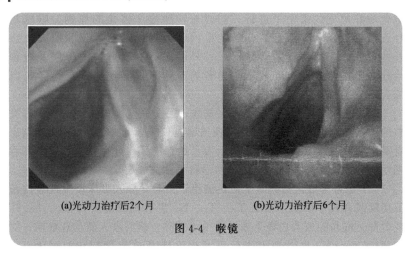

(a)光动力治疗后2个月　　　　　　　　(b)光动力治疗后6个月

图 4-4　喉镜

査房笔记

老年女性，反复左侧舌部溃疡伴疼痛 2 个月余——舌癌

⚙ [实习医师汇报病历]

> 患者女性，67 岁，因"反复左侧舌部溃疡伴疼痛 2 个月余"入院。饮水及进食后明显，症状进行性加重。查体：左侧颌下淋巴结肿大，约 7cm×5cm×2cm，质硬，边界清楚，活动度差，无触痛，表面光滑，左侧舌背近根部 1/3 处可见 2cm×2cm 大小溃疡面，表面粗糙，触痛明显，溃疡周边红肿，舌部活动受限，发音欠清晰。左侧舌部溃疡活检：左侧舌部鳞状细胞癌。

❓ 主任医师常问实习医师的问题

● 目前考虑的诊断是什么？

答：左侧舌鳞癌并左颌下淋巴结转移。

● 诊断为舌癌的依据是什么？ 鉴别诊断是什么？

答：（1）诊断依据

① 老年女性，以左侧舌部反复溃疡为表现。

② 查体可见左侧舌背近根部 1/3 处可见 2cm×2cm 大小溃疡面，表面粗糙，触痛明显，溃疡周边红肿，舌部活动受限。

③ 病理证实。

④ 因颌下淋巴结肿大，考虑合并淋巴结转移。

（2）需要与以下疾病鉴别

① 结核性溃疡：多有肺结核病史，常为疼痛而不硬的盘状溃疡，边缘呈堤围状，抗结核治疗有效，常需活检确诊。

② 舌乳头状瘤：常为慢性刺激所致，多在舌背或舌侧缘的乳头状突起，可有蒂。

③ 创伤性溃疡：多见于老年人，常因不合适的牙托、义齿等导致舌侧缘损伤，损伤部位与刺激部位相吻合，刺激去除后可在短期内自愈。

● **应做哪些检查项目？ 各有什么临床意义？ 或有什么优缺点？**

答：应做上颈部舌咽部MRI、胸部X线片或CT扫描、腹部B超。

（1）上颈部舌咽部MRI　可以进一步判断病变范围。

（2）胸部X线片或CT扫描　可以了解有无合并肺转移。

（3）腹部B超　可以了解有无合并肝转移。

● **舌的解剖结构特征如何？**

答：舌分为上、下两个面。上面圆隆称舌背。舌背上由人字形的界沟将舌分为舌前2/3的舌体，舌后1/3的舌根。舌体的前端渐窄，称为舌尖。舌体分布有舌乳头。舌的下面正中有舌系带，为一黏膜皱襞。舌系带下端的两侧各有一小隆起，称舌下阜，有下颌下腺管、舌下腺管的共同开口。在舌下阜的后外侧，各有一黏膜皱襞，即舌下襞，其深面有舌下腺。

✺ ［住院医师或主治医师补充病历］

患者为老年女性。无嗜烟史，戴义齿，入院时PS评分为0～1分，舌咽部MRI扫描（图4-5）显示：左侧舌部肿胀，局部见片状不

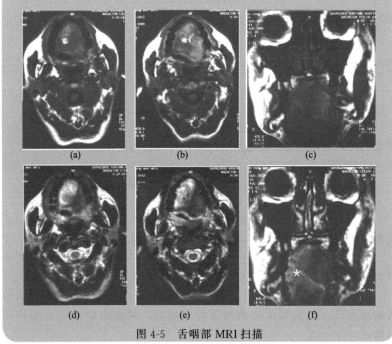

图4-5　舌咽部MRI扫描

规则信号，约 $5.6cm \times 2.1cm \times 3.1cm$，增强后呈不均匀强化，左颌下淋巴结肿大，部分坏死，约 $2.2cm \times 2.9cm \times 3.3cm$。胸部 CT 及骨扫描未见异常。腹部 B 超显示肝、胆、脾、胰未见异常。

 主任医师常问住院医师、进修医师和主治医师的问题

● **对目前的诊断和治疗有何意见？**

答：老年女性，亚急性起病，以左侧舌部反复溃疡为表现；查体可见左侧舌背 $2cm \times 2cm$ 大小溃疡面，表面粗糙，触痛明显，舌部活动受限；经病理证实为鳞癌；影像学检查提示左颌下淋巴结肿大，因溃疡面超过 4cm，合并颌下淋巴结转移，未发现远处转移，分期为 $cT_3N_1M_0$。

下一步考虑先原发灶切除＋同侧颈清扫±对侧颈清扫。术后若无不良预后因素，可考虑放疗；若合并包膜外受侵、切缘阳性或其他不良预后因素，考虑化疗或放疗、再切除或放疗。

● **具体的治疗方案是什么？**

答：① 术后放疗的指征为原发肿瘤 pT_3 或 pT_4；淋巴结 N_2 或 N_3、Ⅳ区或Ⅴ区淋巴结转移、神经周围受侵、血管内癌栓。建议在手术后 6 周内进行术后放疗，原发灶≥60Gy（2.0Gy/次），颈部受侵淋巴结区域 $60 \sim 66Gy$（2.0Gy/次），未受侵淋巴结区域 $44 \sim 64Gy$（1.6 $\sim$ 2.0Gy/次）。

② 术后化放疗的指征为淋巴结包膜外受侵和（或）切缘阳性，原发灶以及受侵淋巴结≥70Gy（2.0Gy/次），颈部未受侵淋巴结区域 $44 \sim 64Gy$（1.6 $\sim$ 2.0Gy/次），推荐同步单药顺铂 $100mg/m^2$，每 3 周 1 次，共 3 个疗程。

● **舌癌的治疗原则是什么？**

答：舌癌最有效的治疗方法是手术及放射治疗，辅助化疗配合手术或放疗可改善预后。早期舌癌以手术治疗为主。中晚期舌癌则为手术、化疗、放疗的综合应用。颈部淋巴结转移灶对放疗的敏感度差。同步放化疗为目前局部晚期而未有远处转移的舌癌的最佳治疗模式。此外，在选择治疗的同时，应兼顾口腔颌面部的功能与美容。

● **患者初始治疗后病情进展，应如何选择下一步的治疗？**

答：局部区域复发，先前无放疗史，可切除者考虑手术切除。先前有放疗史的局部区域复发或第二原发病灶，可切除者考虑手术；不可切除者，考虑再次放疗±化疗。紫杉醇 $135\sim175mg/m^2$ 联合氟尿嘧啶＋顺铂方案，即 TPF 方案已经被Ⅲ期临床试验证实优于氟尿嘧啶＋顺铂方案，可用于中晚期舌癌治疗后进展的患者。此外，分子靶向药物如西妥西单抗、贝伐组单抗也可以联合全身化疗用于治疗进展期舌癌患者。

主任医师总结

（1）舌癌是口腔内最常见的恶性肿瘤，多数为鳞癌，恶性程度较高，进展快，预后与肿瘤的分期密切相关。

（2）早期舌癌的治疗以手术及放疗为主，中晚期舌癌更强调多学科的综合治疗如手术、放疗、化疗及分子靶向治疗，在进行治疗的同时需兼顾美容与颌面部功能；顺铂＋氟尿嘧啶是舌癌化疗的标准方案，近年来紫杉醇联合顺铂＋氟尿嘧啶在与顺铂联合氟尿嘧啶方案的Ⅲ期临床试验中已经显示更好的疗效及安全性。

（3）表皮生长因子受体抑制药如西妥昔单抗联合化疗、放疗用于治疗头颈部鳞癌的Ⅲ期临床试验已经取得良好的疗效，其主要的副作用是痤疮样皮疹，研究发现皮疹的严重程度与疗效成正相关，预示着皮疹的发生是一个良好的预后因素；其他表皮生长因子受体抑制药如吉非替尼及厄洛替尼是通过抑制 ATP 与受体酪氨酸激酶结构域的结合来抑制酪氨酸激酶活性及酪氨酸自身磷酸化，从而阻止信号下传，使得细胞生长停止并走向死亡，目前该药正在进行Ⅱ～Ⅲ期临床试验；血管生成抑制药如贝伐组单抗及重组人血管抑素注射液（恩度）针对转移性头颈部鳞癌已做Ⅰ～Ⅱ期临床试验。

（4）基因治疗　重组人 p53 腺病毒注射液配合放疗治疗在鼻咽癌的Ⅱ期临床试验取得较好的疗效，部分学者将其联合放疗应用于舌癌的治疗中，但目前缺乏大型的临床试验证实，而且重组人 p53 腺病毒注射液的主要副作用（如过敏、自限性的发热）在临床上应引起重视。

（5）Photofrin 光动力治疗　通过用特定波长（630nm）的激光照射肿瘤局部以激发积聚于肿瘤组织中的光敏剂，通过光化学反应产生单线态氧、氧自由基和血栓素 A_2 而选择性作用于肿瘤细胞，从而导致肿瘤细胞死亡及瘤组织中的微血管栓塞，使肿瘤组织崩解，与常规治疗相比，其安全性好，无严重并发症，患者易于接受。早期舌癌患者能够保留语言功能，生活质量得到提高。晚期其他治疗手段无法控制的舌癌患者以及年老体弱或不宜手术者亦均可采用 PDT 治疗，因此不失为一种较好的晚期舌癌姑息治疗手段。

（6）^{125}I粒子内照射及血管介入栓塞术治疗晚期舌癌，近期疗效十分满意，适合年老体弱、丧失手术机会的患者。

查房笔记

青年男性，头晕伴恶心、呕吐 12h
——脑胶质瘤

⊛ ［实习医师汇报病历］

　　患者男性，26岁，因"头晕伴恶心、呕吐12h"入院。入院前于门诊行头颅CT检查（图4-6）示：左额叶大片状混合密度灶，大小为4.6cm×4.9cm×4.0cm，周围水肿不明显，中线结构右移，左侧

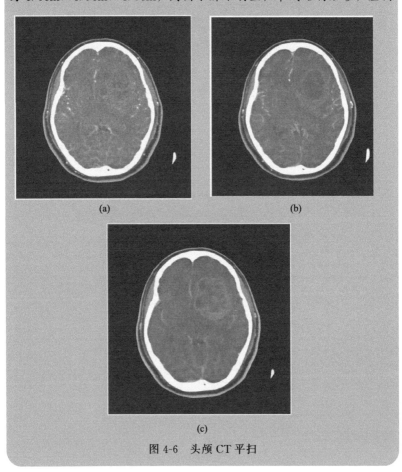

(a)　　　　　　　　　　　(b)

(c)

图 4-6　头颅 CT 平扫

脑室受压变形，考虑脑胶质瘤可能性大。查体：双侧瞳孔对等，对光反应灵敏，口角无歪斜，伸舌居中，四肢肌力，肌张力正常，病理征阴性。入院初步诊断：脑胶质瘤。

 主任医师常问实习医师的问题

● **目前考虑的诊断是什么？**

答：脑胶质瘤。

● **诊断为脑瘤的依据是什么？ 鉴别诊断是什么？**

答：（1）诊断依据

① 青年男性。

② 急性起病，主诉是头晕伴恶心、呕吐。

③ 查体未见明显异常。

④ 头颅 CT 显示左额叶占位，考虑为脑胶质瘤。

（2）需要与以下疾病鉴别

① 左额部脑膜瘤：发病仅次于脑质瘤，呈膨胀性、压迫性生长，病程较长。临床表现主要有颅内高压症状，如头痛、呕吐，癫痫或额叶精神症状。CT 检查多数表现为分叶状或卵圆形，广基与硬膜相连，等密度或高密度均匀一致占位、边界清楚，瘤内可有钙化，肿瘤周围可伴有范围不等水肿，受累部位的颅骨可见骨增生或骨破坏。增强后肿瘤呈明显均一强化，见脑膜尾征（鼠尾征）。青少年少见，通常起病较慢，病程长，一般 2~4 年，肿瘤大而症状轻微，多先有刺激症状，继而麻痹症状，提示肿瘤向外生长。

② 脑转移瘤：起病缓慢，中老年人多见，原发肿瘤以肺癌、乳腺癌多见，颅内压增高症状出现较早并迅速发展，精神症状较常见，如脑内病灶多发则较容易诊断。

③ 颅内感染：多有感染的症状，如发热、畏寒，明显脑膜刺激征及白细胞升高，出现脑脓肿前可表现为混合密度病灶，抗感染治疗有效。

④ 脑结核：年龄较轻，临床症状与脑肿瘤相类似，有结核病史，有低热、消瘦、盗汗等消耗性体征，血沉增快，胸部 X 线片显示肺部有结核病灶，CT 显示脑结核瘤病灶常位于皮质下，中心低密度，瘤周

水肿较明显，结核菌素试验阳性。

● 应做哪些检查项目？各有什么临床意义？

答：应做脑电图及脑电地形图、头颅CT、头颅MRI。

（1）脑电图及脑电地形图　脑电诱发电位记录，协助诊断合并的癫痫症状也可以初步对肿瘤进行定位。

（2）头颅CT　对脑肿瘤进行定位，各种颅内肿瘤产生不同的X线衰减，从而在图像上出现不同密度的区域，低密度区一般为脑水肿，高密度区多为肿瘤、出血或钙化，另外可以了解脑室系统的变形、移位等；注射造影剂后可使病灶区的对比度得到增强，更有利于脑肿瘤的定位。

（3）头颅MRI　比CT能提供更多的病变信息，定位诊断符合率达100%，定性符合率达90%。采用新技术弥散张量成像技术，更能清楚地显示肿瘤的大小、形态准确地界定肿瘤的边界及范围，辨认脑功能区，对肿瘤切除的范围进行评估，使手术的定位更准确，避免重要脑功能区和神经纤维束的损害，降低手术风险；甚至可以术中进行导航，精确指导切除肿瘤的残留组织；对肿瘤患者术后的跟踪提供更准确的评估方法。

❀［住院医师或主治医师补充病历］

> 青壮年男性，因头晕、恶心、呕吐入院，喷射状呕吐提示颅内高压，入院后头颅MRI示：左额叶4.8cm×5.0cm×4.0cm异常信号影，T1WI显稍低及稍高混杂信号，T2WI信号不均匀提高，病灶周围环状稍长T1、长T2水肿带，中线结构轻度右偏，提示脑胶质瘤可能性大。

 主任医师常问住院医师、进修医师和主治医师的问题

● 对目前的诊断和治疗有何意见？

答：患者为青壮年男性，急性起病，颅内高压症状，根据影像学结果，目前诊断为脑胶质瘤。

治疗上首先应该组织包括神经外科、病理科、放射科、肿瘤内科、放疗科几个专科的专家进行多学科讨论。手术治疗是首选的治疗方法，术中快速冰冻病理学检查有助于确定手术方式，以及确定术后是否需要进行放疗及化疗。整个治疗应该是一个多专科合作的过程。

● **手术中快速冰冻病理学检查诊断为星形细胞瘤Ⅲ级，则其后续具体的治疗方案是什么？**

答：间变性星形细胞瘤（WHOⅢ级）呈浸润性生长，与正常脑症状无明显分界，术后进行放疗、化疗极为必要。术后如患者恢复良好应尽早给予同期化放疗序贯治疗，具体为：放疗每天 $30 \times 2Gy$，总剂量为 $60Gy$，6周完成，同时替莫唑胺 $75mg/m^2$，po，qd，放疗完成后替莫唑胺 $150 \sim 200mg/m^2$，d1～d5，q28d 重复，最少维持半年，肿瘤稳定后需定期每3～6个月复查头颅 MRI。

● **患者经上述治疗后肿瘤复发，应如何治疗？**

答：复发患者可考虑再次手术切除，术后再次放疗及化疗，如无法手术治疗或不能耐受手术，可考虑行单纯放疗及化疗、光动力治疗或姑息性手术如减压性手术、脑脊液分流术。

● **若患者出现脑疝应如何治疗？**

答：脑疝是颅内高压的急症，治疗包括以下几点。

（1）一般治疗。

（2）脱水 20％甘露醇 250ml，iv gtt（快速），q6～8h；白蛋白提高血浆渗透压持续时间更长，不易引起颅内压的波动，但价格昂贵，10～50g，qd。

（3）利尿 呋塞米 20mg，q6～8h。

（4）激素 保护脑细胞膜，减轻脑水肿，地塞米松 10～20mg，q12h。

（5）手术 如梗阻性脑积液可行脑室穿刺排放脑积液、去骨瓣减压术、脑脊液分流术。

● **若患者出现癫痫，应如何处理？**

答：① 维持呼吸道通畅，给氧和防护（防摔伤或咬伤）。

② 迅速制止发作，选用足量有效的抗癫痫药。地西泮是首选药物，能迅速透过血脑屏障，注射后 1～3min 起效，成人 10～20mg（总量）iv，单次最大剂量不超过 20mg，速度 1～2mg/min。

③ 维持生命功能，防止及控制并发症，特别处理脑缺氧、脑水肿，防止脑疝形成，及时治疗酸中毒，纠正水电解质失调、高热等。

④ 发作控制后应给抗癫痫药的维持量治疗，首选卡马西平 0.1g，

po，tid，根据病情控制情况及监测抗癫痫药物浓度及时调整剂量。如果发作频繁需要静脉用药维持，注射用丙戊酸钠以 15mg/kg 剂量，iv（缓慢，超过 5min）；然后 iv gtt［滴速 1mg/(kg•h)］，并根据临床情况调整静滴速度。一旦停止静脉滴注，需要立刻口服给药，以补充有效成分。

主任医师总结

（1）星形细胞瘤是最为常见的胶质瘤，占胶质瘤总数的 1/3，男性多于女性，在成人多发生在大脑半球，儿童多发生在小脑，肿瘤生长缓慢，显浸润性生长，肿瘤与脑组织无明显界限。

（2）星形细胞瘤最主要的治疗手段为手术，手术可以明确病理，并能最大程度减轻肿瘤负荷。由于星形细胞瘤边界不清楚，只能在可以接受的神经损伤限度内进行最合适的减瘤手术。术后给予放疗及化疗具有必要性，能延长生存及复发时间，如肿瘤能较彻底切除后行系统的综合治疗，可长期无病生存。复发的患者也可再次手术治疗及放化疗，对于化疗的持续时间尚未有定论，化疗方案多种多样，常用的化疗方案以单药替莫唑胺及联合方案——PCV 方案（丙卡巴肼、卡莫司汀、长春新碱），单药与联合化疗方案疗效无明显差异，因此现阶段较倾向于单药方案。放疗能开放血脑屏障，术后放化疗同步、放化疗后序贯化疗是现在最常见的综合治疗方法，较术后单纯放疗及放疗后化疗取得更好的疗效。高级别胶质瘤放疗联合替莫唑胺同步化疗后，影像学上常出现和肿瘤进展酷似的假性进展，O-6-甲基鸟嘌呤-DNA 甲基转移酶（MGMT）基因甲基化者假性进展的发生率明显高于非甲基化者，同时假性进展的出现提示预后较好。如何区分假性进展及真性进展尚有难度，但研究表明，如在放化疗后序贯化疗出现无症状的进展病变，可继续应用化疗及严密观察；如出现有临床症状，考虑手术治疗，如术后发现病变主要为坏死，无肿瘤复发，则可继续应用化疗。

（3）对于脑胶质瘤的治疗，术后放化疗后的监测及复查具有重要性，级别高的脑胶质瘤，几乎 100% 复发，早期发现复发能争取再次手术的机会，因此术后每 3~6 个月需复查头颅 MRI，肿瘤复发可以考虑再次手术治疗，如无法手术治疗可以考虑姑息性手术如光动力治疗、减压性手术、脑脊液分流等。日本最新资料显示，用氨基酮戊酸（δ-aminolevulinic acid，ALA）作为光敏剂，通过荧光诊断指导脑胶质瘤手术，他们观察了 340 例脑肿瘤患者，术前口服 ALA 20mg/kg，术中以荧光诊断确定肿瘤的范围并予以切除，术后 5 年结果显示：MRI 显示肿瘤切除率由原来的 40％提高到 81％，由此可知，光动力荧光诊断对于手术根治脑肿瘤的重要性有多大，如果同时加用光动力治疗，肿瘤治愈率还有进一步提高的可能。

（4）近年来已经发现一系列有助于脑胶质瘤临床诊断和预后判断的分子标志物，如 IDH 基因突变、染色体 1p/19q 联合缺失、MGMT 启动子甲基化、PTEN 突变等。其中，在 WHO Ⅱ～Ⅲ 级胶质瘤中有50％～80％出现 IDH 突变，含有 *IDH* 基因突变的高级别胶质瘤有显著较好的预后，IDH 基因突变状态对胶质瘤预后的影响被认为优于组织学分级。MGMT 启动子甲基化在高级别胶质瘤中比例约 70％，具有MGMT 启动子甲基化的胶质瘤患者对化疗、放疗敏感，生存期较长，其中对于年龄大于 70 岁的患者，有 MGMT 启动子甲基化提示放疗联合辅助化疗或单纯化疗可以延长生存期，无 MGMT 启动子甲基化的老年患者不建议做辅助化疗。染色体 1p/19q 联合缺失在间变性少突角质细胞瘤中发生率为 50％～70％，是少突胶质瘤的分子特征及诊断性分子标志物。存在 1p/19q 联合缺失的少突胶质瘤生长相对缓慢，对化疗敏感，推荐化疗或联合放化疗。*PTEN* 基因突变在间变性星形细胞瘤中突变较少（18％），*PTEN* 基因突变提示预后差。

查房笔记

第五章　骨及软组织肿瘤

青年男性，左下肢肿胀，疼痛 1个月——骨肉瘤

⊛ [实习医师汇报病历]

　　患者男性，27岁，因"左下肢肿胀，疼痛1个月"入院。左下肢肿胀，疼痛1个月伴有发热，消瘦4kg，无外伤史。门诊下肢X线片（图5-1）示：左胫骨上端浸润性骨破坏，骨皮质不连续，可见骨膜反应及软组织肿块影，考虑骨肉瘤。查体：左小腿上段5cm×6cm×3cm肿物，质地硬、血运丰富、皮温增高、皮肤发红、静脉曲张。实验室检查，血碱性磷酸酶增高。X线检查示骨性破坏，界限不清楚，Codman三角、日照征。初步诊断：骨肿瘤。

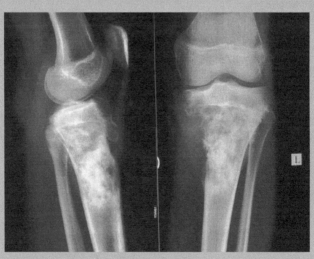

图 5-1　左胫骨上段 X 线片

主任医师常问实习医师的问题

● **目前考虑的诊断是什么？**

答：骨肿瘤（骨肉瘤？）

● **诊断为骨肿瘤的依据是什么？　鉴别诊断是什么？**

答：（1）诊断依据

① 青年男性。

② 胫骨上端肿物，为骨肉瘤的好发部位。

③ 病史较短，局部肿痛症状明显并进行性加重，伴有发热、消瘦。

④ 查体左小腿上段局部肿胀明显，质地硬、血运丰富、皮温增高、皮肤发红、静脉曲张。

⑤ 血碱性磷酸酶增高。

⑥ X线显示成骨性、溶骨性混合性破坏，界限不清楚，骨皮质破坏，Codman三角、日照征。

（2）需要与以下疾病鉴别

① 软骨肉瘤：好发年龄在30～50岁，病程长，症状也以疼痛和肿胀为主，好发部位为骨盆及肩胛骨。X线示广泛性溶骨，边界不清楚，溶骨区致密影和钙化，骨皮质变厚，外围有软组织影。

② 尤文肉瘤：好发年龄在10～20岁，髂骨及四肢长骨多见，局部红、肿、热、痛明显，伴有全身高热、白细胞升高、血沉快和贫血。X线提示肿瘤显虫蚀样破坏，骨膜反应明显，为放射状或葱皮样，有软组织影。

③ 良性骨肿瘤：病史长，影像学表现骨破坏边缘清晰，骨皮质基本完整，少有骨膜反应及软组织影。

④ 骨转移瘤：中老年人多见，骨盆或脊柱是好发部位，常无临床症状，影像学骨破坏为溶骨性，多为多发病灶，无骨膜反应，多无软组织影。

● **应做哪些检查项目？　各有什么临床意义？**

答：应做血清碱性磷酸酶（AKP）、X线、CT、MRI、血管造影、骨扫描、活检病理学检查，可以考虑做全身PET-CT。

（1）AKP　对骨肉瘤的诊断有协助意义，对判断预后有帮助，治疗后如AKP持续升高或降低后升高提示肿瘤残留、复发、转移或进展。

（2）X线　是骨肉瘤诊断的最有价值的方法。骨肉瘤的 X 线表现主要为：不同形态，骨密质及骨髓腔有成骨、溶骨或混合性骨破坏，骨膜反应明显，侵袭性发展，可见 Codman 三角或日光放射线状阴影。

（3）CT　能准确提供肿瘤的侵犯范围，特别是反映肿瘤皮质内、外的侵蚀情况，骨膜反应，瘤骨形成及软组织受侵的情况。可以发现较早期的肺转移病灶。

（4）MRI　在 X 线检查初诊为骨肉瘤后，MRI 常为首选的检查方法，比 CT 更精准，可以观察髓腔和软组织内以及邻近关节的肿瘤侵犯范围，更有利于准确地评估肿瘤的 T 分期，而且能发现更小的病灶及跳跃性转移灶。

（5）全身骨扫描　可确定肿瘤大小及发现转移病灶。

（6）全身 PET-CT 扫描　最精确的影像学检查，能发现全身其他部位有无转移，但费用昂贵。

（7）活检病理学检查　可以选择穿刺活检或开放式的手术活检，采取任何方法的活检均有肿瘤污染的可能，需谨慎，而开放式活检切口应与进行根治性手术的切口一致，而不打算行根治性手术或无手术可能的患者应避免开放式的手术活检。采取任何手段的活检均需保证取活检的部位必须在以后根治性手术范围内。

● **什么是 Codman 三角和日照征？**

答：长骨骨肉瘤位于干骺端的骨髓腔中央或为偏心性。一侧或四周的骨皮质被恶性肿瘤细胞浸润和破坏，其表面的骨外膜被掀起，切面上可见肿瘤上、下两端的骨皮质和掀起的骨外膜之间形成三角形隆起，其间堆积由骨外膜产生的新生骨，此三角称为 Codman 三角，又称骨膜三角。

日照征是指在 Codman 三角形成时骨膜反向皮质的血管受到牵拉而垂直于骨皮质的分布，在垂直小血管周围由于血运丰富而致形成新生骨较多，于是出现这些反应性骨小梁呈放射状与骨表面垂直分布，在 X 线片上即表现为日光放射状阴影。

✿ ［住院医师或主治医师补充病历］

　　患者为青年男性，因左小腿肿痛入院，入院后行肿物穿刺活检示骨肉瘤，肿瘤细胞中高度分化。碱性磷酸酶升高，胸部 X 线片、腹部 B 超、骨扫描未见其他部位转移，肿瘤标志物正常。

主任医师常问住院医师、进修医师和主治医师的问题

● **恶性骨与软组织肿瘤是怎么分期的？**

答：恶性骨与软组织肿瘤的分期是根据组织的恶性程度、原发肿瘤的部位和转移性确定的：ⅠA期，组织恶性程度低（G_1），原发肿瘤部位在间室内（T_1），无远处转移 M_0；ⅠB期，低（G_1），间室外（T_2），M_0；ⅡA，高（G_2），间室内（T_1），M_0；ⅡB，高（G_2），间室外（T_2），M_0；ⅢA，低度或高度恶性（$G_{1\sim2}$），间室内（T_1），远处转移；ⅢB，低度或高度恶性（$G_{1\sim2}$），间室外（T_2），远处转移。间室内指肿瘤生长在一个自然屏障中（如骨、筋膜、滑膜组织和骨膜）。间室外指肿瘤生长在室外（腘窝），或因肿瘤生长、骨折、出血及手术污染而超出上述屏障。

● **对患者目前的诊断有何看法？**

答：患者为青年男性，病程相对较短，小腿肿痛，局部肿物，根据 X 线及病理学检查结果，诊断骨肉瘤明确，目前分期 $G_{1\sim2}T_2M_0$，ⅡB期。

● **根据患者分期对病情进行评估，该患者具体的治疗方案是什么？**

答：综合治疗是骨肉瘤的治疗原则，在有效的化疗基础上结合手术或放疗是目前最合理的治疗方案，患者分期为 $G_{1\sim2}T_2M_0$，ⅡB期，首选治疗方案为新辅助化疗，化疗后手术治疗（具体手术治疗方案需骨科、肿瘤科共同进行探讨）。术前化疗→疗效评估→外科手术→术后辅助已成为骨肉瘤的标准治疗模式。

术前化疗常用的药物有大剂量甲氨蝶呤、异环磷酰胺、多柔比星和顺铂，序贯或联合用药，选用两种以上药物，动脉或静脉给药。推荐剂量：甲氨蝶呤 $8\sim10g/m^2$（2周），异环磷酰胺 $15g/m^2$（3周），多柔比星 $90mg/m^2$（2周），顺铂 $120\sim140mg/m^2$（2周），保证化疗剂量强度，同时积极防治毒性。

关于术前化疗的时间，国际上大多数医院为 $2\sim6$ 个疗程，共 $6\sim18$ 周。如欧洲骨肉瘤组推荐的多柔比星 $25mg/m^2$，d1～3＋顺铂 $100mg/m^2$，d1，每 3 周进行重复，术前 2 个疗程，术后 4 个疗程。术前化疗反应好，维持术前化疗药物种类和剂量强度；术前化疗反应差，更换药物或加大剂量强度。

● **新辅助化疗的意义及化疗疗效评估方法有哪些？**

答：（1）评估预后的因素　包括临床分期、病灶部位及治疗前的 AKP、化疗的疗效，其中化疗的疗效是骨肉瘤最重要的预后指标，原发肿瘤对化疗的反应性与患者的术后长期无瘤生存有密切关系，是独立的预后指标。

（2）化疗的意义

① 消除微小转移病灶；

② 缩小原发病灶，增加选择性保留肢体的机会；

③ 了解原发肿瘤对化疗的反应性，预测患者预后，早期筛选疗效差的患者，为选择术后化疗方案提供依据。

（3）对于术前的新辅助化疗的疗效评估及术后病理学上肿瘤坏死的分级对患者的预后有重要的临床意义。

化疗疗效的评估以化疗后组织坏死程度分为四级：Ⅰ级，几乎没有肿瘤坏死，化疗无效；Ⅱ级，肿瘤细胞数减少，坏死率>60%，仍有存活的肿瘤细胞，化疗轻度有效；Ⅲ级，肿瘤细胞数减少，坏死率>90%，化疗有效；Ⅳ级，肿瘤全部坏死，无活的肿瘤细胞，化疗有效。对于Ⅲ、Ⅳ级者术后化疗方案沿用术前方案，Ⅰ、Ⅱ级者更改毒性更大、作用更强的药物。

● **一线治疗后复发，应如何选择二线治疗？**

答：复发患者多已经无手术治疗的可能，骨肉瘤对于放疗不敏感，现基本上已经不应用，如果患者 KPS 评分>70 分，可以考虑行姑息化疗，推荐的二线治疗药物包括：多西他赛、吉西他滨、环磷酰胺、依托泊苷、拓扑替康、异环磷酰胺、卡铂、索拉菲尼、依维莫司、二氯化镭（^{223}Ra）、^{153}钐-乙二胺四亚甲基磷酸（^{153}Sm-EDTMP），推荐的方案有多西他赛＋吉西他滨、环磷酰胺＋依托泊苷、环磷酰胺＋拓扑替康、吉西他滨单药、大剂量异环磷酰胺±依托泊苷、异环磷酰胺＋卡铂＋依托泊苷、索拉菲尼、索拉菲尼＋依维莫司。

● **HD-MTX/CF 方案作为骨肉瘤治疗最重要的治疗方案，临床中需注意什么问题？**

答：大剂量的甲氨蝶呤（HD-MTX）治疗可能会出现肾功能不全、骨髓抑制、黏膜炎、继发性感染及出血、肝功能损害，如处理不当可致命，因此临床需严密观察。

（1）使用前检查肝功能、肾功能、心功能及血常规，发现异常时应避免应用或推迟使用。

（2）有浆膜炎者禁用。如能以动脉介入方式化疗效果更好。

（3）应用甲氨蝶呤（MTX）期间应进行甲氨蝶呤（MTX）血药浓度检查直至 MTX 血药浓度在 107mol/L 以下才能停止亚叶酸钙（CF）解救。

（4）严格执行解毒措施，包括 CF 解救、水化、碱化尿液，24h 尿量须维持在 3000ml 以上。

（5）甲氨蝶呤（MTX）使用结束后需密切观察患者临床表现，继续监测肾功能、心功能、肝功能及血常规。大剂量甲氨蝶呤化疗的解救方案处理原则如下。

① 水化：应用甲氨蝶呤前 12h 开始水化，至少需水化到甲氨蝶呤后 48h，成人每天液体量至少 3L，可用生理盐水或 5％葡萄糖，滴速 150ml/h，加入氯化钾 10mmol/h。

② 碱化：5％碳酸氢钠加入水化的补液中，定期监测尿 pH 值，要求尿 pH＞7。

③ 利尿：乙酰唑胺 20mg，tid，能抑制碳酸酐酶活性，减少 HCO_3^- 的分解，增加肾小管 pH 值。

④ 解救：甲酰四氢叶酸，根据甲氨蝶呤血药浓度决定停药时机。

主任医师总结

（1）骨肉瘤是一种恶性程度很高的骨肿瘤，其发生率约为 0.1/10 万，多发于 10～20 岁的青少年，占骨恶性肿瘤的 20％左右，肺转移是其主要的死亡原因，80％的病例在确诊时已有肺部微小转移灶。20 世纪 70 年代的标准治疗是截肢术，但 5 年生存率仅为 10％～20％。近年来，随着新辅助化疗、保肢手术、肺转移瘤清扫术的开展，5 年生存率提高到近 80％，但骨肉瘤仍是一种病死率及致残率极高的肿瘤。当前的治疗采用术前术后辅助化疗、假体植入、自身骨移植及骨肉瘤灭活肢体再植等方法使保肢术成为可能，而生物调节、免疫治疗、基因治疗与之结合应用将为骨肉瘤治疗提供新的希望。

（2）化学治疗　大多数骨肉瘤患者就诊时已有许多肺部微小转移灶，如不化疗，1 年内即有症状。

区域化疗和全身化疗结合是一个有用的方法，化疗对根治大的和微小的病变都有效。

标准的辅助化疗是指骨肉瘤术后，通常截肢术后 1 周左右，保肢术 2～3 周开始接受预订方案的化疗，总疗程持续 1 年左右。肿瘤坏死率是判断化疗疗效及预后最可靠的指标。Bacci 等长期随诊发现肿瘤坏死率在 90% 以上，5 年生存率达 91%。肿瘤坏死率＜90%，5 年生存率只有 38%。

新辅助化疗的优点：①化疗期间有足够的时间进行保肢手术设计；②化疗诱导肿瘤细胞死亡，促使肿瘤边界清晰化，使得外科手术更易进行；③有效的新辅主化疗可以降低术后复发率，使保肢手术能更安全地进行；④对手术后的标本进行坏死率评估，一方面进行预后评估，另一方面根据化疗反应修订辅助化疗方案。尽管新辅助化疗是否能提高骨肉瘤患者远期的生存率存在争议，但术前化疗对原发灶的控制、提高保肢率和保肢安全性等的作用毋庸置疑。目前这已成为骨肉瘤治疗的标准模式。甲氨蝶呤是骨肉瘤化疗中最常用的药物，其疗效与剂量有密切关系，大剂量优于中等剂量。多柔比星是另一种对骨肉瘤有较好疗效的化疗药物，目前多柔比星主要与顺铂联合用于大剂量甲氨蝶呤敏感性缺乏的病例，顺铂动脉内应用更显优越性，是目前骨肉瘤滋养动脉内给药的首选药物。

化疗给药途径有静脉给药、动脉给药、双途径给药、高温隔离灌注、术后面部缓释疗法。目前认为动静脉结合化疗可能是控制局部及全身转移肿瘤的理想治疗途径。动脉灌注使局部与全身化疗结合，化疗药物直接注入肿瘤组织中，与此同时动脉灌注的化疗药物离开局部而产生全身效果。

（3）放射治疗　骨肉瘤对放疗不敏感，放疗一直作为手术前后辅助手段存在，近年来放疗有如下进展。

① 应用能量在 4～25mV 的高能射线治疗，穿透力强，并且诱发骨肿瘤的发生率远低于以前低能射线。

② 快中子治疗，具有杀伤作用高、对细胞含氧量依赖性低、对细胞周期中不同时期细胞的放射敏感性差别小的特点。与 X 线相比，局部控制骨肉瘤可由 20% 提高到 55%，国内已开始应用。

③ 近距离照射，如将放射源（^{192}Y）直接插植在肿瘤组织内进行治疗，临床结果提示对肢体软组织肉瘤治疗取得较好效果。

（4）免疫治疗　骨肉瘤免疫治疗成为手术、放疗、化疗以外的肿瘤第四种治疗模式，主要包括：①非特异性免疫治疗；②特异性免疫治疗；③过继免疫治疗；④免疫导向疗法。非特异性免疫治疗有干扰素、白介素-2、肿瘤坏死因子等。骨肉瘤血管生长与血管生成因子有关，以血管内皮生成因子（VEGF）最重要。因此，制备 VEGF 及其受体胎肝激酶Ⅰ的抑制剂或阻断 VEGF 对受体的作用，或降低受体胎肝激酶Ⅰ对 VEGF 的敏感性；通过剔除 VEGF 基因，借助细胞转染，让肿瘤细胞不分泌 VEGF；或者将 VEGF 单抗与载体药物交联，进行肿瘤血管内皮细胞导向治疗，从而抑制肿瘤血管生长并最终抑制肿瘤。目前，人们正努力探索传统化疗药抑制新生血管方面的作用，许多化疗药已被测试具有抗肿瘤血管作用。

（5）物理疗法 主要有微波加热原位灭活及高能超声聚焦灭活肿瘤两种，集肿瘤灭活与肢体功能重建于一体。微波加热原位灭活机制是：肿瘤细胞以无氧代谢为主，周围环境 pH 值低，因而对热敏感性较正常细胞高，利用微波热效应使其 DNA、RNA 和蛋白质合成被抑制，改变细胞膜的通透性及生物膜各种功能，导致细胞破坏、死亡，同时，微波亦能激活机体抗肿瘤免疫效应。主要适用于肿瘤能充分显露的软组织肉瘤及非负重区骨肉瘤。高能聚焦超声也称超声聚焦刀，是近年来发展起来的非侵入性局部高温治疗骨肿瘤新技术，它既能聚焦定位，又能瞬间产生高温（70℃左右）和空化效应。同时可进行实时疗效监控，治疗后除能显示形态结构的改变外，还能评价血供状况，且简便易行。与微波相比，高能聚焦超声既可使深部癌组织聚焦而产生凝固性坏死，又可减少对周围组织的影响。

（6）介入治疗 主要有选择性动脉栓塞治疗及动脉灌注化疗。选择性栓塞肿瘤供血管使肿瘤细胞发生坏死，不能建立有效的侧支循环，它主要作为骨肿瘤术前辅助疗法或不能手术或其他治疗无效的骨肉瘤姑息治疗，如脊柱、骨盆等特殊部位的良恶性骨肿瘤。动脉内灌注化疗一般采用 Seldinger 技术插管至骨肿瘤靶动脉处，以等量或小于静脉量化疗药物行动脉内灌注化疗，借助微量泵行长时期或多次灌注化疗，适用于血供丰富的原发骨肉瘤和软组织肉瘤及单发性骨转移瘤。

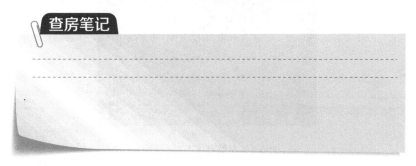

青年男性，反复左臀部酸痛
3个月余——尤因肉瘤

✸ ［实习医师汇报病历］

　　患者男性，19岁，因"反复左臀部酸痛3个月余"入院。期间伴反复发热，最高体温可达39℃，无咳嗽、咳痰，无尿频、尿急、尿痛，无乏力、盗汗等，在当地医院予以抗感染等治疗可缓解。近日患者左臀部肿胀加重，自觉边界不清楚，不易推动，外院就诊查左髂部X线片（图5-2）和CT检查（图5-3）提示：左髂骨恶性病变，尤因肉瘤可能。

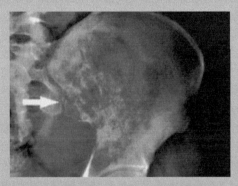

图 5-2　左髂部 X 线片

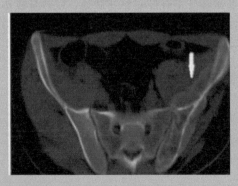

图 5-3　左髂部 CT（冠状面）

主任医师常问实习医师的问题

● **目前考虑的诊断是什么？**

答：骨肿瘤（尤因肉瘤？）

● **尤因肉瘤的临床特点有哪些？**

答：好发年龄在 10～20 岁，髂骨及四肢长骨多见，局部红、肿、热、痛明显，伴有全身高热、白细胞升高、血沉快和贫血。X 线提示肿瘤呈虫蛀样破坏，骨膜反应明显，为放射状或葱皮样，有软组织影。

● **尤因肉瘤的影像学特点有哪些？**

答：X 线平片和 CT 显示尤因肉瘤（EWS）骨质破坏、骨膜反应、反应性新生骨等方面表现相仿，但 CT 较 X 线平片能更早发现病变，显示病灶细微改变。多数骨 EWS 先在髓腔中出现斑点状稀疏破坏，继而从内向外发展，皮质也出现破坏，也有少数患者先破坏骨皮质。以溶骨性破坏多见，少数也可呈现轻度膨胀性骨质破坏。发生在管状骨的病变骨膜反应较明显，呈层状，条状，花边状或梭形，肿瘤组织如破坏骨膜，可形成 Codman 三角。

MRI 在确定骨髓腔破坏范围、有无转移、水肿和肿块的鉴别、病变组织的成分等方面均优于 X 线平片和 CT，是目前显示骨髓及软组织的最佳影像学方法。对治疗前手术计划的制订、估计预后、疗效亦具有重要意义。肿瘤在 T1WI 呈低信号，与高信号髓内脂肪形成明显对比；T2WI 压脂后肿瘤组织和骨髓水肿区显示清晰。软组织肿块在 T2WI 呈稍高-高混杂信号，考虑和其内囊变、坏死有关。据报道，EWS 延伸入软组织后具有产生纤维间隔的倾向，MRI 的低信号带即反映这类间隔，典型表现为多数细薄的低信号带或间隔。

● **在影像学上应与哪些疾病相鉴别？**

答：(1) 扁骨骨肉瘤　扁骨骨肉瘤的 X 线平片多为成骨性骨质破坏，CT 可显示针状、阳光样骨膜反应，骨质破坏呈偏一侧性，并在骨质破坏一侧见软组织包块。不同于尤因肉瘤溶骨性骨质破坏，软组织包块环绕病灶的表现。若为溶骨性骨肉瘤，因溶骨瘤细胞活跃，产生丰富碱性磷酸酶并大量入血，因而血清碱性磷酸酶显著升高。

(2) 中央型软骨肉瘤　软骨肉瘤的 X 线平片上呈混合型骨质破坏，病灶内见不规则瘤软骨影。CT 可显示骨质破坏内有点状或不规则软骨钙化影。这点不同于尤因肉瘤溶骨性骨质破坏，少见骨膜反应。

（3）嗜酸性肉芽肿　扁骨上此病的X线平片和CT表现与尤因肉瘤极为相似，但嗜酸性肉芽肿发病年龄低，临床表现轻，骨质破坏重。发生于髂骨的病灶周围可见骨质硬化。

（4）扁骨骨巨细胞瘤　膨胀性尤因肉瘤与侵袭性骨巨细胞瘤表现较难鉴别，但是骨巨细胞瘤的X线平片上膨胀性破坏区内呈"皂泡样"改变，CT上膨胀性骨质破坏的病灶内部有残留骨嵴。而尤因肉瘤膨胀性破坏区内无骨嵴。

 ［住院医师或主治医师补充病历］

> 　　患者为青年男性，因"反复左臀部酸痛3个月余"入院。期间伴反复发热。入院查白细胞偏高，血沉增快，行左髂部骨病灶活检诊断为：尤因肉瘤，外周原始神经外胚层肿瘤（EWS/PNET），免疫组化：肿瘤细胞CD99（＋）、NSE（＋）、PGP9.5（＋）、S-100（±），VIM（＋）。胸部CT提示多发双肺转移，脊柱多发转移。

主任医师常问住院医师、进修医师和主治医师的问题

● **根据目前的病情，该患者下一步的治疗方案是什么？**

　　答：本例患者已出现转移，Ⅳ期，下一步以全身治疗为主，化疗多采用多药强化的化疗方案。常用药物包括环磷酰胺（CTX）、多柔比星（ADM）、放线菌D（DTM）、长春新碱（VCR）、异环磷酰胺（IFO）、依托泊苷（Vp-16）、卡莫司汀（BC-NU）等。联合方案有CVD方案、CVDA方案、VAC方案、ICE方案等。目前认为异环磷酰胺＋多柔比星、异环磷酰胺＋依托泊苷是治疗初治患者的有效方案。有研究表明，双膦酸盐唑来膦酸在抑制肿瘤细胞增殖及减轻骨破坏方面可起到辅助治疗作用，该患者应予使用。

● **手术治疗在尤因肉瘤中的地位如何？**

　　答：手术治疗一般对孤立的可切除的尤因肉瘤，应当在化疗后采用手术方式将肿瘤切除。手术切除原发病灶，可降低患者发生局部复发和远处转移的可能性。大量研究表明手术比放疗具有更好的效果，所以在局部治疗中应尽可能对患者实施手术治疗。

最佳手术方案是保证切缘干净的广泛性整块切除术，无瘤切缘是保证良好的局部及全身肿瘤控制的先决条件。如有可能，切除肿瘤的同时应切除 2～3cm 的正常组织。现在的观点认为，肿瘤病灶能够完整切除的均应实施手术，在此基础上尽量保留其功能，提高患儿的生活质量。因此，术后的功能重建问题也需要进一步研究。

● **该患者出现肺部多发转移，计划予肺部放疗，你有何认识？**

答：全肺放疗可用于治疗尤因肉瘤伴肺部转移患者。总体来说，全肺放疗对孤立的肺部转移灶有较好的治疗效果。常规剂量照射足以杀死肿瘤细胞，但照射到正常肺组织会产生副作用。有专家推荐使用较低的照射剂量，认为一般不超过 18～20Gy，分割剂量不超过 1.8～2.0Gy。肺的耐受量取决于照射治疗的容量、总剂量和分割剂量。有研究表明全肺放疗联合标准治疗的肺部转移患者无瘤生存率大大高于单纯标准治疗患者，全肺放疗对肺部转移患者有重要作用。

主任医师总结

（1）尤因肉瘤（EWS）好发于儿童及青少年，以 5～20 岁发病率最高，30 岁以下占 90%，男性患者多于女性，男女发病比例为（1～6）：1。有研究认为发病年龄对诊断有重要意义，小于 5 岁时应注意与神经母细胞瘤骨转移鉴别，若大于 25 岁时应与淋巴瘤和小细胞癌的骨转移鉴别，EWS 以四肢长骨的骨干为好发部位，其次为骨盆、肋骨、肩胛骨，原发于颅骨者少见。

（2）EWS 的临床表现特异性不强，局部疼痛多为最早出现的症状，初期为间歇性，夜间加剧，随病程进展逐渐加重，可出现持续性疼痛。当肿瘤突破骨皮质后出现软组织肿块，可在短期内迅速增大。当肿块较大，压迫组织时，可出现相应的压迫症状，如出现颅高压的临床表现及脑组织受压部位相应的神经系统阳性体征。

（3）实验室检查方面可有血白细胞增多及血沉加快，白细胞可增高达（10～30）×10⁹/L，尤其是肿块内组织坏死、出血后。血清乳酸脱氢酶、碱性磷酸酶可升高，但以上检测均无特异性意义。

（4）影像学检查是发现肿瘤、确定肿瘤范围、肿瘤内部结构及周围组织情况的重要手段。影像基础是肿瘤通过浸润髓腔和哈佛小管进行性生长，迅速侵及骨膜，掀起并穿透骨膜。以溶骨为主，但也有骨外膜的反应性成骨。主要征象包括髓腔骨质破坏、骨膜反应、软组织肿块等。

X 线平片是影像学检查的基础，能较全面观察肿瘤部位、大小、骨结构的改变、骨膜反应的形式等。CT 能发现早期病变的细微骨质破坏，破坏区内的骨质增生硬化和残余骨碎片。MRI 则能清晰地显示肿瘤髓内侵犯的范围、软组织肿块、瘤周水肿及神经血管束的受累情况等。但尤因肉瘤发病部位广泛，临床表现多种多样，影像学表现缺乏准确的特征性，故诊断的特异性及敏感性不高。

（5）典型的 EWS 组织镜下可见由形态比较一致大量密集排列的蓝色小圆细胞构成，细胞胞浆少，核分裂象较少。边界不清楚，瘤组织常有大片坏死。没有特异的免疫表型，较为特异的是糖原过碘酸-希夫染色反应（PAS）阳性，90％的 EWS 表达 CD99，80％～90％波形蛋白（vimentin）阳性，还可表达 NSE 和 S-100。

（6）EWS 对放疗极为敏感，手术切除＋放疗是治疗局限期 EWS 的主要措施。但肿瘤恶性程度高，病程短，转移快。多数患者在诊断时已经存在微小转移病灶或已广泛转移，故单纯的手术、放疗远期疗效差，主张采用手术、放疗、化疗相结合的综合治疗方案。

（7）某些常规化疗药物以新方法应用时，显示出具有阻止肿瘤血管形成的作用。对于化疗，一般认为应当给予患者能够耐受的最大剂量进行治疗。小剂量、节律性、长期给药是近年来提出的一个观念。小鼠模型实验表明肿瘤血管内皮在 3～4 周内就能修复化疗引起的损伤，而常规化疗常有 3～4 周的间隔。反复给予小剂量细胞毒性药物，即其剂量不足以引起主要不良反应的前提下，能阻止血管内皮损伤的修复，从而阻止血管形成，达到治疗肿瘤的目的。小剂量、连续给药能够阻断血管生长的药物主要有环磷酰胺、紫杉醇、多柔比星、依托泊苷和长春新碱等，可以考虑为 EWS 的一种治疗方法。

（8）近年来，基因治疗和免疫治疗为尤因肉瘤，特别是伴有转移的尤因肉瘤的治疗提供了新方法，但目前大部分研究还处于临床前动物实验阶段，应用于临床尚需进一步研究论证。

查房笔记

中年男性，空肠间质瘤术后 4 年余，腹胀近 1 年——空肠间质瘤术后复发

✺ ［实习医师汇报病历］

> 　　患者男性，47 岁，因"空肠间质瘤术后 4 年余，腹胀近 1 年"入院。4 年多前患者因空肠间质瘤在当地医院行手术治疗，术后口服伊马替尼 400mg/d 辅助治疗。近 1 年前当地医院复查 CT 示中下腹见一大小约 9.7cm×10.4cm×12.2cm 肿块，提示肿瘤复发。

主任医师常问实习医师的问题

● **目前考虑的诊断是什么？**

　　答：空肠间质瘤术后复发。

● **什么是胃肠间质瘤？**

　　答：胃肠间质瘤（gastrointestinal stromal tumors，GIST）是胃肠道最常见的间叶源性肿瘤，在生物学行为和临床表现上可以从良性至恶性，免疫组化监测通常表达 CD117，显示卡哈尔细胞分化，大多数病例具有 c-kit 或 PDGFRA 活化突变。GIST 可起源于胃肠道的任何部位，但是胃（60%）及小肠（30%）是最常见的原发部位。

✺ ［住院医师或主治医师补充病历］

> 　　患者术后病理示：HE 切片镜下为梭形细胞肿瘤，伴小灶性坏死出血。形态上可符合胃肠间质瘤。核分裂计数 8 个/50HPF。CD117（＋）、CD34（＋）。c-kit、PDGFRA 基因突变检测示：检测到 c-kit 基因 exon9 突变，突变点及类型 c.1504_1509dupGCCTAT（p.A502_Y503dup）。术后 2 月开始口服伊马替尼（格列卫）400mg/d 辅助治疗 1 年。近 1 年前因腹胀于当地医院行 CT 检查提示肿瘤复发。近 3 月口服 600mg/d，服药期间定期复查，未见肿瘤缩小。入我院后全腹

CT（图5-4）示：下腹部至盆腔内见不规则巨大软组织影，大小约18.5cm×13.9cm×11.3cm，瘤内出血，邻近肠管受压移位，分期考虑为 $T_4N_0M_0$，G_2，ⅢB期。

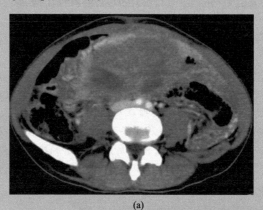

(a)

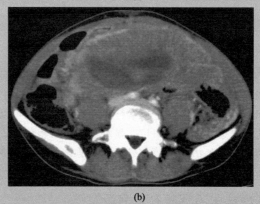

(b)

图5-4　腹部CT（横断面）

 主任医师常问住院医师、进修医师和主治医师的问题

● GIST术前治疗的意义是什么？

答：术前进行分子靶向药物治疗的意义在于减小肿瘤体积，降低临床分期；缩小手术范围，避免不必要的联合脏器切除，降低手术风险，

同时增加根治性切除机会；对于特殊部位的肿瘤，可以保护重要脏器的结构和功能；对于瘤体巨大、术中破裂出血风险较大的患者，可以减少医源性播散的可能性。

● 该患者如何进行下一步治疗？

答：首先进一步完善 c-kit 基因的第 9、第 11、第 13 和第 17 号外显子以及 PDGFRA 基因的第 12 和第 18 号外显子。对于接受标准剂量的伊马替尼治疗后出现广泛进展者，建议增加伊马替尼剂量或换用舒尼替尼。对于伊马替尼增加剂量，考虑到耐受性问题，推荐国人 GIST 患者优先增量为 600mg/d。如应用舒尼替尼治疗 37.5mg/d 连续服用与 50mg/d（4/2）方案均可作为选择。

● 伊马替尼与舒尼替尼治疗失败后如何治疗？

答：伊马替尼与舒尼替尼治疗后均进展的 GIST 患者，建议参加新药临床研究，或者考虑给予之前治疗有效且耐受性好的药物进行维持治疗。瑞戈非尼用于治疗伊马替尼与舒尼替尼失败的 GIST，经国际多中心Ⅲ期临床研究证实具有进一步的抗瘤活性，可以改善无进展生存期，因此作为三线治疗药物已经获得美国 FDA 的批准。

● 如何进行胃肠间质瘤的术后辅助治疗？

答：目前推荐具有中高危复发风险的患者作为辅助治疗的适应人群。对于不同基因突变类型患者，辅助治疗的获益存在差异，c-kit 外显子 11 突变与 PDGFRA 非 D842V 突变患者辅助治疗可以获益；同时，c-kit 外显子 9 突变与野生型 GIST 能否从辅助治疗中获益有待进一步研究；而 PDGFRA D842V 突变 GIST 患者未能从辅助治疗中获益。推荐伊马替尼辅助治疗的剂量为 400mg/d。治疗时限：对于中危患者，应至少给予伊马替尼辅助治疗 1 年；高危患者，辅助治疗时间至少 3 年；发生肿瘤破裂患者，应考虑延长辅助治疗时间。

● GIST 活检的原则是什么？

答：（1）GIST 是软且易碎的肿瘤，对于大多数可完整切除的 GIST，术前不推荐进行常规活检或穿刺。

（2）需要联合多脏器切除者，或术后可能明显影响相关脏器功能者，术前可考虑行活检以明确病理诊断，且有助于决定是否直接手术，还是术前先用药物治疗。

（3）对于无法切除或估计难以获得 R0 切除的病变拟采用术前药物

治疗者，应先进行活检。

（4）初发且疑似 GIST 者，术前如需明确性质（如排除淋巴瘤），由于造成腔内种植的概率甚小，推荐首选超声内镜引导下穿刺活检。

（5）对于直肠和盆腔肿物，如需术前活检，推荐经直肠前壁穿刺活检。

● **GIST 外科治疗的原则是什么？**

答：（1）手术目标是尽量争取 R0 切除。如果初次手术仅为 R1 切除，预计再次手术难度低且风险可以控制，不会造成主要功能脏器损伤的患者，可以考虑二次手术。在完整切除肿瘤的同时，应避免肿瘤破裂和术中播散。GIST 很少发生淋巴结转移，除非有明确的淋巴结转移迹象，一般情况下不必行常规清扫。

（2）肿瘤破溃出血。原因之一为较少发生的自发性出血，另外原因是手术中触摸肿瘤不当，造成破溃出血，因此术中探查要仔细轻柔。

（3）术后切缘阳性。目前国内、外学者倾向于进行分子靶向药物治疗。

● **原发 GIST 切除术后如何进行危险度分级？**

答：原发 GIST 切除术后危险度分级见表 5-1。

表 5-1　原发 GIST 切除术后危险度分级

危险度分级	肿瘤大小/cm	核分裂象数/(/50HPF)	肿瘤原发部位
极低	<2	≤5	任何部位
低	>2 且≤5	≤5	任何部位
中等	≤2	>5	非胃原发
	>2 且≤5	>5	胃
	>5 且≤10	≤5	胃
高	任何	任何	肿瘤破裂
	>10	任何	任何部位
	任何	>10	任何部位
	>5	>5	任何部位
	>2 且≤5	>5	非胃原发
	>5 且≤10	≤5	非胃原发

● **GIST 术前治疗的适应证有哪些？**

答：（1）术前估计难以达到 R0 切除。

（2）肿瘤体积巨大（＞10cm），术中易出血、破裂，可能造成医源性播散。

（3）特殊部位的肿瘤（如胃食管结合部、十二指肠、低位直肠等），手术易损害重要脏器的功能。

（4）虽然肿瘤可以切除，但是估计手术风险较大，术后复发率、病死率均较高。

（5）估计需要实施多脏器联合切除手术。

● **GIST 是否可行内镜下治疗？**

答：由于多数 GIST 起源于固有肌层，生长方式多种多样，瘤体与周围肌层组织界限并不十分清晰，内镜下不易根治性切除，且操作并发症的发生率高（主要为出血、穿孔、瘤细胞种植等）。目前尚缺乏内镜下切除 GIST 的中长期安全性的对比研究，故不作为常规推荐。

● **c-kit/PDGFRA 基因突变与分子靶向治疗疗效有何关系？**

答：一般认为 c-kit/PDGFRA 的突变类型可以预测伊马替尼的疗效，其中 c-kit 外显子 11 突变者的疗效最佳；而 PDGFRA D842V 和 D846V 突变可能对伊马替尼和舒尼替尼治疗原发性耐药。舒尼替尼二线治疗原发 c-kit 外显子 9 突变和野生型 GIST 患者的生存获益优于 c-kit 外显子 11 突变患者；治疗继发性 c-kit 外显子 13、14 突变患者的疗效优于继发 c-kit 外显子 17、18 突变。

主任医师总结

（1）胃肠间质瘤是消化道最常见的软组织肉瘤，最常起因于 kit 及 PDGFRA 突变。GIST 可起源于胃肠道的任何部位，但是胃（60%）及小肠（30%）是最常见的原发部位。十二指肠和直肠原发 GIST 较少见，很小的一部分起源于食管和阑尾。可疑患有 GIST 的患者可有不同的症状，包括早饱、腹痛或腹胀等腹部不适、腹腔内出血、消化道出血及贫血相关的疲乏。有部分患者表现为急腹症（由于肿瘤破裂、消化道梗阻或阑尾炎样的疼痛）。肝转移和（或）腹腔种植播散是临床上最常见的恶性表现。淋巴结转移极少见，肺转移及腹腔外转移仅见于晚期患者。

（2）绝大部分 GIST 表达 kit（CD117）。近 80％的 GIST 在酪氨酸激酶受体编码基因 kit 存在着突变；5％～10％在另外一个酪氨酸激酶受体相关编码基因 PDGFRA 存在着突变。10％～15％的 GIST 无法检测出 kit 及 PDGFRA 的突变（野生型 GIST）。所有 GIST 最常见的突变位点位于 kit 外显子 11，而 kit 外显子 9 是小肠 GIST 比较特异的突变位点，PDGFRA 外显子 18 在胃 GIST 比较常见。kit 外显子 11 突变与 kit 外显子 9 突变或野生型 GIST 相比，具有更好的有效率、无进展生存期和总生存期（OS）。

（3）外科手术是局限型或潜在可切除 GIST 患者的首选治疗。伊马替尼则是转移性 GIST 患者治疗的首选，手术适用于局部进展期或之前不可切除后予以伊马替尼治疗后取得良好疗效以及系统治疗后局部进展的患者。如果手术后仍有转移病灶或大体肿瘤残留，伊马替尼治疗应在患者可口服药物时尽快使用。

（4）伊马替尼是复发转移/不可切除 GIST 的一线治疗药物，一般主张初始推荐剂量为 400mg/d；而 c-kit 外显子 9 突变患者，有国外学者主张伊马替尼的出事治疗剂量应为 800mg/d。鉴于在国内临床实践中，多数患者无法耐受伊马替尼 800mg/d，因此对 c-kit 外显子 9 突变的国人 GIST 患者，初始治疗可以给予伊马替尼 600mg/d。伊马替尼治疗开始后 3 个月内评价病灶是否可切除，如肿瘤缩小可切除则考虑手术切除，如不能切除则继续使用直至疾病进展或出现不能耐受的毒性。伊马替尼治疗进展后可考虑增量或更换为舒尼替尼。瑞戈非尼推荐用于伊马替尼和舒尼替尼治疗后疾病进展的患者。对于伊马替尼、舒尼替尼、瑞戈非尼治疗均失败的患者可考虑试用索拉非尼、达沙替尼和厄洛替尼。

查房笔记

中年女性，发现腹部肿物 1 周——恶性纤维组织细胞瘤

✿ [实习医师汇报病历]

　　患者女性，42 岁，因"发现腹部肿物 1 周"入院。入院前于门诊行 B 超检查示：肝右叶与右肾之间见不规则实性等回声团，约 5.0cm×3.0cm，边界清楚，内部回声较均匀，后场回声未见明显改变。查体：右腹部可触及一大小约 4.0cm×3.0cm 肿物，表面光滑，质地韧，活动性差，无触痛。CT 检查（图 5-5）：肝右叶下缘 5.7cm×3.7cm 囊性灶，边缘光滑，增强扫描无强化。入院初步诊断：腹膜后肿瘤。

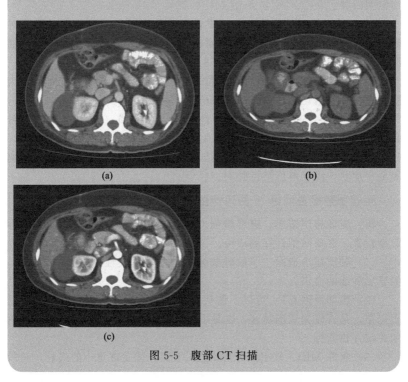

(a)

(b)

(c)

图 5-5　腹部 CT 扫描

主任医师常问实习医师的问题

● **目前考虑的诊断是什么？**

答：腹膜后肿瘤（性质待查）。

● **诊断为腹膜后肿瘤的依据是什么？ 鉴别诊断是什么？**

答：（1）诊断依据

① 中年女性，慢性病程。

② 主诉是发现腹部肿物 1 周，无明显临床症状。

③ 右中上腹部可触及肿物。

④ B 超及 CT 显示腹膜后肿物。

（2）考虑以下疾病可能性大

① 脂肪肉瘤：腹膜后软组织肿瘤最多的一种，生长缓慢，除肿瘤大引起压迫外一般无明显临床症状，分为高分化、黏液型、多形型、圆细胞型四种。

② 恶性纤维组织细胞瘤：好发部位为腹膜后，是腹膜后软组织肿瘤的第二位，临床表现与脂肪肉瘤相似，分为多形型、黏液型、炎症型、巨细胞型，免疫组化表达 CD68、α-AT。

③ 平滑肌肉瘤：腹膜后第三位最常见肉瘤，常有囊性变，肿瘤为肌源性，免疫组化表达 Actin、Desmin。

④ 胰头癌：起病缓慢，进行性黄疸，恶病质，CA19-9、CEA 升高，B 超或 CT 表现为胰头增大，血供丰富或有强化。

⑤ 淋巴瘤：腹膜后肿大淋巴结，多发性，伴有发热、盗汗、消瘦等全身症状，浅表淋巴结可肿大。

● **应做哪些检查项目？ 各有什么临床意义？ 或有什么优缺点？**

答：应做超声造影、腹部增强 CT 及 MRI、全身骨 ECT 及肿瘤标志物检查，必要时细针穿刺活检。

（1）肿瘤超声造影　了解肿物来源，囊性或实性，包膜是否完整，能显示肿瘤的血供。

（2）腹部增强 CT　可以了解病灶的大小，实性或囊性变，包膜是否完整，是否侵犯周围器官，也是手术方案的参考，可作为肿瘤治疗后的关键评价指标。

（3）腹部 MRI　软组织分辨率较 CT 高，能发现更小的病灶，是软组织肉瘤最好的检查手段。

（4）全身骨扫描　排除全身骨转移病灶。

（5）PET-CT 检查　能了解有无其他转移，但费用昂贵，而且对于部分供血不丰富的软组织肿瘤，肿瘤并非高摄取葡萄糖，PET-CT 检查并无优势。

（6）肿瘤标志物检查　AFP、CEA、CA19-9、CA242、CA125、CA153、NSE、TPA、TPS 等，治疗前后肿瘤标志物的对比可以作为肿瘤治疗后疗效评价的指标。

 ［住院医师或主治医师补充病历］

> 　　因发现腹部肿物入院，入院后检查肿瘤标志物均无异常，行腹腔肿物穿刺活检示黏液型恶性纤维组织细胞瘤。

主任医师常问住院医师、进修医师和主治医师的问题

● 对目前的诊断和治疗有何意见？

答：患者为中年女性，无意中发现腹部肿物，影像学检查显示腹膜后肿瘤，囊性，实验室检查无明显异常，结合穿刺病理结果，目前诊断为腹膜后黏液型恶性纤维组织细胞瘤（$G_2T_0M_0$，Ⅱ期）。肿瘤恶性程度高，但较局限，治疗上应该考虑先给予手术治疗，术后给予化疗及放疗。

● 具体的治疗方案是什么？

答：（1）手术　患者的一般情况良好，PS 评分为 1 分，心、肺、肝、肾功能良好，首先多专科诊治，规划整个治疗的流程，首先采用手术治疗，按照 CT 的检查结果，手术方案应选择广泛切除术或边缘切除术，具体应根据手术当时情况而定。

（2）术后可先行局部放疗联合或序贯化疗　放疗对于术后小数量残留的软组织肿瘤能取得更好的疗效，一般在术后 3～4 周开始，剂量最少 50Gy。

（3）化疗　软组织肉瘤单纯手术后复发及转移率高，大多数软组织肉瘤术后都需行全身化疗，全身化疗可以在放疗后或与放疗同时进行，化疗方案单药选择多柔比星 $75mg/m^2$，每 3 周为 1 个周期，不推荐增加多柔比星的剂量密度或序贯除异环磷酰胺以外的其他药物。

● **患者初始治疗后病情复发，应如何治疗？**

答： 如肿瘤局限，有手术切除机会时手术仍作为首选，减少肿瘤负荷，术后仍考虑行局部放疗及全身化疗；如手术无法切除或合并远处转移，PS 评分为 0～1 分，可给予化疗＋微创治疗，对于一线化疗已使用过多柔比星（ADM）＋异环磷酰胺（IFO）方案且无进展生存期≥1 年者，可以考虑再次使用原方案治疗，一线化疗未用 ADM 和 IFO：ADM±IFO；一线化疗已用 ADM 或 IFO，ADM 和 IFO 两药可互为二线；一线化疗已用 ADM 和 IFO：ADM 或 IFO 单药高剂量持续静脉滴注。使用 ADM±IFO 方案辅助化疗后不足 1 年复发或转移者，可选用吉西他滨、达卡巴嗪、曲贝替定（ET-743）和艾瑞布林（E7389）单药或吉西他滨＋多西他赛、吉西他滨＋长春瑞滨作为二线治疗。局部微创手术治疗如射频消融、冷冻治疗、放射性粒子置入术或介入栓塞化疗术；PS 评分为 2 分，给予微创手术治疗；PS 评分为 3～4 分，仅给予最佳支持治疗。

● **目前恶性纤维组织细胞瘤的治疗进展如何？**

答： 腹膜后恶性纤维组织细胞瘤预后差，中位生存期为 18～98 个月，2 年生存率为 60%，复发率为 44%，转移率为 42%，主要治疗手段为手术，术后放化疗能在一定程度上能延缓复发，随着微创手术的开展，对于晚期患者选择微创手术能局部控制肿瘤，患者耐受性好，能多次手术治疗。

主任医师总结

（1）软组织肉瘤的预后取决于肿瘤分期及生物学特征，治疗方案及治疗反应，但总体预后仍差，5 年 OS 约 40%，恶性纤维组织细胞瘤恶性程度非常高，总体预后不良，治疗应遵循循证医学，同时兼顾个体化的原则。

（2）软组织肿瘤的分期与骨肿瘤分期基本类似。

（3）黏液型恶性纤维组织细胞瘤与黏液型脂肪肉瘤影像学及细胞形态学鉴别较困难，需靠免疫组化协助诊断，同时黏液型恶性软组织肿瘤由于血供少，影像学检查如 B 超、CT、PET-CT 常难以鉴别肿物的良恶性，容易漏诊。

（4）手术治疗　是治疗软组织肿瘤首选的方案，因软组织肿瘤早期无症状，许多患者发现时已无法行根治性手术，只能广泛切除或边缘切除或囊内切除，发生在四肢的软组织肉瘤也已越来越趋向于保肢术。

（5）化疗 恶性纤维组织细胞瘤手术及放疗后复发率很高，局部治疗无法取得更好的疗效，软组织肉瘤均应按全身疾病处理，化疗方案中单药治疗疗效较肯定的是多柔比星，联合用药方案如 MAID 方案。

（6）放疗 恶性纤维组织细胞瘤放疗不敏感，作为手术的补充，不作为主要的治疗方案，术后放疗能有一定的疗效；姑息治疗中也可以应用。

（7）微创治疗 对于无法手术治疗或术后复发的患者的最重要的治疗手段，效果好，创伤小，微创手术如射频消融术、冷冻术、放射粒子植入术；对供血丰富的肿瘤选择动脉介入栓塞化疗术，均能在一定程度上减轻肿瘤负荷，延缓肿瘤进展，提高生活质量，应给予重视。

（8）分子靶向治疗目前尚无软组织肉瘤辅助和新辅助治疗指征，主要作为局部晚期无法手术切除或转移性软组织肉瘤的二线、三线治疗。美国 FDA 于 2012 年 4 月 26 日批准，培唑帕尼（pazopanib）800mg，po，qd，治疗既往化疗失败、除脂肪肉瘤和胃肠道间质瘤以外的晚期软组织肉瘤。该药也是目前唯一取得治疗软组织肉瘤适应证的分子靶向药物（2A 类推荐）。

查房笔记

中年女性，发现右腹部肿物1周
——腹膜后脂肪肉瘤

◈ ［实习医师汇报病历］

患者女性，50岁，因"发现右腹部肿物1周"入院。门诊腹部CT（图5-6）示：右腹膜后见约12.5cm×7.5cm×19.0cm肿物，CT值－35～37Hu，内可见钙化灶，增强后CT值－88～90Hu，边缘模糊，与右肾分界不清楚。查体：右腹部可触及19cm×12cm实性肿物，边界不清楚，不易推动。入院初步诊断：腹膜后肿瘤。

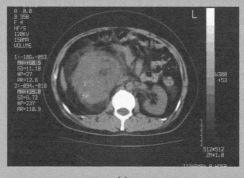

(a)

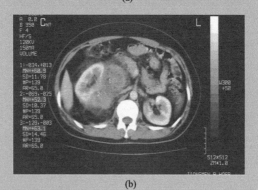

(b)

图5-6　腹部CT扫描

主任医师常问实习医师的问题

● **目前考虑的诊断是什么？**

答：腹膜后肿瘤，性质待查。

● **依据是什么？ 鉴别诊断是什么？**

答：（1）诊断依据

① 中年女性。

② 主诉是发现腹部肿物1周。

③ 查体腹部实性肿物。

④ CT显示腹膜后肿物。

（2）需要与以下疾病鉴别

① 肾脏疾病：肾癌、肾囊肿瘤、肾积水及肾上腺疾病，B超、CT、MRI等多种影像学检查有助于鉴别。

② 淋巴瘤：低热、盗汗、消瘦等症状，腹膜后淋巴结肿大多为多发性，常合并浅表淋巴结或纵隔淋巴结肿大。

③ 胰腺疾病：胰腺癌、胰腺囊肿等。

④ 腹膜后其他软组织肿瘤：如脂肪瘤、恶性纤维组织细胞瘤、纤维肉瘤等。

● **应做哪些检查项目？ 各有什么临床意义？ 或有什么优缺点？**

答：应做腹部B超、X线、CT、MRI、静脉肾盂造影。

（1）腹部B超 可发现腹膜后突入腹腔的实性肿物及其大致范围和与其他脏器的关系，但由于对不同软组织的分辨能力差，很少能正确诊断出脂肪肿瘤。

（2）腹部X线 最方便且普遍的检查方式，可观察到透光度增加的肿块阴影；加消化道造影可观察到消化道外压的切迹或移位，提示消化道以外的肿块以及其位置、范围。

（3）腹部CT 认为是腹膜后脂肪肉瘤，最有效的诊断方法，肿瘤密度低，有类似脂肪样组织密度（CT值通常在$-110 \sim -80 \mathrm{Hu}$），但密度不均匀，CT能清楚显示肿瘤部位、范围、边界，可见肿瘤内的液化、坏死、囊性变及钙化；并能发现肿瘤与周围脏器的关系，显示肿瘤致周围脏器或大血管受压及移位情况。对于评估手术难度、制订手术治疗方案有重要意义。

218 肿瘤内科医师查房手册（第2版）

（4）腹部 MRI　基本类似于 CT，但对肿瘤侵犯下腔静脉或腹主动脉等结构具有重要意义。

（5）静脉肾盂造影　能清楚地显示双肾和输尿管的形态及其功能，对手术者术中的判断有价值。

（6）细针穿刺活检　在影像学的引导下行细针穿刺活检基本能明确病理类型，作出明确诊断。部分学者认为由于影像学检查已能大概作出准确的判断，手术为脂肪肉瘤的主要治疗方法，并且细针穿刺活检有致腹膜后肉瘤种植转移风险，不推荐常规进行。

※［住院医师或主治医师补充病历］

> 女性患者，因发现腹部肿物入院，肿瘤标志物 CEA、CA125、CA19-9、CA72-4、AFP、NSE 等未见异常。静脉肾盂造影示双肾分泌功能正常，双输尿管通畅，右肾及输尿管受压移位。腹部肿物细针穿刺活检病理为脂肪肉瘤（黏液型）。

 主任医师常问住院医师、进修医师和主治医师的问题

● 脂肪瘤和脂肪肉瘤有何区别？

答：脂肪瘤是脂肪代谢性疾病，为良性肿瘤，身体富含脂肪的部位均为脂肪瘤好发部位。其中，以肩、背、上臂、臀部和膝关节处多见，瘤体往往大小不等，发展缓慢。脂肪肉瘤是一种常见的恶性软组织肿瘤，起源于脂肪母细胞向脂肪细胞分化的间叶细胞，故表现为不同分化程度的异型脂肪母细胞。脂肪肉瘤为恶性，在肉瘤中常见，多发生在大腿及腹膜后的深部软组织。

● 目前的诊断和治疗有何意见？

答：患者为中年女性，腹部肿物首发症状，无明显临床症状。根据影像学检查、实验室检查及穿刺病理结果，目前诊断为脂肪肉瘤（$cT_{2b}N_xM_0$），首先考虑手术治疗。

● 具体的治疗方案是什么？

答：（1）根治性手术切除　为首选，如术中无法行根治手术，则行广泛切除手术，术后行局部放疗及辅助化疗。

（2）放疗　可选择术中照射或术后、术中近距离组织间插植。

放疗剂量和照射野视不同大小、部位和病理类型的软组织肉瘤而定，常规剂量为 $50\sim75Gy$，分 $25\sim38$ 次完成。

（3）全身化疗 单药方案选择多柔比星 $60mg/m^2$，iv gtt，q3w；联合化疗方案选择 CYVADIC 方案：环磷酰胺（CTX），$500mg/m^2$，iv，d1；长春新碱（VCR），$1mg/m^2$，iv，d1、d5；多柔比星（ADM），$50mg/m^2$，iv，d1；达卡巴嗪（DTIC），$250mg/m^2$，iv，d1～d5；每 3 周重复。

● **治疗后肿瘤复发，应如何治疗？**

答：（1）脂肪肉瘤复发多为局部复发 对于能手术切除的患者，手术治疗仍为首选，并可多次反复手术治疗，达到缓解症状，延长生存期；如无法耐受手术，选择微创治疗如射频消融、冷冻治疗、放射粒子植入术。对血供丰富的肿瘤，可选择动脉介入栓塞化疗术。

（2）如复发并多处转移而无法手术切除，选择微创治疗及放化疗。

● **对蒽环或标准剂量的异环磷酰胺治疗抗拒，如何选择化疗方案？**

答：软组织肉瘤（脂肪肉瘤）对蒽环类药物抗拒是临床上棘手的问题。研究表明对每 3 周方案的多柔比星，剂量在 $20\sim90mg/m^2$ 存在量效关系；对转移性软组织肉瘤，多柔比星 $70mg/m^2$、q3w 是标准的蒽环类给药方案。而异环磷酰胺（IFO）也存在量效关系，高剂量的异环磷酰胺（$>10g/m^2$）对蒽环类及常规剂量异环磷酰胺抗拒的患者显示出良好的效果。对多柔比星方案治疗无效者，可选择高剂量异环磷酰胺单药治疗：异环磷酰胺 $2g/m^2$，iv gtt（大于 2h），q12h×7 次；美司钠 $2.5g/m^2$，iv gtt（持续 24h），每 3 周重复。或联合治疗，联合方案为 MAID 方案：多柔比星 $15mg/m^2$，iv，d1～d4；达卡巴嗪 $250mg/m^2$，iv gtt，d1～d4，异环磷酰胺 $2000\sim2500mg/m^2$，iv gtt，d1～d3；美司钠为异环磷酰胺总量的 60%，分 3 次，分别与异环磷酰胺同时及之后 4h、8h，iv，d1～d3，每 3 周重复。

主任医师总结

（1）原发性脂肪肉瘤在临床上少见，发病率占全部恶性肿瘤的 1% 以下，但在原发性腹膜后肉瘤是第一位，发病年龄在 40～60 岁，因其隐匿起病，发现时多数肿瘤巨大而且常与邻近器官关系复杂，手术难度大，往往难以完全切除，术后复发率高。但手术仍是脂肪肉瘤最重要的治疗手段，包括初次手术及复发病例。由于脂肪肉瘤发生远处转移的概率不高，对于复发病例争取再次手术或多次手术是延长患者生存期的重要办法。

（2）WHO将脂肪肉瘤分为分化良好型、去分化型、黏液型、圆形细胞型、多形型5种亚型。分化良好型、黏液型生物学进展较缓慢，预后较好，术后5年生存率为80%～90%，系低风险等级肿瘤。去分化型、圆形细胞型、多形型恶性程度高，侵袭性较强，易发生转移，预后较差，术后5年生存率为50%左右，系高风险等级肿瘤。临床上以分化良好型和去分化型最常见。

（3）脂肪肉瘤对化疗不敏感，化疗总体有效率不足10%，分化良好型和去分化型对化疗不敏感，术后不建议应用，可给予一般的免疫支持治疗。黏液型、圆形细胞型、多形型对化疗较敏感，但临床应用效果并不理想，未能提高术后生存率。目前仅有蒽环类药物（多柔比星、表柔比星）和异环磷酰胺等少数几种药物有效，是主要的一线化疗方案。

（4）低风险等级肿瘤对放疗相对敏感，高风险等级肿瘤不敏感，复发瘤不如原发瘤敏感，术前、术中及术后放疗的联合应用，有助于缩小肿瘤，可能使部分患者获益，但当前没有足够证据证实辅助放疗可以延长患者生存期。

（5）对于不能耐受手术或无法手术切除的患者，微创手术治疗有良好的效果，对提高生活质量及延长生存期均有明显的效果。微创治疗的手段有射频消融、冷冻治疗、放射性粒子植入术；对肿瘤供血丰富的肿瘤，可选择动脉灌注化疗及栓塞术。

（6）脂肪肉瘤长期预后不好，多专科联合的诊治对脂肪肉瘤的治疗有重要意义。

（7）近年来的基因研究已经证实高分化和去分化脂肪肉瘤以12号染色体长臂上的基因扩增为特点。新的染色体中携带有已知的致癌基因HDM2、HMGA2、CDK4，这些基因都和脂肪肉瘤的形成有关，直接作用于HDM2和CKD4的发卡RNA在体外可以一直呈脂肪肉瘤细胞系的增殖。基于这些发现的靶向治疗已经开始临床实验，这些实验成熟后有望改善患者的预后。

第六章　皮肤肿瘤

老年男性，发现外鼻肿物 4 年，进行性明显增大 1 个月——基底细胞癌

⚘ [实习医师汇报病历]

> 患者男性，85 岁，因"发现外鼻肿物 4 年，进行性明显增大 1 个月"入院。查体：鼻根部可触及 27mm×15mm×19mm 不规则肿物，质硬，边界不清楚。患者无放射线接触史。入院初步诊断：鼻根占位性病变，性质待定。

❓ 主任医师常问实习医师的问题

● **目前考虑的诊断是什么？**

答：鼻根部皮肤癌。

● **诊断为皮肤癌的依据是什么？**

答：（1）老年男性。

（2）主诉是发现外鼻肿物 4 年，进行性明显增大 1 个月，患者无放射线接触史。

（3）查体鼻根部可触及 27mm×15mm×19mm 的不规则肿物，质硬，边界不清楚。

● **应做哪些检查项目？ 各有什么临床意义？ 或有什么优缺点？**

答：颜面部皮肤癌检查方法有 CT、MRI、活检病理学检查。如果考虑有远处转移而且患者经济条件好的话，可以考虑做全身PET-CT。

（1）CT 检查　CT 成像可显示肿瘤的形状、大小、病变范围及周围结构的关系，为临床制订手术方案提供指导。CT 显示钙化和眶

壁骨质侵蚀优于 MRI，但显示病变范围及周围结构的关系不及 MRI。

（2）MRI 检查　对软组织的分辨率高及多轴位的扫描方式是准确显示肿瘤大小、侵犯范围及与周围结构关系的最佳检查方法。

（3）肿瘤穿刺活检　有时与良性上皮性肿瘤或肿瘤样病变鉴别困难，影像表现大多缺乏特征性，确诊有赖于病理学检查。

● **皮肤的基本组织结构特征如何？**

答：皮肤的结构基本分为三层，即由表皮、真皮和皮下组织组成，表皮与真皮之间由基底膜带连接。表皮可分为五层，从外到内分别为角质层、透明层、颗粒层、棘层、基底层。基底层细胞间夹有黑色素细胞，产生的黑色素对皮下组织有保护作用，避免紫外线直接损伤深层的组织。真皮由纤维结缔组织构成，含丰富的血管、神经、淋巴管以及皮肤附属器。皮下组织由疏松的结缔组织和大量脂肪组织组成。

※ ［住院医师或主治医师补充病历］

患者为老年男性，因发现外鼻肿物 4 年，进行性明显增大 1 个月就诊。入院后头颅 CT（图 6-1）示：颅底骨质未见明显破坏。鼻根部皮下见大小约 27mm×15mm×19mm、形态不规则软组织块影，边缘不清，其内密度不均，鼻骨骨质无破坏。病理学检查结果示基底细胞癌。

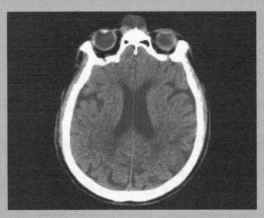

图 6-1　头颅 CT 平扫

主任医师常问住院医师、进修医师和主治医师的问题

● **基底细胞癌有哪些特点？ 应与哪些疾病进行鉴别？**

答：（1）皮肤基底细胞癌的诊断要将病史、临床表现及组织病理学相结合。病史指有无放射线、无机砷等接触史，有无慢性皮损害及长期户外工作等情况。临床表现：30～70 岁为发病高峰年龄，好发于头面部，基本损害为针头至绿豆大半球形蜡样或半透明结节。基底细胞癌临床可表现为结节型、溃疡型、色素型、硬化型、纤维上皮瘤型、囊性基底细胞癌、扁平瘢痕型、痣样基底细胞癌综合征、线状单侧基底细胞痣、Bazex 综合征。

（2）不同的临床表型需要与以下疾病鉴别

① 结节型基底细胞癌初期与传染性软疣和老年性皮脂腺增生等容易混淆，活检病理学检查即可鉴别。

② 溃疡型基底细胞癌应与溃疡型鳞状细胞癌鉴别。

③ 色素型基底细胞癌应与恶性黑色素瘤等鉴别：基底细胞癌边缘内卷，有毛细血管扩张，色泽呈褐色，周围无色素晕。

④ 硬化型基底细胞癌质地似局限性硬皮病，但前者边缘常不十分清楚，最后诊断主要靠组织病理学检查。

⑤ 表浅型基底细胞癌易与湿疹、银屑病、寻常疣、角化棘皮瘤、鳞癌或传染性软疣相鉴别。

⑥ 纤维上皮瘤型基底细胞癌应与纤维瘤鉴别。

⑦ 囊性基底细胞癌应与其他皮肤囊肿鉴别。

● **对目前的诊断和治疗有何意见？**

答：患者为老年男性，以外鼻肿物为主要症状。根据影像学检查、病理学检查结果，目前诊断为鼻根部皮肤基底细胞癌。

治疗首选手术切除，但也应根据患者的年龄、身体状况、发生部位、肿瘤累及深度、治疗后的美容效果来综合选择，如手术、放疗、物理疗法及光动力治疗。

● **手术治疗各有哪些方法？ 各有什么优缺点？**

答：基底细胞癌治疗上首选手术切除，手术治疗包括破坏性、切除性手术。

破坏性治疗（刮除术）基底细胞癌疗效较差，美容效果欠佳，复发率偏高，现在已较少采用。

切除性手术治疗包括标准手术切除治疗和 Mohs 显微外科手术。其中，标准手术切除包括直接切除后缝合、局部皮瓣转移修复、游离植皮。

Mohs 显微外科手术的原理是：以肿瘤为中心，沿水平垂直方向将肿瘤分为四个部分，先将可见的肿瘤大部切除，再在距离切口一薄层的临床正常皮肤上做各个部分切缘，对四个部分切缘及肿瘤底层切缘做冷冻快速病理学检查。如果镜下发现有残余肿瘤细胞，可以对相应部位进一步选择性地切除。能保证在肿瘤病灶彻底切除的前提下，手术切口最小，该方法在高治愈率的同时最大限度地保护了正常组织，可为后期创面的修复创造有利条件。这种手术方法在国际上已经成为多数皮肤恶性肿瘤首选治疗方案。

手术主要并发症有术后复发及术后切口延迟愈合及不愈合。彻底切除病灶后易造成患者面部的畸形和瘢痕，不仅影响容貌美，还给患者带来心理上的创伤，随着人们对容貌美追求的逐渐提高，临床治疗过程中新方法、新技术也不断地被采用。手术的关键问题是有无肿瘤残留。

● 光动力治疗用于治疗皮肤基底细胞癌的原理是什么？ 有哪些优点？

答：光动力治疗已经广泛应用于治疗恶性皮肤肿瘤，其原理是利用光敏剂选择性聚集于肿瘤组织，在特定波长的激光照射下对瘤组织产生光动力杀伤效应而达到局部治疗的目的。随着新型光敏剂的诞生，光动力疗法将会具有更为广阔的前景。

治疗的优点有以下几点。

① 光动力治疗皮肤肿瘤疗效满意，较手术、放疗等损伤更小，美容效果更好。

② 对于年龄较大不宜施行手术或手术将导致美容及功能严重受损的部位如面部、手部、阴茎等部位，光动力治疗是一种有效的外科手术替代疗法，必要时还可连续多次治疗。

③ 具有相对选择性杀伤肿瘤细胞、对健康组织损害小的特点，不良反应小，无溃疡或瘢痕形成。

④ 操作简便。

⑤ 另外卟啉类光敏剂的光敏诊断可以在光敏剂注入体内后激光照射前，用 490nm 激光照射，肿瘤组织即可发出砖红色荧光，可以区别

正常组织和肿瘤组织，对于皮肤癌的边界和范围有一个很好的鉴定作用。然后用 630nm 激光做光动力治疗，疗效确切。

● **皮肤基底细胞癌的药物治疗有哪些？**

答： 药物治疗包括局部及全身用药。

（1）局部用药

① 涂敷抗癌药物（如氟尿嘧啶软膏、平阳霉素软膏、咪喹莫特乳膏、中成药药膏等），对早期的浅表基底细胞癌有一定的疗效。

② 对于基底细胞癌内局部注射干扰素有一定的缓解作用，局部用药副作用小且安全性较好。

（2）全身用药

① 咪喹莫特可诱导多种细胞因子表达，增强机体的天然与获得性免疫应答，增强 Th1 型免疫反应。研究发现咪喹莫特可诱导 BCC 细胞凋亡，FDA 已经批准将 5% 咪喹莫特用于 BCC 的治疗。

② 有报道临床应用维 A 酸或 KU-35（桃花提取物）治疗基底细胞获得了满意的疗效。

③ 抗氧化剂在皮肤 BCC 的发生、发展中起到拮抗作用，可以降低基底细胞癌的发生率。目前常用的抗氧化剂有维生素 C、维生素 E 及其同型衍生物、胡萝卜素、辅酶 Q10、硒、锌及茶多酚等。

主任医师总结 ·······

（1）基底细胞癌（basal cell carcinoma，BCC）是常发生在表皮基底细胞或皮肤附件的一种低度恶性肿瘤，是最常见的皮肤恶性肿瘤之一。日光、电离辐射、紫外线、放射线是发病诱因，多见于中老年人，儿童少见，好发于颜面部等暴露部位，生长缓慢，一般局限于皮下组织，极少发生转移，转移率约 0.1%。

（2）治疗基底细胞癌有多种方法，文献报道目前临床以手术为主的综合治疗较多，如术前放疗后行手术或手术后行放疗等。

① 手术治疗：切除性手术治疗是目前首选治疗基底细胞癌方法，远期效果令患者满意，但手术疗法对特殊部位（如眼睑、鼻部）基底细胞癌的治疗不能兼顾彻底根除病灶和美容的统一性。

② 放射治疗：基底细胞癌多发生于头面部，头面部瘤体血运丰富，对放射线敏感度高，最大优点是治疗后保持原有容貌。适用于鼻翼、耳郭、眼睑、眦等手术易造成畸形的部位；分化度差、年老体弱但尚未浸

润深部组织和未转移者；病损较大而不适宜接受手术治疗或手术切除困难的患者；也可作为手术疗法的辅助治疗。放疗可以减少术后复发及病死率。

③ 化疗：基底细胞癌对化疗不敏感，仅用于手术后的辅助治疗或晚期治疗。

④ 微创治疗：包括液氮冷冻、激光治疗，适用于早期、表浅且面积较小、分化良好的基底细胞癌。具有安全性好、禁忌证少、正常组织破坏较少、患者痛苦少、经济实用、操作简单易行等优点。因破坏范围不易掌握、治疗不彻底易复发等缺点，临床治疗均具有一定局限性。光动力治疗是一种有效的外科手术替代疗法，治愈时间及美容效果优于冷冻等物理治疗方法。随着新型光敏剂的诞生，光敏诊断指导手术治疗和光动力治疗，荧光诊断和光动力疗法将会具有更为广阔的前景。

查房笔记

老年男性，右臀部肿物切除术后 3 年复发 2 个月——皮肤鳞状细胞癌

✿ [实习医师汇报病历]

> 患者男性，73 岁，因"右臀部肿物切除术后 3 年复发 2 个月"入院。患者于 3 年前曾因右臀部肿物在当地镇医院行肿瘤切除术，因条件所限未行病理学检查及进一步治疗。2 个月前发现右臀部肿物，逐渐增大并出血而由家人陪同入院。入院查体：一般情况可，心肺检查无异常。右臀部可见一约 4.0cm×4.0cm 大小菜花样肿物，隆起高出皮肤 2.0cm，表面溃烂恶臭、质硬、界清楚、基底部硬而实，范围约 6.0cm×6.0cm。入院初步诊断：右臀部肿物，性质待定。

主任医师常问实习医师的问题

● **目前考虑的诊断是什么？**

答：右臀部恶性肿瘤，性质待定。

● **考虑恶性肿瘤的依据是什么？ 有几种可能性？**

答：（1）诊断依据

① 老年男性。

② 3 年前有肿瘤切除史，本次同一部位再出现肿瘤，最大可能是复发。

③ 从体检情况看，肿瘤呈菜花样、表面溃烂、恶臭、质硬等均为恶性肿瘤的表现。

（2）发生于四肢的常见恶性肿瘤有皮肤癌、恶性黑色素瘤、软组织肉瘤、淋巴瘤、骨肉瘤等。一般而言，皮肤癌可发生在任何年龄但以老年人发病多见；软组织肉瘤、淋巴瘤、骨肉瘤等发病年龄相对较低以中青年为多见；而恶性黑色素瘤通常由良性痣恶变，故患者常能说出以往皮肤有痣的情况，该患者为老年男性，以往无臀部皮肤黑痣的病史，故而皮肤癌的可能性大，但是也不排除软组织肉瘤、淋巴瘤、骨肉瘤等。

● **应做哪些检查项目？ 各有什么临床意义？**

答： 应做胸部X线片、盆腔增强CT、腹部及腹股沟淋巴结超声检查、肿瘤标志物、血常规、凝血功能、肝肾功能检查。如果患者经济条件好的话，可以考虑做全身PET-CT。

（1）胸部X线片 了解心肺大致情况，双肺有无转移。

（2）盆腔增强CT 了解肿瘤病灶的大小以及其与周围组织的关系，如有无侵犯到股骨盆骨，腹股沟淋巴结有无增大等。CT对病灶的测量也可以作为肿瘤治疗后疗效评价的重要指标。

（3）腹部及腹股沟淋巴结超声检查 可以了解有无腹股沟淋巴结转移，有无肝脏以及腹膜后淋巴结转移。腹股沟淋巴结超声检查可以确定淋巴结的大小以及与周围组织的关系，还可以作为肿瘤治疗后疗效评价的指标之一。如果是女性还需要做妇科超声检查，了解子宫、附件的情况。

（4）活检病理学检查 可以考虑通过超声引导穿刺取得标本做病理学检查确诊。

（5）肿瘤标志物检查 可以通过标志物CEA、CA19-9、CA72-4、CA125、NSE、SCC等大致判断肿瘤的类型。如果有明显异常指标，还可以作为肿瘤治疗后疗效评价的指标之一。

✿ ［住院医师或主治医师补充病历］

> 患者入院后胸部X线片示：心肺未见异常。盆腔增强（图6-2）CT示：右臀部占位性病变（4.4cm×2.2cm×3.5cm），未排除恶变。双侧腹股沟淋巴结肿大，血AFP、CEA、CA125、CA19-9均正常。

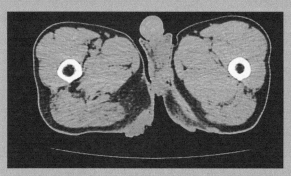

图6-2 盆腔增强CT

超声引导穿刺活检病理结果示：皮肤高分化鳞癌，浸润真皮浅层。免疫组化检查：Ki-67＞20％。后在硬膜外麻醉下行右臀部肿物切除术，术中所见肿物约 4.0cm×4.0cm，呈菜花样局部溃烂，有脓性和血性分泌物，肿物深达皮下层，未侵及臀部肌肉及坐骨，右腹股沟淋巴结阳性为 1/5。

 主任医师常问住院医师的问题

● **该患者目前的诊断和治疗原则是什么？**

答：该患者可以诊断为：右臀部皮肤高分化鳞癌（$T_2N_1M_0$，Ⅲ期）。

治疗方面因为该患者已经进行了肿瘤手术切除及区域淋巴结清扫，右腹股沟淋巴结阳性为 1/5，下一步治疗的目的主要是防止肿瘤复发转移，应该进行放化疗。一般而言，放化疗适用于根治性手术切除后辅助治疗，常联合生物免疫治疗。生物免疫治疗是通过调动机体的抗癌能力，杀灭手术后机体内残存的肿瘤细胞，主要分为细胞因子、过继性细胞免疫、单抗及其耦联物、肿瘤疫苗 4 类。生物免疫治疗可以提升放化疗治疗效果，提高患者机体免疫能力，更好地预防转移、预防复发，对放化疗起到减毒增效的作用，有利于放化疗顺利进行。

考虑该患者年龄偏大、全身状况一般、癌肿的范围较大部位较深，综合评估全身状况可耐受放化疗时，应在术后 2 周伤口愈合后行化疗 2～3 个疗程后，对手术切缘的局部范围内实施放疗，然后再行 2～3 个疗程的化疗，同时可以同步进行生物免疫治疗。

 主任医师常问主治医师的问题

● **放化疗的依据是什么？ 该患者具体的治疗方案是什么？**

答：（1）全身化疗 对在原有瘢痕基础上发生的鳞形细胞癌、皮肤与黏膜交界处的鳞癌、免疫功能低下的患者以及发生区域淋巴结及远处转移者需用全身化疗。可以采用以下两种方案。

① 博来霉素（BLM）：对向外增殖型的鳞癌效果较好，给药方法为 10mg 肌内注射或静脉注射，每周 2 次，300～400mg 为 1 个疗程。

② 顺铂（DDP）和多柔比星（ADM）联合应用：化疗方法为顺铂

（DDP）75mg/m²，iv gtt，配合水化，即大量输液并给利尿药，多柔比星（ADM）50mg＋注射用水 40ml 在 5min 内注入。间歇 3 周。

（2）放射治疗 皮肤癌对放疗十分敏感，据报道，放疗的治愈率基底细胞癌为 96.4%，鳞状细胞癌为 91.9%。病灶增大，肿瘤向四周及深部浸润亦随之扩大，特别是对边界不太清楚的病例，照射野应扩大至肿瘤边缘 2～3cm 或更大范围。放疗常用千伏 X 线或电子线，其射线能量取决于肿瘤的浸润深度。用常规分割放疗，即每次 2.6Gy，每周 5次，总剂量视肿瘤大小在 60～70Gy。该患者已经行肿瘤手术切除，放疗的目的是预防术后局部复发，应在切缘周围进行预防性照射。

（3）免疫治疗 应用干扰素进行皮肤癌治疗的研究表明，可能为将来的有效疗法，γ₂-干扰素局部注射在基底细胞癌的瘤体内，短期内可以得到缓解。

主任医师总结

（1）皮肤癌是来自外胚叶的一类恶性肿瘤，在我国的发病率很低，但在白色人种中却是常见的恶性肿瘤之一。以鳞状细胞癌和基底细胞癌最常见，鳞状细胞癌发病较高，基底细胞癌发病较低。鳞癌好发于下唇、舌、鼻、外阴、四肢等部位，多发于皮肤黏膜交界点，溃疡边缘高起、红硬、呈环状、菜花样外观，周边炎性反应显著，多有区域淋巴结肿大，常在短期内快速生长，可伸入结缔组织、软骨、骨膜及骨骼，常可发生区域性淋巴结转移，晚期可发生内脏转移。

（2）本例患者表现亦较为典型，3 年前有右臀部肿物切除手术史，因当时条件所限未进行病理学检查。现在回头分析当时肿瘤的性质应该为恶性，本次在前手术切口附近再发肿瘤考虑术后复发并腹股沟淋巴结转移，并且也得到了病理证实。

（3）目前手术仍为治疗皮肤鳞癌的主要方法之一，确诊后应及时手术切除，切除的范围应随肿瘤的大小、浸润深度而异，一般单纯切除即可，必要时切除范围需深达肌肉、骨膜，并包括附属的淋巴结，即所谓根治术。另外也可根据病情选用放化疗以及生物免疫治疗。

（4）具体选用何种方法，应根据患者年龄、全身状况、癌肿的局部范围以及转移情况而定。在确定治疗方案时还应考虑肿瘤细胞的恶性程度及其与周围组织的关系。不同分期的皮肤癌选择的治疗方法不同，需要充分考虑患者体质和疾病发展情况确定科学规范的治疗方案。

（5）皮肤癌的治疗方法很多，如激光、冷冻、物理治疗等，但限于治疗深度的不足而易复发。头面部皮肤癌，手术后常对美容有影响，患者多选择放射治疗，基底细胞癌放疗的预后较鳞状细胞癌好，原因可能与下面因素有关。

① 基底细胞癌较鳞状细胞对放射线敏感。

② 基底细胞癌常发生于头面部，便于及早期发现而诊治。

③ 不容易发生远处转移，鳞状细胞癌生长快，转移机会较多。深部 X 线与电子线治疗生存率差异无显著性，而后者较前者的美容效果好，远期放射性皮肤损伤较少。Cornelis 有相似的报道，其认为电子线治疗皮肤癌具有较大优势，不仅保持颜面部皮肤形态，不影响美容效果，还能保持皮肤功能。由于电子线具有低能皮肤量低，高能皮肤量高的特点，用于治疗时可在皮肤表面覆盖 0.5～1cm 的 Bolus 材料，以期提高皮肤剂量。但是对于烧伤或放射性瘢痕基础上发生的放射性皮肤癌，放疗后的复发癌等，应慎用放射治疗，而以手术治疗为宜。

5-氨基酮戊酸光动力疗法（ALA-PDT）是一种治疗非黑色素瘤性皮肤肿瘤的新方法。自 1990 年加拿大学者 Kennedy 等报道成功治疗皮肤癌以来，ALA-PDT 现已成为研究和应用的热点，它不单可以治疗肿瘤，同时还可以有荧光诊断的作用，因此光敏剂 5-氨基酮戊酸既可以诊断又可以治疗，临床应用前景广泛。国内学者报告 14 例皮肤癌 ALA 光动力治疗，其中 11 例浅表型 BCC 病例在经过 1～3 次治疗后均获得了完全反应。2 例 BSCC 病例在治疗 4 次后痊愈。1 例 SCC 患者经过 4 次 ALA-PDT 后获得痊愈。14 例痊愈患者经再次组织学检查均无原有病理改变。病变处皮肤愈合后见轻微色素沉着，未见瘢痕形成，达到美容效果。

查房笔记

中年女性，左肘皮肤黑痣 30 年，增大 1 个月
——恶性黑色素瘤

✳ [实习医师汇报病历]

> 　　患者女性，42 岁，因"左肘皮肤黑痣 30 年，增大 1 个月"入院。查体：左肘外侧中部皮肤见一 3mm×3mm 黑痣，形状不规则，边界显锯齿状，表面凹凸不平，无压痛，浅表淋巴结无肿大。入院诊断：黑色素瘤？

主任医师常问实习医师的问题

● 目前考虑的诊断是什么？

　　答：恶性黑色素瘤。

● 诊断为恶性黑色素瘤的依据是什么？ 鉴别诊断是什么？

　　答：（1）诊断依据

　　① 中年女性，慢性病程。

　　② 主诉是发现皮肤黑痣增大 1 个月，无明显临床症状。

　　③ 体查黑痣边缘锯齿状，表面不光滑。

　　（2）主要与皮肤黑色素瘤相鉴别

　　① 形状：普通痣为圆形或卵圆形，而黑色素瘤形状不规则。

　　② 边缘：普通痣为规整的，黑色素瘤不规则锯齿状。

　　③ 颜色：普通痣为棕色或黑色，黑色素瘤则为黄褐色或黑色中夹杂其他颜色，显多彩颜色。

　　④ 大小：普通痣小于 5mm，黑色素瘤则大于 5mm。

　　临床统计超过 60% 的黑色素瘤由黑痣引起。黑痣恶化的表现：①黑痣进行性增大、边界模糊不清；②原有黑色病变出现颜色加深或变化；③原有病变表面隆起、外观呈橘皮样，有渗液，边缘潮红，表面隆起、出血、结痂或溃疡；④局部出现痒、灼热或疼痛；⑤出现卫星结节。

● **应做哪些检查项目？**

答：（1）**影像学检查**　应根据实际需要和患者经济情况决定，必查项目包括区域淋巴结 B 超（颈部、腋窝、腹股沟、腘窝等）、胸部（X线或 CT）和腹部（B 超、CT 或 MRI），根据临床症状或经济情况可行全身骨扫描及头颅检查（CT 或 MRI）。对于原发于下腹部皮肤、下肢或会阴部的黑色素瘤，要注意行盆腔影像学检查（B 超、CT 或 MRI），了解髂血管旁淋巴结情况。恶性黑色素瘤的主要转移部位为皮肤、皮下、淋巴结、肺、肝、脑、骨转移，以上检查目的为了解肿瘤有无转移。

（2）**全身 PET-CT 检查**　敏感度比 CT、MRI 更高，能发现更小的转移病灶，但费用也昂贵，作为可选择的检查手段。

（3）**实验室检查**　包括血常规、肝肾功能和 LDH，这些指标主要为后续治疗做准备，同时了解预后情况，如 LDH 越高预后越差，有报道 LDH＜0.8 倍正常值的患者总生存期明显延长。黑色素瘤尚无特异的血清肿瘤标志物，不推荐肿瘤标志物检查。

（4）**病灶切除病理学检查**　对于怀疑黑色素瘤的患者，不能直接在肿瘤部位做活检，恶性黑色素瘤容易转移，任何刺激均可促进肿瘤播散，因此应性规范性活检手术，将病灶及周围 0.5～1cm 的正常皮肤及皮下脂肪整块切除。病理报告中必须包括的内容为肿瘤厚度和是否溃疡，还应包括 Clark 分级、周围和深部切缘状态、有丝分裂率、有无脉管浸润、有无卫星灶、免疫组化、基因突变情况等。免疫组织化学染色是鉴别黑色素瘤的主要辅助手段。S-100、HMB-45 和波形蛋白是诊断黑色素瘤的较特异指标。有条件时，可进行瘤组织的分子标志物检测，如 BRAF V600E 和 c-kit 突变等。

● **何谓痣与恶性黑色素瘤鉴别的 ABCDE 原则？**

答：人体上绝大部分痣看起来彼此相像，如果出现 ABCDE 五种变化，需要高度警惕恶变的可能。

（1）A（asymmetry 不对称）　良性痣都是对称的。痣出现不对称变化，如痣的左半部分和右半部分不对称，或上半部分和下半部分不对称等。

（2）B（border 边缘）　皮肤良性痣的边缘整齐，而黑色素瘤的边缘常常凹凸不平，不规则，溃烂，或者边界模糊。

（3）C（color 颜色）　良性痣的颜色均一，而黑色素瘤的颜色常常深浅不一，在主体色彩上掺杂有黑色、棕色、黄褐色、蓝色、白色、红色等。

（4）D（diameter 直径） 良性痣的直径一般＜5mm，如果直径＞5～6mm 或明显长大时要注意；黑色素瘤通常比普通痣大，要留心直径＞5mm 的色素痣，直径＞1cm 的色素痣最好做活检评估。

（5）E（elevation 高度） 良性痣一般不高出皮肤表面。黑色素瘤常高出于皮肤表面，凹凸不平。

✿ ［住院医师或主治医师补充病历］

> 切除病灶的病理学检查报告：表面息肉样隆起（0.8cm×1cm×1.5cm）。酶标结果为 HMB45＋。提示恶性黑色素瘤。

● **后续的治疗方案是什么？**

答：（1）尽快行补充广泛切除术 切除范围距肿瘤 3cm 或以上，深度至皮下脂肪组织达筋膜层，尽量做前哨淋巴结活检术，淋巴结受累时行淋巴结清扫术。

（2）黑色素瘤术后患者的预后根据危险因素不同而不同。根据病灶浸润深度、有无溃疡、淋巴结转移情况等危险因素，一般将术后患者分为四类：ⅠA 期（低危）、ⅠB～ⅡA 期（中危）、ⅡB～ⅢA 期（高危）、ⅢB～Ⅳ期（极高危）。低危黑色素瘤患者很少出现复发和死亡，目前无推荐的辅助治疗方案，更倾向于预防新的原发灶的出现，以观察为主。中高危黑色素瘤患者复发与转移的危险明显升高，推荐高剂量干扰素 α-2b 治疗及术后辅助放疗。极高危黑色素瘤患者的辅助治疗模式仍然在进一步尝试中，尚无标准治疗方案，但仍以高剂量干扰素治疗为主。

① 干扰素治疗：FDA 在 1995 年批准了连用 1 年的高剂量 IFN-α（20MIU/m^2，d1～5×4w，10×10^{6}U/m^2，tiw×48w）作为辅助治疗。我国的黑色素瘤患者可沿用外国的标准剂量，也可以使用我国治疗经验剂量（15×10^{6}U/m^2，d1～5×4w，9×10^{6}U，tiw×48w）。2011 年 FDA 新批准长效干扰素（Pegylated Interferon）治疗 5 年作为推荐，原发灶溃疡患者更为获益。

② 辅助放疗：主要用于淋巴结清扫术后和某些头颈部黑色素瘤（尤其是鼻腔）的术后补充治疗，可进一步提高局部控制率。适用原则

是：原发灶由于特殊部位无法手术切除干净；淋巴结囊外侵犯；淋巴结直径≥3cm；淋巴结受累>3个；颈部淋巴结转移≥2个，直径≥2cm；淋巴结清扫后局部复发；鼻咽、食管黏膜原发黑色素瘤的辅助放疗。

⊛ ［住院医师或主治医师补充病历］

患者前哨淋巴结活检未见转移，未做淋巴结清扫术。1年后出现腋窝肿物，病理学检查示恶性黑色素瘤。PET-CT显示肺部、盆腔转移（图6-3）。

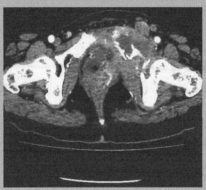

图6-3 盆腔PET-CT检查

 主任医师常问住院医师、进修医师和主治医师的问题

● 如何评价患者既往的治疗？

答：恶性黑色素瘤的分期极为重要。目前对于淋巴结活检未见转移的患者不主张性做淋巴结清扫术。对于转移病灶的检查现最先进的检查为PET-CT检查，患者术前未行PET-CT检查，故未能了解肿瘤转移情况，而淋巴结微小转移灶或单个瘤细胞，PET-CT也未能有效显影。因此，对于有高危因素的恶性黑色素瘤，建议做淋巴结清扫术。化疗及生物治疗对复发的预防效果尚未有定论，有报道称干扰素的治疗能推迟淋巴结转移患者的复发时间。

● 对目前的诊断和治疗有何意见？

答：目前诊断恶性黑色素瘤术后复发并双肺、骨盆转移（Ⅳ期），以下治疗方案可供选择。

（1）免疫疗法　抗 PD-1 抗体帕木组单抗（pembrolizumab）、尼鲁组单抗（Nivolumab）；抗 CTLA-4 单克隆抗体依匹木组单抗（ipilimumab）。

（2）分子靶向治疗　BRAF 突变者可使用维罗菲尼（vemurafenib）、达拉菲尼（dabrafenib）、曲美替尼（trametinib）；kit 突变者可使用伊马替尼（imatinib）。

（3）生物治疗　包括大剂量白介素（方案同前）；过继性细胞免疫（包括输注淋巴因子激活的杀伤细胞、输注肿瘤浸润性淋巴细胞、输注细胞因子诱导的杀伤细胞）。

（4）化疗　一线治疗推荐达卡巴嗪（DTIC）单药、替莫唑胺（TMZ）或 TMZ/DTIC 单药为主的联合治疗（如联合顺铂或福莫斯汀）；二线治疗一般推荐紫杉醇联合卡铂方案。

（5）姑息性放疗　骨转移病灶的放疗，可以姑息性镇痛、减压或预防病理性骨折。

（6）骨保护剂　帕米膦酸二钠、唑来膦酸抑制破骨细胞，减轻骨破坏，可预防病理性骨折的发生。

主任医师总结

（1）恶性黑色素瘤（malignant melanoma，MM）　是一种来源于黑色素细胞的恶性肿瘤，恶性度高，容易发生远处转移，预后差，发病与遗传因素、紫外线照射、躯干及四肢的黑色素病变（如结构不良痣）、化学致癌物质、内分泌、外伤和免疫缺陷等多种因素有关，其中紫外线照射是主要因素。恶性黑色素瘤在白种人高发，在我国发病率较低，但近年来成倍增长，每年新发病例约 2 万例。因此，恶性黑色素瘤已经成为严重危及我国人民健康的疾病之一。

（2）恶性黑色素瘤的常见病理类型　有浅表扩散型、结节型、恶性雀斑样、肢端雀斑样；少见类型有上皮样、促纤维增生性、恶性无色素痣、气球样细胞、梭形细胞和巨大色素痣恶性黑色素瘤等。白种人中以浅表扩散型最多见，而黄色人种和黑色人种以肢端雀斑样黑色素瘤多见。

（3）恶性黑色素瘤的早期治疗　以手术为主，手术方式为扩大切除，扩切范围根据 T 分期（浸润深度）决定，具体如下：病灶厚度≤1.0mm 时，安全切缘为 1cm；厚度在 1.01～2mm 时，安全切缘为 1～

2cm；厚度在＞2mm 时，安全切缘为 2cm。当厚度＞4mm 时，有学者认为安全切缘应为 3cm，但目前的循证医学证据还是支持安全切缘为 2cm 就已足够。浸润深度≥1mm 或伴原发灶溃疡建议行前哨淋巴结活检。前哨淋巴结活检阳性（淋巴结中肿瘤直径≥0.1mm）或临床诊断为区域淋巴结转移的患者应行区域淋巴结清扫。对于移行转移的患者建议行隔离肢体热灌注化疗或隔离肢体热输注化疗。

（4）术后辅助治疗 推荐 1 年高剂量 α-2b 干扰素治疗，主要适应人群为ⅡB 期以上（含ⅡB 期）的高危术后患者。对于区域淋巴结转移≥3 个、区域淋巴结未能清扫彻底、转移淋巴结囊外侵犯或转移淋巴结直径≥3cm 建议行区域淋巴结的辅助放疗。另外建议鼻咽、食管黏膜原发黑色素瘤行辅助放疗。

（5）近年来Ⅳ期或不能手术切除的黑色素瘤患者的治疗已获得突破性进展，免疫治疗及分子靶向治疗是目前的研究重点。

① 抗 CTLA-4 抗体：细胞毒性 T 淋巴细胞相关抗原-4（cytotoxic T-lymphocyte-associated antigen-4，CTLA-4），是细胞毒性 T 淋巴细胞表面表达的抑制性受体。正常情况下，T 细胞的激活依赖于第一信号（抗原-抗体复合物形成）和第二信号（B7 介导的活化信号）双活化。而 CTLA-4 与 B7 结合将产生抑制性信号而抑制 T 细胞的活化。2011 年 3 月，FDA 批准了依匹组单抗用于晚期恶性黑色素瘤的治疗。依匹组单抗是一种抗 CTLA-4 单克隆抗体，能阻断 CTLA-4 与 B7 的结合，从而阻断 CTLA-4 对 T 细胞负调节信号的传导，增强 T 细胞对各种抗原的反应性，从而调动特异性抗肿瘤免疫反应。

② 抗 PD-1 抗体：程序性死亡分子 1（programmed death 1，PD-1）与其配体（PD ligand 1，PD-L1）是一对恶性肿瘤免疫治疗的靶点。PD-1 属于 CD28 超家族的免疫调节受体，不仅可以表达在活化的 T 细胞上，还可以表达在 B 细胞、单核细胞、NK 细胞、树突状细胞上，其免疫抑制作用与 CTLA-4 类似。黑色素瘤等恶性肿瘤中 PD-L1 高表达，与 T 细胞上的 PD-1 结合后可介导免疫反应的负性调节信号，下调 T 细胞的功能（包括细胞增殖、细胞因子分泌、靶细胞溶解等功能），从而抑制抗肿瘤免疫应答，这种信号类似于 CTLA-4 与 B7 结合产生的免疫抑制信号，也是肿瘤细胞免疫逃避的重要机制之一。抗 PD-1/PD-L1 抗体可阻断 PD-1 与 PD-L1 结合，阻断免疫负性调节信号，促进抗原特异性 CTLs 产生，恢复 T 细胞的功能，增强 T 细胞的反应活性，提高 INF-1、IL-2、TNF-α、IL-7R 的表达，从而增强抗肿瘤的效能。帕木组

单抗是美国获批的首个抗PD-1药物，于2014年9月获得FDA批准用于不可切除的或转移性黑色素瘤患者的治疗，剂量为2mg/kg，每3周一次。尼鲁组单抗是一个高亲和性的人源化的PD-1抗体，于2014年12月获FDA加速批准用于治疗对其他药物没有应答的不可切除的或转移性黑色素瘤患者。有临床试验表明尼鲁组单抗和依匹组单抗联合治疗与单药应用相比，可以使多数患者肿瘤明显缩小。

③ BRAF抑制剂：RAS-RAF-MEK-ERK MAPK旁路是驱动细胞转变为恶性黑色素瘤细胞的主要动力，因此患者可从BRAF抑制治疗中得到的获益。在欧美白种人中BRAF突变的黑色素瘤大约占50%，该突变能促使黑色素瘤生长和扩散，其中BRAF V600E突变和BRAF V600K突变分别约占所有BRAF V600突变的85%和10%。而我国黑色素瘤的BRAF突变率为25.9%，其中87.3%是BRAF V600E突变。维罗菲尼（vemurafenib）于2011年8月获FDA批准用于不可切除或转移黑色素瘤有BRAF V600E突变的患者。而达拉菲尼（dabrafenib）于2013年5月获FDA批准，能抑制BRAF V600E激酶，导致ERK磷酸化降低和抑制细胞的增殖，使特异性编码突变的BRAF V600E的癌细胞停滞在G_1期。曲美替尼（trametinib）于2013年5月获FDA批准，是MEK1和MEK2的酶抑制剂，适用于携带BRAF V600E或V600K突变的不可切除性或转移性黑色素瘤患者。达拉菲尼和曲美替尼可以阻断相同分子通路的不同部位的信号，特别适用作为联合治疗基因突变为BRAF V600E和V600K的黑色素瘤患者。

（6）对于不可切除的或转移性黑色素瘤患者，目前NCCN指南推荐的一线治疗方案有：单药帕木组单抗、单药尼鲁组单抗、联合尼鲁组单抗和依匹木单抗；其中如果存在BRAF突变，可联合达拉菲尼和曲美替尼或维罗菲尼和考比替尼（cobimetinib），单药可选用维罗菲尼、达拉菲尼。

（7）二线治疗方案除了可选一线方案中的药物外，还包括以下几种：

① 高剂量白细胞介素-2（IL-2），IL-2存在于辅助性T细胞、效应性T细胞和调节T细胞，能够促进T细胞增殖和维持细胞存活。1998年FDA批准IL-2用于治疗不能手术切除的黑色素瘤。

② kit突变者可使用伊马替尼（imatinib）。中国黑色素瘤中kit突变率为10.8%，扩增率为7.4%，2011年中国黑色素瘤诊治指南将伊马替尼作为kit突变或扩增的晚期黑色素瘤患者的Ⅱ类证据推荐。

③ 化疗：推荐达卡巴嗪（DTIC）单药、替莫唑胺（TMZ）或 TMZ/DTIC 单药为主的联合治疗（如联合顺铂或福莫斯汀）；二线治疗一般推荐紫杉醇联合卡铂方案。

④ 生物化疗：即化疗联合 IL-2、α-2b 干扰素。

（8）临床实践中具体患者的个体化治疗需要全面考虑多种因素，例如患者的 PS 评分、当地医疗条件、专业水平、患者的经济条件及期望等，应多学科综合分析而决定。

查房笔记

第七章 血液系统肿瘤

中年男性，全身多处骨痛半年
——多发性骨髓瘤(MM)

❊ [实习医师汇报病历]

患者男性，52岁，因"全身多处骨痛半年"入院。查体：胸、肋骨见多个肿物，Hb 82g/L，血细胞涂片检查见红细胞排列成缗钱状；血清球蛋白增高；血肌酐196μmol/L，尿蛋白阳性，尿本周蛋白实验阳性。胸部、腹部X线片示肋骨、胸椎、盆骨骨质疏松，盆骨多个大小不等类圆形凿骨样溶骨改变。

主任医师常问实习医师的问题

● 目前考虑的诊断是什么？

答：多发性骨髓瘤。

● 诊断为多发性骨髓瘤的依据是什么？ 鉴别诊断是什么？

答：（1）诊断依据

① 中年男性。

② 主诉骨痛。

③ 查体胸、肋骨肿大结节。

④ 红细胞减少，免疫球蛋白升高，尿本周蛋白阳性，肾功能受损。

⑤ 广泛骨质疏松，伴有典型凿骨样溶骨性破坏。

（2）需要与以下疾病鉴别

① 反应性浆细胞增多症：多见于慢性炎症、伤寒、系统性红斑狼疮（SLE）、肝硬化、转移癌，骨髓浆细胞一般不超过10%，形态正常，血清免疫球蛋白正常或增高，如增高为多克隆增高，无凿骨样溶骨性

破坏。

② 巨球蛋白血症：血清有 M 蛋白，为 IgM，一般 IgM＞10g/L，但无骨质破坏或骨质疏松。

③ 反应性单克隆免疫球蛋白增多症：免疫球蛋白增高，但 M 蛋白一般小于 30g/L，而且多年无变化，无骨质破坏，骨髓浆细胞增多一般在 10％以下，本周蛋白试验阴性。

④ 骨转移瘤：骨痛，骨质破坏，血清碱性磷酸酶明显升高，无 M 蛋白，骨破坏部位穿刺活检有肿瘤细胞，无浆细胞。

● **应做哪些检查项目？　各有什么临床意义？**

答： 应做骨髓细胞学检查及骨髓流式细胞仪检查、蛋白电泳（血清蛋白电泳、血清免疫固定电泳、尿本周蛋白电泳）、尿常规及肾功能、血钙、血清碱性磷酸酶、血清 β_2 微球蛋白、血清乳酸脱氢酶、白介素-6、C 反应蛋白（CRP）、X 线检查。

（1）骨髓检查　骨髓浆细胞超过有核细胞 10％，大小不一，形态异常，核染色质疏松，车轮状排列；骨髓活检中有浆细胞瘤，这是诊断多发性骨髓瘤的重要依据。细胞免疫表型：骨髓瘤细胞的免疫表型是 CD38＋/CD56＋，80％患者 IgH 基因克隆重排阳性。

（2）蛋白电泳　出现均质性的单峰，极少数为双峰，位于 β 区或 β 区与 γ 区之间，见于约 75％患者，是由于浆细胞克隆异常增殖，产生分子结构相同的单克隆免疫球蛋白或轻链片段。

（3）尿常规及肾功能　尿蛋白阳性，约半数患者尿中出现本周蛋白，尿本周蛋白为游离轻链片段，轻链片段分子量小，经肾大量排出，因此血中不能检出。血清尿素氮及肌酐升高提示肾功能不全，为本病的重要临床表现之一。

（4）血钙、血清碱性磷酸酶　血钙升高提示广泛骨质破坏。由于本病无新骨形成，血清碱性磷酸酶一般正常或轻度升高。

（5）血清 β_2 微球蛋白、血清乳酸脱氢酶　均高于正常；β_2 微球蛋白由浆细胞合成分泌，与全身骨髓瘤细胞总数有相关性。血清乳酸脱氢酶也反映肿瘤负荷。此两项指标与预后及治疗效果有相关性，因本病常伴有肾功能不全，因此 β_2 微球蛋白的预测作用需排除肾功能不全。

（6）白介素-6　两者呈正相关，IL-6 是骨髓瘤细胞生长因子，可促进骨髓瘤细胞增殖及抑制其凋亡，因此血清 IL-6 和可溶性 IL-6 受体

（sIL-6R）反映疾病的严重程度；血清白蛋白量与 IL-6 的活性呈负相关。

（7）X 线　了解骨质破坏的情况，多见的是以下三种表现。

① 骨质疏松：为早期改变，多见脊柱、肋骨、骨盆。

② 溶骨性破坏：典型病变为圆形、边缘清楚的如凿孔样的溶骨性损害，多发性，大小不等，常见于颅骨、盆骨、脊柱、股骨、肱骨等。

③ 病理性骨折：常见于肋骨、脊柱、胸骨。

● **何谓 M 蛋白？**

答：单克隆性异常浆细胞增生，其合成和分泌化学结构与免疫特异性完全相同的单克隆免疫球蛋白或其多肽亚链，临床上称为 M 成分（monoclonal component）或 M 蛋白。

✧ ［住院医师或主治医师补充病历］

> 患者为中年男性，因骨痛入院，既往有反复肺部感染病史，入院后骨髓检查示浆细胞明显升高，超过 15％，大小不等，形态各异，血清蛋白电泳出现均质性单峰，IgG 72g/L。

主任医师常问住院医师、进修医师和主治医师的问题

● **多发性骨髓瘤的诊断标准是什么？对目前的诊断和治疗有何意见？**

答：多发性骨髓瘤的诊断标准分为主要标准和次要标准。

主要标准：①骨髓活检证实为浆细胞瘤；②骨髓浆细胞增多，＞30％；③血清电泳出现单克隆球蛋白峰：IgG＞3.5g/dl 或 IgA＞2g/dl；尿轻链＞1g/24h，而尿中无其他蛋白。

次要标准：①骨髓浆细胞 10％～30％；②出现单克隆蛋白峰，未达到主要标准；③溶骨性损害；④正常 Ig 含量减少，IgM＜50mg/dl，IgA＜100mg/dl，IgG＜600mg/dl。

具备以下任何一项诊断可成立：主要标准①＋次要标准②或③或④；主要标准②＋次要标准②或③或④；主要标准③＋次要标准②或③或④；次要标准①＋②＋③或次要标准①＋②＋④。

患者为中年男性，以骨痛为首发症状，既往有反复肺部感染病史。根据尿常规、骨髓检查、X 线诊断多发性骨髓瘤明确。

● 具体的治疗方案是什么？

答：（1）患者分期为ⅢB期，PS评分为1分，采用联合与长期的间歇性化疗，首先采用诱导缓解，维持治疗及骨髓动员自体采干为挽救性自体干细胞移植做准备，辅以双膦酸盐治疗。诱导方案适合选择BDT方案或BAD方案。BDT方案具体为：硼替佐米 $1.3mg/m^2$，iv，d1、d4、d8、d11；地塞米松 40mg，po，d1～4、d9～12、d17～20；沙利度胺 200mg，po，d1～28，q4w。

（2）来那度胺为一种有效的沙利度胺类似制剂。与同沙利度胺类似，来那度胺被认为可多靶位攻击浆细胞微环境，使细胞凋亡、抑制血管生成和细胞因子环路，并产生其他抑制作用。来那度胺已通过美国食品药品管理局（FDA）批准，可联合地塞米松用于复发或难治性多发性骨髓瘤患者的治疗。

（3）一般治疗

① 应尽早起床活动，以免骨质脱钙，加重肾功能损害，如局部疼痛严重可给予姑息性放疗或口服镇痛药物。

② 鼓励患者饮水，使每天尿量保持在1500ml以上，减少肾功能受损的风险，尿酸高给予别嘌醇降尿酸治疗。

③ 高血钙严重威胁患者生命，每天给予泼尼松 40～60mg 加降钙素 50U，H，q12h。

④ 预防及控制感染，可应用丙种球蛋白提高免疫力，合并感染时积极抗感染治疗。

⑤ 骨痛治疗：应用唑来膦酸、伊班膦酸等第二代双膦酸盐，28d为1个疗程；或应用帕米膦酸二钠 30～60mg，10d为1个疗程，3～6个月重复。

⑥ 放疗：骨痛症状严重时可局部行姑息性放疗。

⑦ 血浆置换：高黏综合征患者可行血浆置换。

（4）患者现一般情况可，可考虑高剂量化疗与造血干细胞移植，但费用昂贵。

● 判断疗效的标准是什么？

答：按照国际骨髓瘤工作组修订的统一疗效标准完全缓解（CR），很好的部分缓解（VGPR）、部分缓解（PR）、疾病稳定（SD）、疾病进展（PD）。

（1）完全缓解 血清和尿免疫固定阴性，不存在任何软组织浆细胞瘤，以及骨髓中浆细胞＜5％；在唯一可测量是通过血清游离轻链（FLC）水平确定的患者中，除了需要完全缓解标准外，还需要正常的正常PLC比值为0.26～1.65；需要连续进行两次评估。

（2）很好的部分缓解　免疫固定可检测到血清、尿M成分但无法检出电泳，或血清M成分降低≥90％且尿M成分＜100mg/24h；在唯一可测量疾病是通过血清游离轻链水平确定的患者中，除符合很好的部分缓解标准外，还需受累区和非受累区游离轻链水平落差＞90％；需要进行连续两次评估。

（3）部分缓解指标　血清M蛋白降低≥50％及24h尿M蛋白降低≥90％或达到＜200mg/24h；如果无法检测血清、尿M蛋白，受累区和非受累区游离轻链水平落差需≥50％，以代替M蛋白标准；如果无法进行血清、尿M蛋白检测及血清自由轻链检测，浆细胞减少需≥50％，以代替M蛋白标准，前提是基线骨髓浆细胞百分比≥30％；此外，如果在基线出现，还需软组织浆细胞瘤大小降低≥50％。需要进行连续两次评估；若已行放射学检查，需无任何已知的进展证据或新发的骨受累。

（4）疾病稳定　不符合完全缓解、很好的部分缓解、部分缓解或疾病进展的标准；若已做放射学检查，无任何已知的进展证据或新发的骨受累。

（5）疾病进展　以下任何一项由最低缓解值增加25％：血清M成分绝对增加≥0.5g/dl；如果开始时血清M成分≥5g/dl，和（或）血清M成分增加≥1g/dl足以确定病情复发；和（或）尿M成分（绝对增加必须≥200mg/24h）；仅适用于无法测得血清和尿M蛋白水平的患者：受累区和非受累区游离轻链水平差距（绝对增加必须＞10mg/dl）；仅适用于无法测得血清和尿M蛋白水平以及通过血清游离轻链水平确定无可测量疾病的患者，骨髓浆细胞百分比（绝对百分比必须≥10％）发生新的骨病变或软组织浆细胞瘤，或现有骨病变或软组织浆细胞瘤的大小有明确增加发生只能归因于浆细胞增殖病变的高钙血症在新治疗前需要进行连续两次评估。

● **患者诱导化疗失败，应如何选择二线治疗？**

答：如果患者PS评分为0～2分，NCCN多发性骨髓瘤专家组成员将单用硼替佐米、硼替佐米联合聚乙二醇化脂质体多柔比星、硼替佐米加地塞米松、来那度胺联合地塞米松列为复发或难治性骨髓瘤患者的1

类推荐补救治疗。类固醇不耐受的患者也可考虑来那度胺单药治疗。如PS 评分为 3 分或以上，给予最佳支持治疗。

主任医师总结 ⋯⋯⋯⋯⋯⋯⋯⋯⋯⋯⋯⋯⋯⋯⋯⋯⋯⋯⋯⋯⋯⋯⋯⋯⋯⋯⋯⋯⋯

（1）多发性骨髓瘤为进行性疾病，我国发病率不高，但有逐年增高的趋势，中老年患者如有骨痛、贫血、蛋白尿和球蛋白增高时应该考虑到此病，多发性骨髓若不治疗，则生存期为 3.5～11.5 个月。

（2）治疗的主要目的是延长患者的生存期、减少或预防严重不良事件（如骨痛、病理性骨折、严重贫血、肾衰竭和高钙血症）。

（3）本病主要的治疗手段为化疗，近年来联合化疗存活时间可延长到 3 年以上，含硼替佐米的方案为最常用的一线治疗方案，MP 方案较适合年老患者，对于化疗后完全缓解的患者是否需要维持治疗尚有争议，维持化疗无获益，可以考虑沙利度胺维持治疗。

（4）预后与临床分期有关，临床分期体现肿瘤细胞负荷。争取早期确诊、早期治疗是改善预后、延长生存期的关键。

中年女性，全身骨痛伴贫血 2 个月余——多发性骨髓瘤

 [实习医师汇报病历]

> 患者女性，46 岁，因"全身骨痛伴贫血 2 个月余"入院。当地医院全身骨 ECT 示全身多发溶骨性破坏，血钙 3.5mmol/L，血红蛋白 80g/L，骨髓穿刺及活检见骨髓瘤细胞。近 1 周出现头晕、耳鸣、视物模糊等，就诊于我院。自起病以来，患者精神、食欲、睡眠差，体重减轻约 4kg，大便正常，夜尿增多，偶有血尿。查体：颜面部水肿，锁骨及腕部可触及大小约 2cm×2cm 的隆起于皮面的肿物，表面皮肤无明显红肿，皮温不高，按之有弹性，胸背部可见瘀点，按之不褪色。

主任医师常问实习医师的问题

● 目前考虑的诊断是什么？

答： 多发性骨髓瘤（MM）。

● 诊断为多发性骨髓瘤的依据是什么？ 鉴别诊断是什么？

答：（1）诊断依据　病史有全身骨痛伴贫血 2 个月余。骨 ECT 示全身多发溶骨性破坏，伴高钙血症、中度贫血及肾功能损害；骨髓穿刺及活检见骨髓瘤细胞。近 2 个月体重下降约 4kg。近 1 周出现头晕、视物模糊、耳鸣等高黏滞血症表现。查体局部骨可触及隆起病变，胸背部瘀点。

（2）鉴别诊断

① 单克隆丙种球蛋白血症、AI 型淀粉样变性、孤立性浆细胞瘤、B 细胞非霍奇金淋巴瘤、原发性巨球蛋白血症（waldenstrom 巨球蛋白血症）、慢性淋巴性白血病：血清蛋白电泳可见 M 蛋白。

② 恶性肿瘤骨转移：多数为成骨性改变，血清碱性磷酸酶常有升高，可能发现原发灶。

③ 反应性浆细胞增多症：常与病毒感染相关、自身免疫性疾病、肝疾病及免疫缺陷病伴发，浆细胞形态正常，无 M 蛋白，IgH 克隆性重排阴性，浆细胞 CD66 阴性有助于鉴别。

● 多发性骨髓瘤的临床分期如何？

答：Durie-Salmon 分期系统见表 7-1。

表 7-1　多发性骨髓瘤 Durie-Salmon 分期系统

分期	I	II	III
血红蛋白/(g/L)	>100		<85
血钙/(mmol/L)	≤3		>3
骨 X 线摄片	正常或仅有孤立病灶	介于两者之间	进展性的
IgG/(g/L)	<50		>70
IgA/(g/L)	<30		>50
尿轻链/(g/d)	<4		>12
体内瘤细胞总数/($\times 10^{12}$个/m²)	<0.6		>1.2

● 需要做哪些检查？　各有什么优缺点？

答：需要做血常规、血涂片、血沉、骨髓象、免疫化学、骨 X 线检查等。

（1）血常规、血涂片、血沉　几乎所有患者均有不同程度贫血，正细胞正色素型，后期伴白细胞及血小板下降，血涂片红细胞呈缗线样排列，血沉明显加快。无法确诊。

（2）骨髓象　骨髓穿刺及活检查见骨髓瘤细胞，活检较穿刺阳性率高。

（3）免疫化学　血清蛋白电泳见单一 M 带，血清免疫球蛋白测定可见单株 IgA、IgD 或 IgG 升高，其他则减少，免疫固定电泳测定 M 蛋白类别和型别。

（4）血生化指标改变　肾功能损害时血肌酐、血尿素氮升高，白蛋白降低，球蛋白升高，血钙升高。

（5）骨 X 线检查　弥漫性骨质疏松、溶骨改变及病理性骨折。

❀ ［住院医师或主治医师补充病历］

入院后再次行骨髓穿刺及活检查见大量骨髓瘤细胞，达70%以上，免疫蛋白电泳见单一 M 带，血清 M 蛋白 IgG 大于70g/L，血红蛋白为70g/L，血钙 3.5mmol/L，24 尿轻链为15g，血肌酐22μmol/L，外院骨 ECT 示溶骨性改变。诊断为多发性骨髓瘤，III期。

主任医师常问住院医师、进修医师和主治医师的问题

● **对目前的诊断和治疗有何意见？**

答：患者多发性骨髓瘤Ⅲ期诊断明确。目前处于病情进展期，在处理高钙血症、纠正贫血、改善肾功能、骨保护治疗、镇痛的同时应尽快开始全身治疗。

● **具体的治疗方案是什么？**

答：患者肿瘤负荷较大，可选用 BAD 方案，21 天为一周期。支持治疗使用双膦酸盐行骨保护治疗，根据疼痛评分给予适当阶梯的镇痛药物，同时利尿降钙，改善贫血。

● **患者初始治疗后病情进展，应如何选择一线治疗？**

答：初始治疗后很快出现病情进展的患者需要更换方案进行抗肿瘤治疗，而初始治疗 1 年后再出现疾病进展的患者理论上仍可按原方案进行治疗。

● **一线治疗失败，应如何选择二线治疗？**

答：一线治疗疗效评价为进展的患者，二线治疗选择与一线治疗不同的方案进行治疗，如一线使用 M2 方案失败的患者，二线治疗可选择 VAD 方案，具体如下：长春新碱 0.4mg/d，iv，d1～d4；多柔比星 9mg/(m^2・d)，iv，d1～d4；地塞米松 20mg/d，po，d1～d4，d9～d12，d17～d20，q28d。也可用脂质体多柔比星取代多柔比星，VAD 方案更改为 DVD 方案，疗效相同，副作用减少，如脱发、心脏毒性少见，3～4 级血液学毒性也明显减少，只是手足综合征较 VAD 方案高，DVD 方案多用于老年衰弱患者。

● **发生高钙危象应如何处理？**

答：重度高钙血症指血钙在 3.75mmol/L（13.5mg/dl）以上，即高钙危象。不管有无症状均应紧急处理。治疗方法包括：①扩充血容量；②增加尿钙排泄；③减少骨的重吸收；④治疗原发性疾病。

扩充血容量可使血钙稀释，增加尿钙排泄。只要患者心脏功能可以耐受，在监测血钙和其他电解质、血流动力学变化情况下可输入较大量的生理盐水。用襻利尿药可增加尿钙排泄。用双膦酸盐以减少骨的重吸收，使血钙不被动员进入血液。其他抑制骨重吸收的药物还有以下几种。

① 氨磷汀。

② 降钙素：6h 内可使血钙降低 $0.25\sim0.5$mmol/L。与糖皮质激素或普卡霉素合用有协同作用。

③ 糖皮质激素：口服泼尼松 $40\sim80$mg/d 或静脉滴注氢化可的松 $200\sim300$mg，起效作用慢，维持时间短，常与其他降钙药物联合应用。

④ 普卡霉素（光辉霉素）：具有抑制 DNA 合成，减少骨重吸收和拮抗 PTH，应用静脉注射 $25\sim50$mg/kg，血钙可于 $36\sim48$h 降至正常。因其毒性大故一般只注射 1 次，必要时可在第 1 次用药后 $5\sim7$d 重复 1 次。此药对肝、肾和造血系统有毒。

⑤ 顺铂：有直接抑制骨的重吸收作用，具有安全、有效和疗效持久的特点，其疗效最短可维持 4d，最长可达 115d，平均 38d 1 次静脉滴注的剂量为 100mg/m^2。在其他降钙药无效时可采用此药治疗。

⑥ 西咪替丁：$300\sim600$mg 加入生理盐水中静脉滴注，每半小时 1 次。

⑦ 钙螯合剂：依地酸二钠可与钙形成可溶解的复合物从尿中排出，每天 $2\sim4$g 加于生理盐水中静脉滴注，于 4h 滴完。此药对肾有毒，故有肾功能不全者应慎用或不用。对肾功能严重不全者可用透析治疗。

如何使用硼替佐米治疗多发性骨髓瘤？

答：硼替佐米是一种人工合成的硼酸盐二肽，可选择性、可逆性地与 265 蛋白酶体结合，通过抑制蛋白酶体，影响多种信号转导通路，主要功能是抗血管生成；抑制 NF-κB 信号转导通路，双途径诱导多发性骨髓瘤细胞凋亡；诱导 gp130 的降解；抑制 DNA 复制功能；诱导活性氧族生成。一线治疗多发性骨髓瘤有效，而且已证实对复发及难治性多发性骨髓瘤也有效。尽管与地塞米松二药联用或与沙利度胺、地塞米松三药联用副作用增加，但是该联用方案仍然有很好前景。常用方案为 VD，用法为：硼替佐米 1.3mg/m^2，iv，d1、d4、d8、d11，为 1 周期；地塞米松 20mg/m^2，iv，d1$\sim$d4、d8$\sim$d11，3 周为 1 个疗程；连用 6 个疗程。此方案最多可持续 8 疗程，应密切注意有无神经病变的发生。

国际多中心研究表明以硼替佐米为基础，联合多种药物可以使多发性骨髓瘤获得较好的缓解率。CREST 研究表明联合地塞米松治疗多发性骨髓瘤的有效率可达 62%，较单用硼替佐米的有效率 44%明显增高，中位持续生存期为 26.7 个月。APEX 对于复发的多发性骨髓瘤进行大规模Ⅲ期临床研究，单药硼替佐米比大剂量地塞米松疗效更好。联合用药对于初始多发性骨髓瘤治疗有效率高达 90%，中位无进展生存期 15 个月，1 年生存率达 93%。而单药有效率仅为 50%。其副作用是血小板、中性粒细胞降低，贫血、腹泻和神经病变。应用硼替佐米为基础药物可以使多发性骨髓瘤的完全缓解率和部分缓解率明显增加，在完全缓解和部分缓解后可以进行自体外周血干细胞移植，移植治疗后完全缓解率为 43%，接近完全缓解率为 14%，部分缓解率为 38%，疾病稳定率为 5%的疗效，也可以进行二次自体干细胞移植或者第二次减少剂量的小移植，这样有可能是多发性骨髓瘤患者获得长期无病生存。

主任医师总结

自体造血干细胞移植（autologous hematopoietic stem cell transplantation，AHSCT）治疗多发性骨髓瘤（MM）的疗效优于传统化疗，是 65 岁以下初治 MM 患者的一线治疗。近年来，沙利度胺、来那度胺、硼替佐米等新药的出现改变了初治多发性骨髓瘤治疗策略，含新药的联合方案起效快、疗效好、耐受性高、早期病死率降低，可长期应用，逐渐成为治疗多发性骨髓瘤的一线药物。

20 世纪 60 年代，美法仑开始作为多发性骨髓瘤的一线治疗方案并沿用至今，有效率为 40%～50%，完全缓解仅为 5%。20 世纪 90 年代，大剂量化疗联合自体造血干细胞移植（AHSCT）使多发性骨髓瘤的治疗有效率和完全缓解率分别达到 80%和 40%左右。

高剂量美法仑（MEL）（140mg/m^2，HDM）治疗多性骨髓瘤具有以下优点：有效率（80%）较常规治疗高（50%～60%），完全缓解率（30%）较常规治疗高（5%～10%）；40%的病例抗体调节的免疫缺损恢复正常，这种现象在常规治疗中罕见；由于肿瘤负荷迅速减少，患者生活质量明显改善。本方案因毒性较大，在与骨髓移植联合时，可进一步增加药物剂量，同时合并全身照射而不会产生致命性骨髓抑制，但自体骨髓移植并不能治愈多发性骨髓瘤患者，但与标准治疗相比，有可能延长患者存活时间。

中年男性，无痛性右颈部淋巴结肿大半年，反复发热 3 个月——恶性淋巴瘤

 ［实习医师汇报病历］

患者男性，40 岁，因"无痛性右颈部淋巴结肿大半年，反复发热 3 个月"入院。曾在外院多次行抗炎治疗（具体不详），治疗后肿大淋巴结未见明显缩小。近 3 个月体重减轻 4~5kg，伴乏力、盗汗。查体：右颈部可触及一范围约 5cm×3cm×2cm 的融合淋巴结，质硬，活动度差，触之无明显压痛，表面皮肤无红肿、破溃，双侧锁骨上、腋窝、滑车上及腹股沟均可触及肿大淋巴结，大小约 1cm×1cm，质软，活动度可，无明显压痛。

主任医师常问实习医师的问题

● **目前考虑的诊断是什么？**

答：恶性淋巴瘤。

● **诊断为恶性淋巴瘤的依据是什么？鉴别诊断是什么？**

答：（1）诊断依据

① 病史：无痛性右颈部淋巴结肿大半年，抗炎治疗后肿大淋巴结缩小不明显；近 3 个月出现反复发热、体重减轻、乏力、盗汗。

② 查体：右颈部融合肿大淋巴结，全身其余浅表淋巴结几乎均可触及肿大。

（2）鉴别诊断

① 慢性非特异性淋巴结肿大：由某些慢性感染所导致的全身浅表淋巴结肿大，可伴发热，多见于体质较弱、抵抗力较差的人群及老年人，有时肿大淋巴结呈脓性改变，经规范抗炎治疗后淋巴结肿大一般可消退，病理学检查提示慢性淋巴结炎症，有时可见微脓肿形成。

② 结核性淋巴结炎：肿大淋巴结多局限在颈部两侧，可彼此融合并与周围组织粘连，晚期可因破溃、软化形成窦道。患者结核菌素试验及血中结核抗体呈阳性。规范抗结核治疗后可好转。

③ 恶性肿瘤淋巴结转移：根据原发肿瘤部位及其淋巴结引流区分布，恶性肿瘤可出现相应区域的淋巴结肿大，如肺癌可见锁骨上、颈部淋巴结肿大，乳腺癌可见腋窝淋巴结肿大等。

④ 结缔组织病：结缔组织病是一组与免疫反应有关的人体多器官多系统结缔组织的炎症性疾病，其主要病变为黏液性水肿、纤维蛋白样变性及坏死性血管炎。传统的结缔组织病包括红斑狼疮、皮肌炎、硬皮病、结节性多动脉炎及类风湿关节炎、风湿热等。通过病理学检查多可鉴别。

⑤ 恶性组织细胞病：恶性组织细胞病（malignant histiocytosis）（简称恶组）是单核-巨噬细胞系统中组织细胞的恶性增生性疾病。临床表现以发热、肝脾淋巴结肿大、全血细胞减少和进行性衰竭为特征。恶性组织细胞浸润是本病病理学的基本特点，脾及淋巴结等造血组织常见，但全身大多数器官、组织也可累及，如皮肤、浆膜、肺、心、肾、胰腺、胃肠、内分泌、乳房、睾丸及神经系统等。这些器官及组织不一定每个都被累及，而受累的器官或组织，病变分布亦极不均一。恶性细胞可以是分散的或集结的，但极少形成瘤样的肿块。被累及的组织中有许多畸形的、形态多样的异常组织细胞，间有多核巨细胞和吞噬性组织细胞，吞噬大量多种血细胞。其异常组织细胞是诊断本病的主要依据。

● 恶性淋巴瘤的基本分类如何？

答：霍奇金淋巴瘤和非霍奇金淋巴瘤。霍奇金淋巴瘤分为经典型和结节性淋巴细胞优势型，前者分为结节硬化型、混合细胞型、富含淋巴细胞型及淋巴细胞消减型。非霍奇金淋巴瘤分为 B 细胞肿瘤、T/NK 细胞肿瘤两大类，各又分为不同的亚型，前者中最常见的为弥漫大 B 细胞淋巴瘤（diffuse large B cell lymphoma，DLBCL），后者根据临床特点和病理组织形态学分为四组：白血病型或播散型、结外型、皮肤型、结内型。

● 需要做哪些检查？ 各有什么优缺点？

答：需要做骨髓穿刺及活检病理学检查、超声检查、胸腹部及盆腔增强 CT、淋巴结切除病理学检查、PET-CT、EB 病毒抗体检测、肿瘤标志物检测及乙型肝炎病毒检测等。

（1）骨髓穿刺及活检病理学检查　骨髓涂片找到 R-S 细胞是确诊霍奇金淋巴瘤浸润骨髓的依据，骨髓活检较骨髓穿刺阳性率更高，病理诊断是金标准。

（2）超声检查　可大致了解淋巴结肿大的区域、大小，但不够准确。

（3）胸部、腹部及盆腔增强 CT　检查可了解有无深部淋巴结肿大、结外器官侵犯。

（4）切除淋巴结做病理学检查　完整的淋巴结切除是诊断淋巴瘤的关键，一般来说淋巴结穿刺活检病理学检查确诊淋巴瘤的比较困难，因此临床上多采取完整淋巴结切除已完成淋巴瘤的确诊。

（5）PET-CT　可以显示淋巴瘤病灶及部位，优于 CT 及其他影像学检查，可提供全身病变的完整信息，在肿瘤分期、疗效及预后判断均有重要价值，治疗后可在影像学上鉴别肿块是残留病灶或纤维化组织，高 SUV 值提示预后较差。但检查费用较高，不易普及。

（6）EB 病毒抗体检测　EB 病毒感染与淋巴瘤密切相关，其中伯基特（Burkitt）淋巴瘤是发生于中非和新几内亚地区儿童颌面部的一种高恶性的 B 细胞淋巴瘤。约 95％的该肿瘤患者能检测出 EB 病毒。

（7）血肿瘤标志物检测　CA125、CEA、TPS、β_2 微球蛋白及 LDH 的检测，治疗前后的对比可作为预后判断的指标之一。

（8）血乙肝病毒检测　若需行全身化疗，需在化疗前开始抗乙肝病毒治疗，否则可能会导致病毒复制加快，严重者会出现肝功能衰竭。

● **免疫系统的构成有哪些？**

答：免疫系统由免疫器官、免疫细胞和免疫分子组成。

免疫器官包括骨髓、胸腺、脾脏、淋巴结、扁桃体、阑尾等。

免疫细胞包括淋巴细胞、单核-巨噬细胞、中性粒细胞、嗜碱粒细胞、嗜酸粒细胞、肥大细胞。

免疫分子包括补体、免疫球蛋白、干扰素、白介素、肿瘤坏死因子、细胞因子等。

✤ ［住院医师或主治医师补充病历］

> 患者为中年男性，右颈部无痛性淋巴结肿大半年，反复发热伴体重减轻、乏力、盗汗 3 个月，入院后行右侧颈部淋巴结切取活检术，病理及免疫组化示弥漫大 B 细胞淋巴瘤，胸部 X 线片示心肺无异常，全腹超声未见明显异常。

 主任医师常问住院医师、进修医师和主治医师的问题

● **对目前的诊断和治疗有何意见？**

答：根据活检病理结果，可确诊为弥漫大 B 细胞淋巴瘤，根据相关

检查及查体，分期为ⅢB期。

治疗上可选择 CHOP 方案化疗或可联合利妥昔单抗（美罗华）进行生物化疗，每2周期治疗后评价疗效，若对化疗敏感，应化疗6~8周期。

● 何谓弥漫大B细胞淋巴瘤国际预后指数(IPI)？

答：国际预后指数（International prognostic index，IPI）一直作为初诊弥漫大B细胞淋巴瘤患者疾病危险度分层的基石，用以帮助治疗方案选择、是否进入临床实验的决策，还用于判断预后。国际预后指数包括年龄、乳酸脱氢酶（LDH）、体能状态（ECOG）、疾病分期和结外浸润病变5个参数，根据评分将弥漫大B细胞淋巴瘤患者分为4个不同预后组，各组之间5年生存率介于26%~73%。但是由于国际预后指数系统预后价值的总结是基于单纯使用化疗的弥漫大B细胞淋巴瘤患者，自20世纪90年代末以来，在弥漫大B细胞淋巴瘤的传统化疗方案中加入利妥昔单抗已经将所有危险组的生存大大改善。结果，国际预后指数用来区分危险组，特别是高危组患者的能力下降了。因此在目前利妥昔单抗广泛作为一线治疗的时代，其预后价值降低。现在采用NCCN-IPI 预后评分系统，不同于以往的国际预后指数，NCCN-IPI 最多有8个得分点：主要器官（骨髓、中枢神经系统、肝/胃肠道或肺）侵犯、Ann Arbor 分期Ⅲ~Ⅳ期和 ECOG 评分≥2分，每项计1分；年龄>40岁而≤60岁，计1分；>60岁而≤75岁，计2分；>75岁，计3分；乳酸脱氢酶比率>1而≤3，计1分；>3，计2分。对5年总生存的分析形成四个危险组：低危组（L，0~1分），低-中危组（L-I，2~3分），高-中危组（H-I，4~5分）和高危组（H，≥6分）。

● 具体的治疗方案是什么？

答：CHOP 方案化疗：环磷酰胺（CTX）750mg/m², iv, d1；多柔比星（ADM）40mg/m², iv, d1；长春新碱（VCR）1.4mg/m², iv, d1；泼尼松（PDN）60mg/m², po, d1~d5；每21d为1周期。经济条件许可者可联合利妥昔单抗（美罗华）进行生物化疗，375mg/m², iv, 每21d为1周期。

● 患者初始治疗后病情进展，应如何选择一线治疗？

答：初始治疗后6个月之后出现病情进展，可沿用原方案继续治疗，初始治疗后6个月以内出现的病情进展，说明原方案耐药，应更换方案，如初治选用的是 CHOP 方案，可更换为 DICE 方案等。

● 一线治疗失败，应如何选择二线治疗？

答： 一线治疗经疗效评价确定为病情进展的患者，一线治疗耐药，治疗失败，转入二线治疗。二线治疗方案包括：DHAP 方案（地塞米松＋顺铂＋阿糖胞苷）±利妥昔单抗；ESHAP（依托泊苷、甲泼尼龙、顺铂、阿糖胞苷）±利妥昔单抗；GDP 方案（吉西他滨＋地塞米松＋顺铂）±利妥昔单抗；GemOX 方案（吉西他滨＋奥沙利铂）±利妥昔单抗；ICE 方案（异环磷酰胺＋卡铂＋依托泊苷）±利妥昔单抗；MINE 方案（美司钠/异环磷酰胺、米托蒽醌和依托泊苷）±利妥昔单抗；剂量调整 EPOCH 方案（依托泊苷＋泼尼松＋长春新碱＋环磷酰胺＋多柔比星）±利妥昔单抗等。

● 如果患者有乙肝感染应如何处理？

答： 应在化疗同时给予口服核酸类抗病毒药物并监测血乙肝病毒 DNA 拷贝数。

所有明确恶性淋巴瘤诊断并计划接受化疗或免疫化疗的患者均应接受以下处理：

① 乙肝两对半检测。

② HBsAg 或 HBeAg 阳性者，应检测 HBV DNA。

③ HBsAg 阳性或 HBV DNA≥10^2 拷贝数者，在接受化疗或免疫化疗前预防性给予抗乙肝病毒治疗。建议化疗前预防性抗病毒治疗至少 1 周，抗病毒治疗持续至化疗或免疫化疗结束后 6 个月。预防性抗乙肝病毒药物：如拉米夫定 100mg/d、阿德福韦 10mg/d、恩替卡韦 0.5mg/d。建议恩替卡韦作为首选预防治疗方案。

④ 乙肝患者接受化疗前应符合以下指标：肝功能正常、HBV DNA< 10^2 拷贝数。

化疗期间应密切监测肝功能，肝功能异常者应及时复查 HBV DNA。如预防性应用抗病毒治疗后仍然发生乙肝病毒再激活，应去感染科就诊。

● 如何选择化疗和放疗时机？

答： 淋巴瘤属于全身性疾病，首选全身化疗，放疗用于全身化疗无法灭活肿瘤时，作用是局部姑息减灭或因肿瘤产生相关并发症，如难以缓解的疼痛、神经压迫、组织水肿等，可联合局部放疗缓解症状。

● 大剂量化疗联合自体造血干细胞移植的价值是什么？

答： 大剂量化疗联合自体造血干细胞移植对两类患者有益：在初始

化疗过程中或在3个月内疾病继续进展和完成完整的化疗疗程在3个月后复发者。对于进展期淋巴瘤患者，给予标准化疗疾病仍然进展者，不管复发时特征如何，大剂量化疗后自体造血干细胞移植是标准的治疗方法，且自体外周造血干细胞用于淋巴瘤治疗时，移植物受淋巴瘤细胞污染机会少，造血功能恢复快，并适用于骨髓受累或经过盆腔照射的患者。

主任医师总结

（1）弥漫大B细胞淋巴瘤（DLBCL）是一种具有高度侵袭性、异质性的恶性淋巴瘤，占所有非霍奇金淋巴瘤的30%～40%。利妥昔单抗联合化疗是弥漫大B细胞淋巴瘤的标准治疗方案。尽管三分之二以上患者一线治疗后可缓解，但仍有近三分之一的患者难以经诱导缓解，常表现为难治或早期复发，特别是高危（高国际预后指数评分）或伴MYC基因异常者，随着对其分子生物学、遗传学的进一步认识，根据其分型制订个体化治疗方案显得尤为重要。根据分型、预后分层因素等选择治疗方案是目前治疗弥漫大B细胞淋巴瘤所遵从的重要法则。

（2）弥漫大B细胞淋巴瘤分为3种不同的亚型：生发中心B细胞（GCB）型、活化的B细胞（ABC）型以及原发性纵隔B细胞淋巴瘤（PMBL）型，后两者统称为非生发中心B细胞（non-GCB）型。各型在发病机制及预后方面显现出明显的不同，生发中心B细胞型弥漫大B细胞淋巴瘤预后显著优于其他两型。随后的研究显示生发中心B细胞型和活化的B细胞型在发病机制上存在显著不同，从而为弥漫大B细胞淋巴瘤发病机制探讨及其治疗带来了革命性的变化；其治疗在数十年中取得了重要进展。

（3）2014年NCCN指南已强调，致癌基因MYC作为弥漫大B细胞淋巴瘤免疫组化检测组合的一个必不可少的组成部分；弥漫大B细胞淋巴瘤同有MYC和BCL2易位者称为双重打击淋巴瘤（DHL）。双重打击淋巴瘤的特征是中位年龄70岁左右、分期晚、国际预后指数为中高危或高危、乳酸脱氢酶增高、结外损害（包括中枢神经系统受累高风险）。这些患者对CHOP和R-CHOP无效，预后差。但是靶向MYC和BCL2的新药可能会给双重打击淋巴瘤患者的治疗带来不一样的选择。目前可能有效的药物包括BCL2抑制剂ABT-199、BET布罗莫结构域抑制剂、aurora激酶抑制剂alisertib，以及蛋白酶体抑制剂ixazomib和免疫节点抑制剂PD-1、PD-L1等。正在进行的临床试验也可能为双重打击淋巴瘤-弥漫大 B 细胞淋巴瘤 (DHL-DLBCL) 患者提供更多恰当的治疗方向。

(4) 临床研究证实沙利度胺及来那度胺通过抗肿瘤血管增殖，在弥漫大 B 细胞淋巴瘤的治疗中显示出重要的作用。

(5) 尽管利妥昔单抗联合化疗已经成为弥漫大 B 细胞淋巴瘤治疗的标准一线方案，但仍有部分患者应用一线治疗方案后效果不佳、短期内复发，甚至产生耐药。目前一些新型的抗 CD20 抗体以及针对其他靶点的特异性抗体已成为治疗弥漫大 B 细胞淋巴瘤的新手段。奥法术单抗 (ofatumumab) 及 vehuzumab 同属第二代抗 CD20 单克隆抗体，较利妥昔单抗具有更强的补体依赖的细胞毒 (CDC) 效应及抗原结合能力，在难治弥漫大 B 细胞淋巴瘤中，奥法术单抗 (ofatumumab) 表现出了较强的抗肿瘤效应。阿托组单抗 (obinutuzumzb) 是一种人源化的抗 CD20 抗体，与利妥昔单抗相比，不仅具有强烈的抗体依赖细胞介导的细胞毒性效应，同时能够更好地诱导 B 细胞凋亡。

(6) 对于复发难治弥漫大 B 细胞淋巴瘤患者，若化疗未达到部分缓解，对其进行自体造血干细胞移植治疗并不能从中获益，而对于复发后仍对化疗敏感的患者则可以将自体造血干细胞移植作为挽救性治疗方案。

(7) 目前仅支持滤泡性淋巴瘤可进行利妥昔单抗 (美罗华) 维持治疗，可以延长无病生存期、减少复发风险剂量为 $375mg/m^2$，时间为每 3 个月 1 次，共进行 6~8 次治疗，可使生存上获益。

(8) 放射免疫靶向治疗是一项以抗肿瘤特异性抗原的抗体导向放射性同位素至病变组织，通过射线对靶组织的杀伤作用达到治疗目的的治疗技术。单克隆抗体的特异性靶向定位能力使放射性核素主要集中于靶组织内，使其对正常组织的放射毒性最小化。而且由于放射线的交叉火力作用，射线可以在靶细胞和其周围的细胞中引起辐射杀伤作用。与单纯免疫治疗相比，表现出更强的杀伤肿瘤的能力。这种方法特别适合对常规放射治疗较敏感的非霍奇金淋巴瘤 (NHL) 的治疗。大多数非霍奇金淋巴瘤患者都表现为播散病灶，外照射的过度放射毒性，对这类患者通常不宜采用外照射治疗。在这种条件下，放免靶向治疗具有导向放射性同位素至各个散在病灶，并使靶组织在一定时间内受到稳定而持续的照射。放射免疫靶向治疗和应用抗 B 细胞非霍奇金淋巴瘤单克隆抗体治疗相比，前者抗肿瘤机制既包含了 McAb 抗肿瘤的生物学、免疫学机制，如细胞凋亡、抗体依赖的细胞介导的细胞毒性作用 (ADCC) 和补体依赖的细胞毒作用（CDC），而且还有放射性核素的靶向治疗作用。另一个有利因素是在细胞水平上，特异性抗体不需要与每一个肿瘤细胞发生作用，对邻近的抗原表达阴性的肿瘤细胞可通过照射和潜在的"旁观者效应"而达到杀伤效果。由于免疫毒性作用必须是每个靶细胞都与抗体结合才能起到完全杀伤作用，但不是每一个肿瘤细胞都表达该抗原，所以单纯抗体治疗就不大可能使肿瘤完全消退。因此放射免疫靶向治疗的抗肿瘤作用优于单纯免疫疗法。

查房笔记

中年男性，突发全身抽搐 1 次，不省人事 10min——中枢神经系统淋巴瘤 (PCNSL)

❀ ［实习医师汇报病历］

　　患者男性，52 岁，因"突发全身抽搐 1 次，不省人事 10min"入院。入院前于急诊行 CT（图 7-1）示：右侧侧脑室后角周围占位性病变，脑萎缩。查体：神志清楚，口角无歪斜，伸舌居中，生理反射存在，病理征阴性。入院初步诊断：脑肿瘤？继发性癫痫。

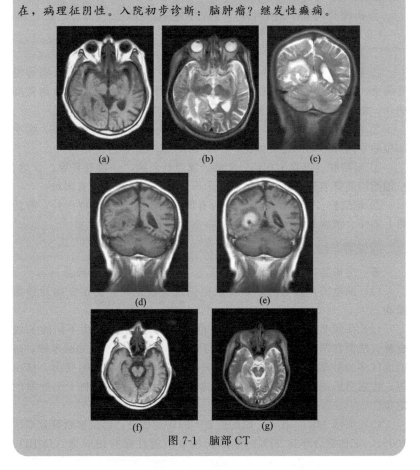

图 7-1　脑部 CT

主任医师常问实习医师的问题

● **考虑患者的诊断是什么？**

答：①右枕叶占位病变，胶质瘤？转移瘤？②继发性癫痫。

● **诊断依据是什么？ 鉴别诊断是什么？**

答：（1）诊断依据

① 中老年男性。

② 急性起病，主诉是不省人事，全身抽搐。

③ 神经系统查体未见异常。

④ 头颅 CT 显示右侧侧脑室后角周围占位性病变。

（2）需要与以下疾病鉴别

① 脑转移瘤：原发肿瘤以肺癌，乳腺癌多见，脑内病灶多为多发。

② 脑出血：老年人多见，急性起病，多有高血压病、糖尿病等慢性病史，有失语、抽搐、偏瘫症状及颅内压增高表现，CT 提示高密度病灶，密度均匀，MRI 能鉴别。

③ 脑梗死：老年人多见，起病急，临床表现与脑出血相似，病变部位的不同有不同的定位体征，CT、MRI 基本能鉴别。

④ 脑脓肿：可发生在任何年龄，亚急性起病，一般有畏寒、发热、白细胞增高等表现，病情早期脓肿未形成时与脑肿瘤鉴别有困难。

⑤ 脑结核：发病年龄轻，一般有肺部等其他部位结核病灶，有低热、盗汗、消瘦等消耗性体征，结核菌素试验阳性。

● **应做哪些检查项目？ 各有什么临床意义？**

答：应做脑电图及脑电地形图、头颅 CT、头颅 MRI 检查。

（1）脑电图及脑电地形图 脑电诱发电位记录，能定位病灶诊断癫痫。

（2）头颅 CT 对脑肿瘤进行定位，各种颅内肿瘤产生不同的 X 线衰减，从而在图像上出现不同密度的区域，低密度区一般为脑水肿，高密度区多为肿瘤、出血或钙化，另外可以了解脑室系统的变形、移位等；注射造影剂后可使病灶区的对比度得到增强，更有利于脑肿瘤的定位。

（3）头颅 MRI 比 CT 能提供更多的病变信息，定位诊断符合率达 100%，定性符合率达 90%。采用新技术功能性磁共振成像（fMRI）、弥散张量成像技术（DTI），更能清楚地显示肿瘤的大小、形态，准确地界定肿瘤的边界及范围，辨认脑功能区，对肿瘤切除的范围进行评估，使手术的定位更准确，避免重要脑功能区和神经纤维束的损害，降低手术风险；甚至可以术中进行导航，精确指导切除肿瘤的残留组织；对肿瘤患者术后的跟踪提供更准确的评估方法。

◎ ［住院医师或主治医师补充病历］

> 男性患者因抽搐、不省人事入院，入院后 MRI 示：右侧枕叶见大小约 65mm×45mm×45mm 的长 T1、T2 异常信号影，边界模糊，边缘不规则，增强后病灶内不规则团状强化，周围水肿带，右侧侧脑室及附近脑沟未见明显受压，考虑淋巴瘤或转移瘤。血尿粪常规、胸部 X 线片、腹部 B 超、肿瘤标志物（CEA、CA19-9、CA125、CA153、CA72-4、SCC、NSE、PSA）均未见异常，考虑淋巴瘤。经手术切除病理示弥漫大 B 细胞淋巴瘤。

 主任医师常问住院医师、进修医师和主治医师的问题

● **对目前的诊断有何意见？**

答： 患者为老年男性，抽搐、不省人事为首发症状，根据影像学检查及手术病理结果，目前诊断中枢神经系统弥漫大 B 细胞淋巴瘤明确。

● **临床上怀疑或确诊为中枢神经系统淋巴瘤需行哪些相关检查及其意义？**

答：（1）裂隙灯眼底检查　既往统计数据表明，中枢神经系统淋巴瘤确诊时 20% 患者伴有眼部受侵犯，而且多数为双眼受侵。

（2）腰椎穿刺　包括细胞学计数、蛋白质和糖等生化检查，流式细胞仪检查应用单克隆分子生物学标志物检测，能提高诊断阳性率，如脑脊液见有肿瘤细胞提示全颅及脊髓侵犯，颅内高压患者做腰椎穿刺需慎重。

（3）脊髓 MRI 扫描　了解脊髓有无受侵犯。

（4）HIV 抗体检测　HIV 相关的淋巴瘤的治疗及预后与非免疫缺陷的淋巴瘤完全不同。

（5）其他血液学检查　乳酸脱氢酶、血沉、β_2-微球蛋白、生化检查，了解肿瘤负荷。

（6）全身其他部位的检查　骨髓穿刺，胸、腹、盆腔 CT 或 MRI 扫描，了解有无神经系统以外的淋巴瘤。但有统计学资料表明，中枢神经系统淋巴瘤合并神经系统以外淋巴瘤的概率为 3.9%～12.5%，因此除非有相应的临床症状，一般不强烈推荐做其他部位的 CT 或全身 PET-CT 扫描。

（7）立体定向活检　是明确诊断最有效的方法，值得注意的是，检查前一定要避免使用糖皮质激素以免降低检出率。

● **此患者的后续治疗方案是什么？**

答：（1）化疗　化疗在治疗中枢神经系统淋巴瘤中具有重要地位，然而由于脑脊液存在血-脑脊液屏障（BBB），使得化疗效果受到一定限制。与外周淋巴瘤相比，治疗时要注意：①剂量相对要大；②选择能通过血-脑脊液屏障的药物。根据药物能否通过血-脑脊液屏障可将药物分为 3 组：①药物几乎无法通过血-脑脊液屏障，效果十分有限，如蒽环类、长春新碱、环磷酰胺；②药物具有中等能力通过血-脑脊液屏障，能够大剂量使用以达到在脑脊液的治疗浓度，如甲氨蝶呤、阿糖胞苷；③使用常规浓度即可在脑脊液达到治疗浓度，如糖皮质激素和替莫唑胺。CHOP 方案（环磷酰胺、多柔比星、长春新碱、泼尼松）对中枢神经系统淋巴瘤几乎无效。与单独使用大剂量甲氨蝶呤相比，大剂量甲氨蝶呤加用 CHOP 方案也不能改善预后。大剂量化疗过程中要注意患者血液学不良反应和其他脏器功能损伤，定期检测肝、肾功能及血清乳酸脱氢酶水平。大剂量的甲氨蝶呤（MTX）是目前治疗中枢神经系统淋巴瘤的最有效单药，常作为一线化疗方案，具体：甲氨蝶呤 $8g/m^2$ [$2500mg/m^2$，iv gtt（1h），以后 $240mg/(m^2 \cdot h)$，iv gtt（持续23h）]，q2w，直至完全缓解，完全缓解后再接受 2 个疗程巩固治疗（q2w）和 11 个疗程的维持治疗（q4w）。

（2）放疗　患者中年，一般情况良好，推荐化疗后进行全脑放疗。鉴于 PCNSL 多灶性发病，主要采用全颅放疗（WBRT），剂量 40～50Gy，不做局部增强。裂隙灯检查如提示眼部受侵犯，化疗后评估如眼部病灶无缓解，建议做双眼放疗，剂量 36Gy。

（3）如脑脊液见恶性淋巴瘤细胞，可鞘内注射甲氨蝶呤 $12mg/m^2$ ＋阿糖胞苷 $70mg/m^2$。

● **一线治疗失败，应如何选择二线治疗？**

答：① 如患者化疗后完全缓解＞1 年，未接受放疗，可继续应用大剂量甲氨蝶呤的单药化疗方案或甲氨蝶呤为基准的联合化疗方案，再次化疗后根据病情选择是否放疗。治疗后疾病进展或复发的中枢神经系统淋巴瘤患者应考虑进一步化疗（全身或鞘内）、再次放疗或给予最佳支持治疗。

② 如患者化疗后短期复发，选择全颅放疗±受累野增强±二线化疗。二线化疗方案可以选择 CHOP 方案＋VM-26、利妥昔单抗和（或）替莫唑胺、拓扑替康、顺铂＋大剂量阿糖胞苷＋地塞米松、长春新碱＋丙卡巴肼＋阿糖胞苷或大剂量化疗联合自体（异体）干细胞移植。

● **类固醇激素在中枢神经系统淋巴瘤中的应用及注意问题有哪些？**

答：类固醇激素在淋巴瘤治疗中具有重要的作用及意义，是联合方案化疗中最常用的药物，初治的中枢神经系统淋巴瘤患者对类固醇激素的反应率约为 40％，而且对类固醇激素有效的病例可能是预后良好的标志；同时类固醇激素也是治疗脑水肿常用的药物，类固醇激素对恶性淋巴瘤细胞具有细胞溶解作用，因此可以影响肿瘤病灶的 CT 或 MRI 表现，改变病理标本的组织病理学特征，从而影响临床观察和病理诊断。因此对于可疑中枢神经系统淋巴瘤在获取肿瘤组织明确病理诊断之前尽量不用或慎用激素。但如果有严重颅内高压或有并发脑疝的高风险，及时应用激素是合理的，而且效果也较显著。

主任医师总结

（1）年龄和体能状态是影响中枢神经系统淋巴瘤患者预后的重要因素，一项多中心回顾性研究的结果提示预后较差的 5 个因素包括：①年龄＞60 岁；②采用美国东部肿瘤协作组（ECOG）评分标准评价体能状态为 2～4 级；③血清乳酸脱氢酶增高；④脑脊液蛋白质含量增高；⑤脑实质深部受累。对中枢神经系统淋巴瘤的治疗，应在循询证医学的指引下，同时兼顾个体化的原则。

（2）中枢神经系统淋巴瘤好发年龄在 55～60 岁。如果合并获得性免疫缺陷综合征（AIDS），则发病年龄提前，平均 30 岁。我们讨论的是无免疫获得性免疫缺陷的患者。

（3）对于手术治疗，目的主要是获取组织明确病理诊断，而并非为了病灶的常规切除，但是并非否定神经外科在此病的诊疗中的作用，对于肿瘤患者，多学科的协助治疗方式是最重要的。同时也有证据表明能完全或次全切除的中枢神经系统淋巴瘤可能具有较高的完全缓解率，但是争取完全切除的并发症也显著增加，生活质量下降，并未获得长期生存的优势，因此手术治疗的意义仍需探讨。

（4）对于化疗与放疗，大剂量甲氨蝶呤是目前最有效及广泛应用的方案，而且毒性相对较小，是术后首选的方案。放疗与大剂量甲氨蝶呤化疗疗效相当，联合放化疗疗效无叠加但毒性叠加，是否联合放疗视患者情况而定，一般对于＜60岁的患者，推荐先化疗、化疗后全脑放疗的治疗模式。对于＞60岁的患者，推荐单一化疗，全脑放疗作为解救模式。

（5）对于复发的患者有多种化疗方案选择，对初治选择大剂量甲氨蝶呤患者，未接受放疗，缓解时间大于1年，再次治疗可继续原方案或以甲氨蝶呤为基准的联合方案，而其他情况建议改用其他化疗方案，是否联合放疗及放疗的放射均需结合患者的情况而定，可供选择的化疗方案如上所述，老年患者（＞60岁）及KPS评分低于40分患者建议应用利妥昔单抗和（或）替莫唑胺。

（6）对于一般情况、生活质量良好，腰穿或脊髓MRI检查阳性，推荐脊髓局部放疗加鞘内化疗。如果眼部检查为阳性（如恶性葡萄膜炎），应考虑全脑放疗或眼内化疗。

查房笔记

第八章　乳腺肿瘤

中年女性，发现自发性溢液3个月余——乳腺导管内癌

患者女性42岁，发现自发性乳头溢液3个月余。查体：双侧乳腺未扪及明显肿块，双侧腋窝淋巴结不大，左乳腺局部皮肤无橘皮样变，乳头无凹陷，挤压乳头见少量清亮的非血性溢液。外院行乳腺超声（图8-1）示：左侧乳腺导管内可见一低回声团块，考虑为乳腺癌。入院诊断为：左乳腺占位性病变（性质待查）。

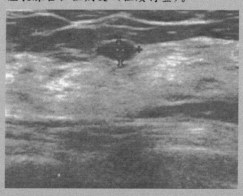

图8-1　乳腺超声

 主任医师常问实习医师的问题

● **目前考虑的诊断是什么？**

答：乳腺导管内癌。

● **诊断为导管内乳腺癌的依据是什么？ 鉴别诊断是什么？**

答：（1）诊断依据

① 临床临床表现：比较隐匿，患侧乳头出现自发性溢液。

② 影像学检查：乳腺超声检查表现为扩展导管内可见肿物，肿块边缘不规则，肿块附着处导管壁增厚、不规则、边缘有毛刺、回声衰减，血流丰富。

（2）鉴别诊断 乳腺导管内乳头状瘤、乳房纤维腺瘤、乳腺囊性增生病、乳腺结核、浆细胞性乳腺炎。

● **需要做哪些检查？ 各有什么优缺点？**

答：（1）钼靶 X 线片摄片 准确性高，通常表现为簇状的微钙化，是诊断导管内癌最常用的检查手段，因乳腺 X 线检查的普及应用导致了乳腺导管内癌的检出率显著增加。但部分病变可表现为正常了。

（2）超声检查 检测腺体组织及导管内病灶，帮助判断肿块良恶性，无损伤性，可反复使用。常作为初筛检查，难以发现较小病灶，准确性不及乳腺 X 线检查和 MRI 检查。

（3）MRI 检查 MRI 发现乳腺导管内癌的敏感性高于乳腺 X 线检查，因条件所限，能够开展乳腺 MRI 检查的单位并不多。

（4）活检病理学检查 是确诊的依据，特别是影像学引导下乳腺微创活检。

✿ ［住院医师或主治医师补充病历］

> 病理学检查示乳腺导管内癌。免疫组化：ER（＋），PR（－），Her-2（＋）。

❓ 主任医师常问住院医师、进修医师和主治医师的问题

● **乳腺导管内癌属于浸润性导管癌吗？**

答：乳腺导管内癌亦称为乳腺导管原位癌（DCIS），属于非浸润性乳腺癌，是浸润性乳腺癌的前驱病变。

● **乳腺导管内癌需要术后辅助化疗吗？**

答：不需要，目前没有证据提示化疗能带来生存获益。

● **乳腺导管内癌 Her-2 阳性患者是否需要曲妥组单抗治疗？**

答：不需要，目前没有证据显示 Her-2 阳性（针对导管内癌成分）患者能够从曲妥组单抗治疗中获益。

● **乳腺导管内癌患者需要内分泌治疗吗？**

答：对于 ER/PR 阳性的乳腺导管内癌接受保乳手术加放疗的患者为降低同侧复发和对侧第二原发乳腺癌（若单纯以预防对侧第二原发乳腺癌为目的，激素受体阴性患者也可接受他莫昔芬预防用药）。建议放疗结束采用他莫昔芬 20mg/d（10mg/次，bid），连续服用 5 年；仅接受保乳手术的患者，降低对侧乳腺癌风险的治疗，他莫昔芬为 ER 阴性的乳腺导管内癌患者提供获益的情况不确定。

● **何谓 Van Nays 预后指数？**

答：一个客观的指标以协助临床医师对乳腺导管内癌治疗方式进行决策。VanNays 预后指数（VNPI）对乳腺导管内癌按肿瘤大小、患者年龄、手术切缘、肿瘤细胞核分级四方面综合考虑，每一方面评分由 1 分（最佳）到 3 分（最差），四方面总分由最低的 4 分（最佳）到最高的 12 分（最差）。VNPI＝A＋B＋C＋D（A＝肿瘤大小，≤15mm 为 1 分，16～40mm 为 2 分，≥41mm 为 3 分；B＝切缘情况，≥10mm 为 1 分，1～9mm 为 2 分，＜1mm 为 3 分；C＝胞核分级，第 1 组为 1 分，第 2 组为 2 分，第 3 组为 3 分；D＝年龄，≥60 岁为 1 分，40～60 岁为 2 分，＜40 岁为 3 分）。

主任医师总结

（1）乳腺导管原位癌（DCIS）属于乳腺浸润性癌的前驱病变，具有进展为浸润性癌的趋势。乳腺导管内癌还有部分伴有微浸润，AJCC 分期定义为癌细胞突破基底膜并侵犯邻近组织，但病灶最大直径不超过 0.1cm。

（2）乳腺导管原位癌的治疗目的是降低局部复发率，以局部治疗为主。治疗方式包括局部病灶广泛切除联合或不联合全乳放疗，或者行全乳房切除术。虽然全乳切除可以达到最大的局部控制效果，但是接受全乳切除患者的长期生存率与接受保乳手术联合全乳放疗的患者相同。

（3）原则上所有保乳手术后的患者都具有术后放疗适应证，术后乳腺切口愈合后就可以开始，建议于术后 8 周内开始，推荐全乳照射后，肿瘤部位放射剂量应加大。

（4）对于全乳切除、单纯局部切除术及局部广泛切除患者，如 ER/PR 阳性，推荐采用他莫昔芬 20mg/d（10mg/次，bid），连续服用 5 年，可以明显降低乳腺癌复发风险。

查房笔记

中年女性，发现右侧乳腺肿块并腋窝淋巴结肿大 3个月余——浸润性乳腺癌伴腋淋巴结转移

 [实习医师汇报病历]

　　患者女性48岁，发现右侧乳腺肿块3个月余。查体：右侧乳腺可扪及一4cm×3cm的肿块，质硬、固定、边界不清楚、触之无压痛，右侧腋窝淋巴结肿大。于外院行乳腺钼靶检查（图8-2）示：右侧乳腺外侧结节样密度增高影。入院诊断为：右乳腺占位性病变，原因待查。

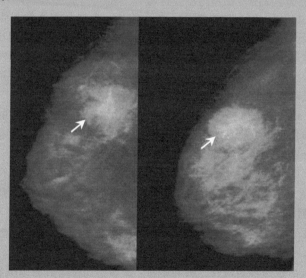

图8-2　右侧乳腺钼靶检查

主任医师常问实习医师的问题

● 目前考虑的诊断是什么？

　　答：乳腺癌伴腋窝淋巴结转移。

● **诊断为乳腺癌的依据是什么？ 鉴别诊断是什么？**

答：（1）诊断依据

① 患侧乳房出现无痛、单发肿块，质地硬，表面不光滑，与周围组织分界不清楚，不易被推动。

② 患侧可触及肿大淋巴结，质硬，无痛，周围组织分界不清楚，部分融合成团。

③ 乳腺影像学检查：乳腺内见高密度肿物，形态不规则，边缘毛刺，结构扭曲。

（2）鉴别诊断 应与乳房纤维腺瘤、乳腺囊性增生病、淋巴瘤、淋巴结结核、淋巴结炎相鉴别。

● **需要做哪些检查？ 各有什么优缺点？**

答：（1）钼靶 X 线片摄片 准确性高，根据乳腺影像报告和数据系统（BI-RADS）对病变进行完整分类及评估；但其检查范围小，不能同时拍摄乳腺、胸大肌及腋窝淋巴结，乳腺 X 线对年轻致密乳腺组织穿透力差，故一般不建议对 40 岁以下、无明确乳腺癌高危因素或临床体检未发现异常的妇女进行乳腺 X 线检查。

（2）超声检查 检测腺体组织及病灶内血管，帮助判断肿块良恶性，无损伤性，可反复使用，多数情况下可对乳腺进行全面评估；难以发现较小病灶。

（3）MRI检查 当乳腺 X 线摄影或超声影像学检查不能确定病变性质时，可以考虑采用 MRI 进行进一步检查。在乳腺癌的分期、新辅助化疗疗效的评估、腋窝淋巴结转移，原发灶不明者、保乳术后复发的监测、乳房成形术后随访、高危人群筛查等方面有优势。

（4）活检病理学检查 明确诊断，影像学引导下乳腺组织学活检特别适合未扪及乳腺病灶（如肿块、钙化灶、结构扭曲等）；有创检查，可能破坏正常乳腺结构。

❀ ［住院医师或主治医师补充病历］

入院后行右侧乳腺改良根治术，术后病理示浸润性导管癌，淋巴结转移 3/12，分子病理 ER（＋）、PR（－）、Her-2（＋＋＋）。

主任医师常问住院医师、进修医师和主治医师的问题

对目前的诊断和治疗有何意见？

答：术后病理分期为 $pT_3N_2M_x$，为明确诊断，需行头颅 MRI、胸腹部 CT、全身骨 ECT 检查方能排除是否存在远处转移。如果基线检查未发现明确远处转移，可以诊断为 $pT_3N_2M_0$ ⅢA 期，即局部晚期。

治疗方面应以化疗为主，因 Her-2 阳性，需要加用曲妥组单抗。患者腋窝淋巴结有转移，需做术后辅助放疗。病理学检查示 ER（＋），可以进行内分泌治疗。

具体的治疗方案是什么？

答：（1）化疗联合靶向治疗　常用方案为 AC×4 序贯 TH×4 方案化疗，即多柔比星 $60mg/m^2$，iv，d1；环磷酰胺 $600mg/m^2$，iv，d1；q21×4。序贯多西他赛 $100mg/m^2$；iv，d1，q21×4，同时用曲妥组单抗首次剂量 4mg/kg，之后 2mg/kg，q7d，化疗结束后继续用曲妥组单抗满 1 年。

（2）放疗　化疗完成后 2～4 周内开始放疗，术后放疗靶区原则上给予 50Gy/5 周，分 25 次。

（3）内分泌治疗　化疗完成后 2 周即可开始根据患者是否绝经选用他莫昔芬或芳香化酶抑制剂。

患者初始治疗后病情进展，应如何选择一线治疗？

答：继续保留曲妥组单抗，更换其他化疗药物，如紫杉醇、卡培他滨、长春瑞滨、吉西他滨等化疗药物。

一线治疗失败，应如何选择二线治疗？

答：临床研究证实，对于曲妥组单抗治疗失败的乳腺癌患者，采用拉帕替尼联合卡培他滨可以延长疾病进展时间。还可以考虑曲妥组单抗联合拉帕替尼的非细胞毒药物方案。

化疗、内分泌治疗和分子靶向治疗，如何联合应用？

答：化疗同内分泌治疗联合，疗效无提高，一般不联合应用。化疗同分子靶向药物曲妥组单抗联合可以起到协同作用，增强疗效。曲妥组单抗联合 AI 类药物治疗 Her-2 阳性同时 ER/PR 阳性的乳腺癌，无进展生存期和临床获益率均显著优于内分泌单药治疗。

● 怎样评价曲妥组单抗的心脏毒性？

答： 曲妥组单抗联合化疗可增加心肌损害，应用前进行心功能检查。常用超声心动图左心射血分数（LVEF）进行评估，使用期间应该每3个月监测1次。治疗中若出现LVEF较治疗前绝对值下降≥16%；LVEF低于正常范围并且较治疗前绝对值下降≥10%；4～8周内LVEF回升至正常范围或LVEF较治疗前绝对数值下降≤15%，可以恢复使用曲妥组单抗；LVEF持续下降＞8周，或者3次以上因心肌病而停止曲妥组单抗治疗，应当终止应用曲妥组单抗。

主任医师总结 ·······

（1）乳腺癌的治疗最能体现个体化治疗的理念，需要根据ER、PR和Her-2的表达情况确定不同的治疗方案，将手术、化疗、放疗、内分泌治疗及分子靶向治疗进行有机的结合。

（2）**手术治疗** 手术切除仍是乳腺癌主要的治疗手段。目前，治疗模式发生了改变，手术范围逐渐缩小。因为早期乳腺癌患者保留乳房的区段切除术后，现代的放疗设备及技术足以使保留的乳房得到较均匀充分的照射，其疗效与全乳切除效果相当，而且患者能保持良好的形体。

保乳手术最适宜的条件外科医生现已达成了一些共识：肿瘤直径通常小于3cm，肿瘤要位于乳房的外周；腋窝淋巴结无转移；乳房要有足够大的体积。保乳手术的绝对禁忌证仅仅是那些原发病灶位于2个以上不同象限和切缘持续阳性的患者。

以往乳腺癌手术，腋窝淋巴结清扫是必不可少的。现在研究认为，如果前哨淋巴结没有转移，就可以考虑不做腋窝淋巴结清扫术，所以前哨淋巴结（sentinel lymph node，SLN）检测代替腋窝清扫术是乳腺癌外科手术的又一次革命。前哨淋巴结阳性，满足以下所有条件时可不再做腋窝手术：a. T_1 或 T_2；b. 前哨淋巴结 S_1～S_2；c. 保乳治疗；d. 计划全乳放疗；e. 未行新辅助化疗。否则需做 I／II 级腋窝淋巴结清扫术。前哨淋巴结不确定者亦需做 I／II 级腋窝淋巴结清扫术。

（3）**放射治疗** 乳腺癌的放射治疗一般分为保留乳房术后的放射治疗、前哨淋巴结活检后的区域淋巴结照射、乳腺切除术后的放射治疗和新辅助化疗及其术后的放射治疗等。保乳手术加放疗与传统根治术的生存率无明显差异，而且具有保持完美乳房外形、减少手术损伤和减少乳房切除所致精神创伤等优点。目前保乳术加放疗已成为欧美国家早期乳腺癌的标准治疗选择。全乳腺照射（WBI）一直作为保乳术后相对固定的放疗模式。临床研究发现约60％伴有1～3个前哨淋巴转移者行腋窝淋巴结清扫并没有发现更多的淋巴结转移。约40％SLNB阳性者存在非前哨淋巴结的转移。虽然腋窝照射与腋窝清扫的局部控制率相同，而且放射治疗者发生上臂水肿的发生率较低，但是多数学者仍主张对前哨淋巴结活检阳性者给予进一步的腋窝淋巴结清扫，由于各种原因前哨淋巴结活检后未做腋窝淋巴结清扫者建议给予放射治疗。对于乳房切除术后的患者，目前多数学者认为应接受辅助性化疗或内分泌治疗。术后放疗主要适用于局部和区域淋巴结复发高危（25％～40％）的患者。腋淋巴结转移（LNM）4个的患者，应进行同侧胸壁区和锁上区的放疗；对于腋淋巴结转移在1～3个的患者，因为已有研究显示这样的放疗能够增加局部控制率，NCCN指南建议给予同侧胸壁区和锁骨上区的放疗。

对于原发肿瘤最大径≥5.0cm，或肿瘤侵及乳腺皮肤、胸壁；腋窝淋巴结转移≥4个；淋巴结转移1～3个的T_1/T_2，但包括下列高危因素：年龄≤40岁，腋窝淋巴结清扫数量<10枚时转移比例>20％，激素受体阴性，Her-2阳性的患者，需考虑做术后辅助放疗。

综合治疗是乳腺癌的主要治疗方式，目前已达成共识的乳腺癌治疗方案是手术＋局部放射治疗＋化疗＋内分泌治疗。

（4）化疗 对于肿瘤大于2cm、腋窝淋巴结阳性、激素受体阴性、Her-2阳性、组织学分级为3级的患者均需考虑做化疗。辅助化疗方案应综合考虑肿瘤的临床病理学特征、患者方面的因素和患者的意愿以及化疗可能的获益和相应的副作用后制订。通常选择联合化疗方案，常用方案包括：以蒽环类为主的方案，如CAF、A(E)C、FEC等；蒽环类与紫衫类联合方案，如TAC；蒽环类与紫衫类序贯方案，如AC→T；不含蒽环类的联合化疗方案，如TC和CMF方案。化疗一般不与内分泌治疗或放疗同时进行，化疗结束后再开始内分泌治疗或放疗。新辅助化疗能使相当一部分局部晚期乳腺癌原发灶体积缩小，使肿瘤分期降低，使更多的患者实施保乳手术。

St. Gallen关于早期乳腺癌辅助治疗选择的基本原则，提出首先要考虑肿瘤对内分泌治疗的反应性，分为内分泌治疗有反应、内分泌治疗无反应、内分泌治疗反应不确定；同时按照其他肿瘤生物学指标分为低度危险、中度危险和高度危险。

① 低度危险的定义：腋淋巴结阴性；并同时具备以下所有特征，原发肿瘤病灶pT≤2cm、病理分级1级、未侵犯肿瘤周边血管、ER或

PR 阳性、Her-2（一）、年龄≥35 岁。专家共识定义此类患者可以不化疗，仅选择内分泌治疗。NCCN 指南推荐可以用 OncotypeDx 评分决定是否化疗。

② 中度危险的定义：淋巴结阴性，并至少具备以下特征中的 1 项，pT>2cm、病理分级为 2～3 级、有肿瘤周边血管侵犯、*Her-2* 基因过表达或扩增、年龄<35 岁；腋窝淋巴结转移 1～3 个和 Her-2（一）。

③ 高度危险的定义：腋窝淋巴结转移 1～3 个和 Her-2（＋）；腋窝淋巴结转移>3 个。

部分激素反应性中危患者（如绝经后、仅有一个危险因素的中危），也可以不化疗，而仅选择内分泌治疗。根据患者情况和每个研究的背景合理选择化疗方案。如腋窝淋巴结转移阴性的激素依赖性患者化疗可以选择 AC（多柔比星/环磷酰胺）或 TCC（多西他赛/环磷酰胺）。腋窝淋巴结转移阴性的三阴性患者可以选择 FAC（氟尿嘧啶/多柔比星/环磷酰胺）、FEC（氟尿嘧啶/表柔比星/环磷酰胺）或 AC→TC（紫杉类）。Her-2 阳性［免疫组化（＋＋＋）或荧光原位杂交技术（＋）］患者可以选择 AC/TH（多西他赛/曲妥组单抗）或 TCH（多西他赛/卡铂/曲妥组单抗）。Her-2 阴性腋窝淋巴结转移阳性（St. Gallen 中高危）患者可以选择 AC→P1（紫杉醇 1 周）/T3（多西他赛 3 周方案），FEC×3→T×3，TAC。

早期乳腺癌辅助化疗的目标应该是争取治愈，所以选择方案更要强调遵循指南，规范治疗行为：标准化疗方案包括标准的药物、剂量、治疗间隙和治疗疗程；辅助治疗中蒽环类和紫杉类序贯应用，比同时用效果可能更好（A-T>AT），所以 AT 同时使用的联合方案并不是辅助治疗的推荐方案；现有化疗选择多数基于淋巴结数量，所以腋窝淋巴结阴性患者辅助治疗不建议使用紫杉类。但未来分子分型可能提供更多精确选择，尤其是 ER 和 PR 阴性及 Her-2 阳性患者辅助化疗需要含紫杉类化疗。

（5）内分泌治疗 激素受体 ER 和（或）PR 阳性的乳腺癌患者。一般在化疗后使用，但可以同放疗或曲妥组单抗同时应用。绝经前患者首先使用他莫昔芬片 20mg/d×5 年，也可选择托瑞米芬。卵巢去势治疗推荐用于绝经前的高危患者。绝经后的患者，推荐使用第三代芳香化酶抑制剂，三种药物来曲唑、阿那曲唑和依西美坦疗效之间并无本质差别，无论初始治疗、换药治疗还是序贯治疗均可获益。当然，也可选择他莫昔芬治疗，注意需每半年做一次超声检查，了解子宫内膜厚度。并适当补钙和给予双膦酸盐药物治疗。

（6）分子靶向治疗　对于免疫组化 Her-2（＋＋＋）或荧光原位杂交技术检查 *Her-2* 基因过表达患者，原发肿瘤大于 1.0cm 时，推荐使用曲妥组单抗；原发肿瘤＞0.5cm 但＜1.0cm 时，可考虑使用。目前推荐治疗时间为 1 年，可与化疗同时使用或化疗后序贯使用。具体剂量为 6mg/kg（首剂 8mg/kg）每 3 周方案，或 2mg/kg（首剂 4mg/kg）每周方案。另外还有新的口服分子靶向治疗药物拉帕替尼，联合化疗也有很好的疗效。

查房笔记

第九章　肿瘤急症

老年男性，患肺癌 1 个月，颜面、颈部及双上肢水肿 1 周——上腔静脉综合征

❀ [实习医师汇报病历]

患者男性，71 岁，因"发现肺癌 1 个月、颜面、颈部、双上肢水肿 1 周"入院。2 个月前因肺部占位行 PET-CT 检查（图 9-1、图 9-2）示肺癌并淋巴结转移。门诊 CT 检查示：左上肺一类圆形阴影，大小约 5.0cm×3.0cm，周围毛刺状并纵隔淋巴结明显肿大，静脉受压，不排除上腔静脉癌栓。查体：颈静脉怒张，右锁骨上可触及多个肿大淋巴结，颜面部、颈部、双上肢中到重度水肿，胸壁见静脉曲张，血流方向由上而下。患者吸烟 50 年，每天 20～30 支。

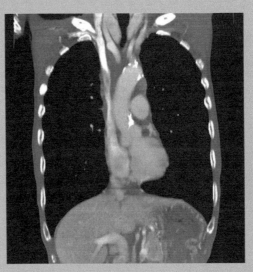

图 9-1　肺部 PET-CT（冠状位）

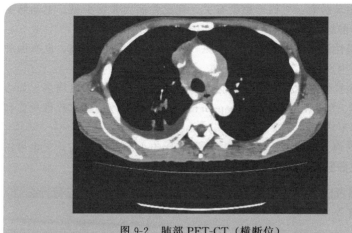

图 9-2　肺部 PET-CT（横断位）

 主任医师常问实习医师的问题

● **目前考虑的诊断是什么？ 现需要紧急处理的问题是什么？**

答： 左上肺癌，上腔静脉综合征。

● **诊断为上腔静脉综合征的依据是什么？ 鉴别诊断是什么？**

答：（1）诊断依据

① 老年男性。

② 慢性病程，急性加重，主诉为颜面、颈部、双上肢水肿。

③ 查体颈静脉怒张，颈部淋巴结肿大，颜面、颈部、双上肢水肿，胸壁静脉曲张，血流方向由上而下。

④ 胸部 CT 提示纵隔多发淋巴结肿大，上腔静脉受压伴有癌栓形成。

（2）需要与以下疾病鉴别

① 上纵隔的原发性肿瘤或继发性肿瘤：原发性以淋巴瘤、恶性胸腺瘤多见，继发性肿瘤以乳腺或睾丸肿瘤多见。发生在纵隔的恶性淋巴瘤多数为非霍奇金淋巴瘤，霍奇金病较少见，有消瘦、盗汗、低热、皮肤瘙痒症状，多有其他浅表淋巴结肿大，可合并有肝脾大，肿瘤标志物一般在正常范围。胸腺瘤病史较长，任何年龄可发病。

② 主动脉瘤：与梅毒感染有关，现此种病因非常少见。主动脉瘤压迫上腔静脉可引起回流障碍。

③ 慢性纤维性纵隔炎：较少见，多见病因为纵隔结核，也有因肿瘤放疗后继发性纵隔纤维化的报道。

④ 血栓性静脉炎：随着静脉内创伤性检查及监测手段增多，如心脏起搏器、深静脉留置管、Swan-Ganz 导管等，导致静脉血栓性炎症和静脉血栓形成。

⑤ 其他：如胸骨后甲状腺、结节病压迫上腔静脉或其分支也可以出现上腔静脉综合征。

> **该患者应做哪些检查项目？ 各有什么临床意义？ 或有什么优缺点？**

答：胸部增强 CT 及 MRI、纤维支气管镜、上腔静脉造影、骨扫描，可以考虑全身 PET-CT。

（1）胸部增强 CT　可以显示上腔静脉及其分支的受压情况，能显示纵隔其他部位的情况，并能分辨病变部位与血管的关系，了解病变部位是否有包膜及有无周围侵犯，明确上腔静脉有无血栓。

（2）胸部 MRI　与 CT 类似，对软组织的分辨率更高，更清楚地显示肿块与血管或其他脏器的关系。

（3）纤维支气管镜　观察气道有无受压，能直接到达肿瘤，观察肿瘤有无侵犯右支管及隆突的，纤维支气管能直接取活检做病理学检查，以明确病因。

（4）全身骨扫描　排除全身骨转移病灶。

（5）肿瘤标志物检查　癌胚抗原（CEA）、CA19-9、CA242、CA125、CA153、NSE、SCC 等，可通过标志物初步判断肿瘤的病理类型为腺癌、鳞癌或小细胞癌。另外肿瘤标志物可以作为肿瘤治疗后疗效评价的指标。

（6）上腔静脉造影　了解上腔静脉受压或堵塞的部位、分支受累情况及侧支循环的情况，也可以观察血栓大小，指导介入手术治疗。

（7）全身 PET-CT 检查　了解其他部位有无肿瘤转移，价格昂贵，只作为可选择的检查方案。

[住院医师或主治医师补充病历]

> 患者为男性，因颜面部水肿入院，既往吸烟多年。有咳嗽、咳黄白痰，声音嘶哑。查体：头颈部及上肢非凹陷性水肿，披肩状水肿，胸腹壁静脉曲张，血流方向由上而下。增强 CT 示：左上肺见一大小约 5.2cm×3.4cm、右下肺见一大小约 1.1cm×1.2cm 占位，增强扫描后病灶局部明显强化，上腔静脉见有充盈缺损。全身骨 ECT 未见明显异常。肿瘤标志物 NSE 明显升高。纤维支气管镜取活检病理结果为右肺小细胞癌。

主任医师常问住院医师、进修医师和主治医师的问题

● 对目前的诊断和治疗有何意见？

答：老年男性患者，吸烟病史多年，咳嗽、咳痰，曾做 PET-CT 检查提示肺癌并纵隔淋巴结转移，根据影像学结果，实验室检查及纤维支气管镜取病理结果，目前诊断为右肺小细胞癌。现患者最主要的症状是上肢及颜面部水肿，根据 CT 结果考虑为上腔静脉综合征，需紧急进行治疗。

● 上腔静脉综合征的病理生理变化是什么？

答：上腔静脉周围被右主支气管、肺动脉、主动脉、头臂动脉、胸腺及淋巴结所包围，上述任何结构的肿大均可压迫上腔静脉，引起回流受阻，引起侧支循环的形成及静脉曲张。可分为以下三种类型。

① 阻塞部位在奇静脉入口以上者，奇静脉血流方向正常。

② 当阻塞部位在奇静脉入口以下，血流方向向下，胸腹壁静脉发生曲张。

③ 当上腔静脉和奇静脉入口均阻塞，侧支循环的建立与门静脉相通，可出现食管胃底静脉曲张。

● 上腔静脉综合征的并发症有哪些？

答：静脉压的增高及侧支循环的建立可引起胸腹水、心包积液、原位血栓形成及中枢神经系统的损害，其中中枢神经损害主要表现为颅内高压症状及意识、精神改变。静脉压的增高也可以使淋巴回流受阻和肺门淋巴液逆流而出现肺水肿。

● 具体的治疗方案是什么？

答：（1）体位　取半坐卧位，减少上半身循环血量，降低静脉压。

（2）饮食　应低盐饮食，减少水钠潴留，减轻水肿。

（3）利尿　降低静脉血容量，但利尿的作用时间短暂，需避免应用利尿药过度而引起血黏滞度增高，增加血栓形成的风险，可选用呋塞米 20mg，qd 或 bid，根据尿量调节用量。

（4）激素　早期大剂量激素冲剂治疗可减轻脑水肿；减轻由放疗及肿瘤引起的局部炎症反应，减轻肿胀；地塞米松 6～10mg，iv 或 po，q6h。

（5）抗凝治疗　上腔静脉综合征容易并发血栓形成，可选择低分子肝素抗凝治疗。

（6）化疗　为此患者首选而且最重要的治疗方法，化疗方案可选择 VP 方案，首次化疗剂量要大，具体：依托泊苷 $120mg/m^2$，iv gtt，d1～d3；顺铂 $60mg/m^2$，iv gtt，d1；紧急情况下也可用环磷酰胺 $1g/m^2$，经下肢静脉冲入；需要注意化疗药物应避免从上肢静脉注入，因上腔静脉受压后该静脉压力增高明显，血流缓慢，药物局部浓度高，易导致静脉炎及静脉血栓。

（7）放疗　放疗是非小细胞癌的首选方案，小细胞肺癌可以放疗与化疗相结合，放疗同时需用激素减轻局部炎症及水肿。

主任医师总结

（1）上腔静脉综合征是肿瘤急症，需紧急处理，原则上应尽快取得病理学诊断，力求确诊，然后给予及时放化疗等，但在不得已的时候可以在获得组织学诊断之前就开始治疗，需注意对于放化疗敏感度高的肿瘤如小细胞癌及非霍奇金淋巴瘤，治疗后肿瘤坏死可能会导致无法明确病理诊断，因此在有可能的情况下应先做病理学检查。

（2）治疗方面，对于化疗敏感的肿瘤如小细胞肺癌、非霍奇金淋巴瘤，化疗有望根治，首选联合方案化疗±放疗。而对于其他恶性肿瘤如肺癌，转移性癌，放疗应该为首选，总剂量应该在 50Gy 以上，联合化疗。胸腺瘤因放化疗不敏感，应首先考虑手术治疗。良性疾病引起的上腔静脉综合征手术应为唯一的选择。对于恶性肿瘤引起的上腔静脉综合征，静脉分流术在少数的患者中可能有生存获益，但总体疗效差，手术风险极高，难度大，病死率高，应慎重。

（3）需要重视的是上腔静脉综合征并非绝对预后不良的因素，应当用积极的态度进行诊断及治疗，尽可能改善生存质量和延长生存期，有可能根治的力求根治。

查房笔记

老年女性，腰腿痛2个月，右下肢乏力 1d——脊髓压迫症

✹ [实习医师汇报病历]

患者女性，63岁，因"腰腿痛2个月，右下肢乏力1天"入院。门诊MRI（图9-3）：胸12～腰1椎管内占位性病变。查体：右下肢肌力1～2级，生理反射存在，巴宾斯基征征阴性，余肢体检查未见异常。入院初步诊断：①胸12～腰1椎管内占位性病变，脊膜瘤？②脊髓压迫症。

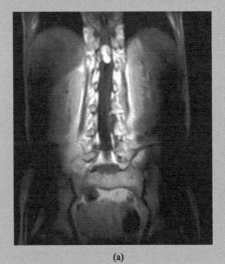
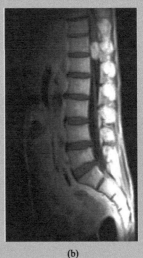

(a)　　　　　　　　　　(b)

图9-3　脊柱MRI

主任医师常问实习医师的问题

● 目前考虑的诊断是什么？

答：①胸12～腰1椎管内占位性病变。②脊髓压迫症。

● 诊断为脊髓压迫症的依据是什么？ 鉴别诊断是什么？

答：（1）诊断依据

① 老年女性，慢性病程。

② 腰痛，突发右下肢乏力。

③ 查体左下肢体肌力减弱，生理反射存在，病理征阴性。

④ MRI显示脊髓占位性病变，根据患者神经根压迫症状较明显，结合 MRI 检查结果，考虑髓外病变。

（2）脊髓压迫症主要需要鉴别髓内与髓外病变

① 髓内病变：较早出现脊髓功能破坏症状而脊神经根刺激征较少，椎管阻塞程度轻，脑脊液改变不明显。

② 髓外硬膜内病变：对脊神经的刺激或压迫明显，出现典型的根痛症状，椎管阻塞严重时脑脊液蛋白含量明显升高，脊髓造影可见脊髓移位。

③ 髓外硬膜外病变：有神经根及脊膜刺激表现，脊髓损害出现较晚，程度较轻，CT 可发现硬脊髓囊移位。

● 应做哪些检查项目？ 各有什么临床意义？ 或有什么优缺点？

答：应遵循先定位后定性的流程，做脊柱 X 线片、脊柱 CT、脊柱 MRI、脊髓造影、放射性同位素骨扫描。

（1）脊柱 X 线片 因脊柱转移多为多发性，应行全脊柱 X 线片，可见椎弓根破坏、脊椎部分或整体塌陷、骨质疏松、椎旁软组织水肿。

（2）脊柱 CT 显示肿瘤的位置，受累椎体、附件及脊髓受压的节段，检查精度较 X 线片强。

（3）脊柱 MRI 可清晰地显示脊髓形态、位置及脊髓腔状态，多维成像及对软组织高分辨能力，对了解椎管内脊髓情况更准确。

（4）脊髓造影 是诊断脊髓和神经根受压最有价值的手段，对确定肿瘤大小及所在部位精准度非常高，能鉴别硬膜外或脊髓内压迫；并能帮助确定手术或放疗的准确部位。造影剂注入蛛网膜下隙后可以永久保留，为以后了解疗效或肿瘤进展情况提供方便。

（5）放射性同位素骨扫描 早期识别骨转移。

● 脊椎由几部分构成？

答：脊椎分成四个主要部位：颈椎、胸椎、腰椎、骶椎。颈椎共有 7 块椎骨，缩写为 C1～C7。胸椎有 12 根椎骨，缩写为 T1～T12。腰椎有 5 个椎骨，缩写为 L1～L5。骶椎位于骨盆腔后，有 5 块椎骨，缩写为 S1～S5，融合成一个三角形状而形成骶骨。

 ［住院医师或主治医师补充病历］

> 患者因腰痛、右下肢乏力入院。CT 示胸 12～腰 1 段椎管膨大，对比增强后见一类圆形软组织影，边界清晰，边缘线样强化，密度高于脊髓，脊髓受压左移。胸部 X 线片、腹部彩超及肿瘤标志物 SCC、PSA、NSE、CA 系列、CEA 均未见异常。

主任医师常问住院医师、进修医师和主治医师的问题

● 对目前的诊断和治疗有何意见？

答：患者为女性，出现单侧肢体疼痛症状，符合神经根性疼痛，根据影像学检查结果，排除转移瘤。目前诊断考虑脊膜瘤。

目前患者出现脊髓压迫症。体力状况良好，根据 MRI 结果，患者脊髓压迫属硬膜外肿瘤压迫，治疗上应该考虑先镇痛，减轻压迫症状恢复或保留下肢神经功能，手术切除肿瘤。

● 具体的治疗方案是什么？

答：① 糖皮质激素治疗，立即给予地塞米松 10～20mg 静脉推注，根据临床症状加减。

② 甘露醇脱水，可短期使用。

③ 手术治疗是解除脊髓压迫最有效的治疗方法，具体手术治疗方案需与骨外科协助制定。

④ 如患者不接受手术治疗也可选择放疗。

⑤ 术后根据最终病理结果决定后续治疗方案及随访。

● 脊髓压迫症治疗的要点是什么？

答：脊髓压迫症是需要迅速诊断和治疗的一种急症，治疗目的是保存或恢复正常神经功能，控制局部肿瘤，维持脊椎稳定及缓解疼痛。而肿瘤晚期患者治愈的可能性基本不存在，处理脊髓压迫症时姑息治疗是一种合适的手段，但有选择性地对部分预后相对良好的患者进行手术治疗也不失为一种好方法，因为除外颈段脊髓压迫有可能会引起呼吸外，其余部位压迫一般不会致命，最严重的后果是截瘫后引起的一系列并发

症。因此，预防及治疗截瘫是脊髓压迫症治疗中的要点。

疗效的影响因素包括原发肿瘤的性质、治疗前脊髓受累的情况，临床上主要的干预手段为早期发现及早期干预，如肿瘤晚期患者出现腰背部疼痛、神经根性疼痛、进行性肌无力、括约肌功能异常等，常标志有脊髓受压可能性，需及时进行包括骨扫描、脊椎 CT 及 MRI、脊髓造影等检查。

主任医师总结

对脊髓压迫症的治疗，因原发病的多样性而必须应用高度个体化的治疗原则。

（1）首先必须明确肿瘤或非肿瘤压迫　非肿瘤压迫包括外伤、急性感染，明确为肿瘤性压迫后需明确原发肿瘤性质。如多发骨髓瘤、淋巴瘤对化疗相对敏感；乳腺癌、前列腺癌进展相对缓慢，对放化疗相对敏感，可以考虑先行全身化疗加局部放疗；恶性黑色素瘤、肉瘤等对放化疗抗拒，治疗时可优先考虑手术治疗或姑息治疗。

（2）区分硬膜外压迫还是脊髓内肿瘤　硬膜外脊髓压迫的治疗方法应结合肿瘤的类型、阻塞部位、发展速度与期限及临床医师的经验，如其他无特殊可优先考虑手术摘除，而髓内肿瘤，摘除肿瘤会损伤正常的脊髓，因此应慎重的手术，应尽快放疗及化疗。

查房笔记

中年女性，乳腺癌术后半年，头痛、呕吐 3d——颅内压增高

⚙ ［实习医师汇报病历］

　　患者女性，54 岁，因"乳腺癌术后半年，头痛、呕吐 3d"入院。半年前患者于当地医院做乳腺癌根治术，术后未随访。3d 前出现头痛，喷射样呕吐。患者近 2 个月间有胡言乱语。入院前于门诊做头颅 CT（图 9-4）示：左侧颅内占位性病变，性质待查。查体：神志清楚，左侧瞳孔对光反应稍迟钝，左侧鼻唇沟变浅，伸舌左偏，颈软，右上肢肌力 Ⅱ 级，右下肢肌张力减弱。入院初步诊断：脑转移瘤。

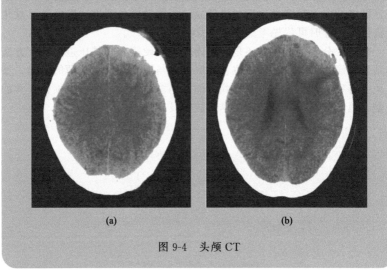

(a)　　　　　　　　　　　　　(b)

图 9-4　头颅 CT

❓ 主任医师常问实习医师的问题

● 目前考虑的诊断是什么？ 患者现最主要的问题是什么？

　　答：（1）诊断　乳腺癌术后，脑转移。

　　（2）患者现在最主要的问题是脑转移瘤引起的颅内高压。严重的颅内高压可引起脑疝，可在短期危及生命。

● **对于诊断脑转移癌的依据是什么？**

答：① 中年女性。

② 半年前做过乳腺癌根治术。

③ 患者有头痛、喷射性呕吐症状。

④ 神经系统定位体征包括左侧瞳孔对光反应不灵敏，左侧中枢性面瘫，右侧肢体瘫。

⑤ 头颅 CT 显示颅内占位性病变，中线结构偏移。

● **对于脑转移瘤患者可做哪些检查项目？ 各有什么临床意义？**

答：可做头颅增强 CT、MRI、检眼镜（眼底镜）、腰椎穿刺检查。经济条件许可时可以考虑做 PET-CT 检查。

（1）头颅 CT　是最方便、最有价值的检查手段，可鉴别孤立性或多发性病灶，对选择治疗方法有指导意义。可以了解肿瘤大小、肿瘤病灶周边有无水肿、周围脑组织受压情况，简单了解有无颅内高压。典型 CT 表现：颅内有斑片低密度手套状水肿带（指压征），增强扫描时脑水肿中心有高密度增强的类圆形影像，灶周水肿与瘤灶大小不成比例，多发生于皮髓质交界处。合并多发性病灶较为特征。大的肿块中心的坏死、液化，表现为低密度。部分病例合并出血，表现为高密度影。

（2）头颅 MRI　与 CT 大概相同，但是 CT 对于后颅窝肿瘤因伪影有时难以辨别，MRI 具有更高的准确性；对于肿瘤与水肿的鉴别，高磁场 MRI 的压水成像技术具有独特的优势；大剂量增强 MRI 以及磁转化对比技术应用有助于发现小转移灶及多发转移灶，尤其是对无周围水肿或周围水肿不显著并呈等信号的病灶。MRI 软组织的图像对比度高，具有多维成像能力；但是检查时间相对较长，对危重患者不适用。

（3）眼底镜检查　能早期发现颅内压力增高，了解颅内压增高的程度。视盘水肿是由颅内疾病引起颅内压升高所导致的视盘的继发性水肿，视盘水肿对于判断有无颅压增高价值极大，是神经系统检查中最重要的项目之一。视盘水肿绝大多数为双侧发病，单眼少见。早期的视盘水肿一般经过大约 2 周的时间即可发展成比较明显的视盘水肿。此时检眼镜下的改变十分显著，视盘边界模糊、颜色变红、生理凹陷消失、静脉充盈、静脉搏动消失和视盘周围的视网膜呈青灰色等。

（4）腰椎穿刺检查　能监测颅内压及了解脑脊液性质；对于实体瘤

的脑转移诊断意义不大，而对于白血病、淋巴瘤等肿瘤的软脑膜转移有
意义，能排除感染性颅内压增高。但对于颅内压增高患者做腰椎穿刺检
查有脑疝的风险，需要慎重。

（5）放射性核素脑扫描　可在转移灶处见到放射性核素积聚。

（6）颅骨拍片　对颅骨转移诊断价值大。

（7）PET-CT　可以检测全身有无其他转移病灶，排除脑转移之外
的远处转移病灶。

● **何谓颅高压三联征？**

答：（1）头痛　是最常见和最早出现的症状，多位于额颞部，屈
颈、咳嗽、用力大便时均可使头痛加重。

（2）呕吐　呕吐前多无恶心，呈喷射性呕吐。

（3）视盘水肿　是颅高压最重要且可靠的客观体征。

※ ［住院医师或主治医师补充病历］

> 中年女性患者，有乳腺癌病史，出现头痛、呕吐颅内压增高症
> 状，眼底检查提示双侧视盘水肿，肿瘤标志物 CA125、CA72-4 升高。

 主任医师常问住院医师、进修医师和主治医师的问题

● **颅内转移瘤的特点是什么？**

答：（1）临床特点　起病后病情逐渐加重，如发生瘤出血可突然加
重。主要表现颅内压增高，局灶症状（偏瘫、偏身感觉障碍、失语）、
精神症状及脑膜刺激症状（弥漫型的转移瘤）。

（2）形态及病理学特点　脑转移瘤常多发，临床上半数为孤立性病
灶，但是尸体检查提示大多为多发性病灶。小的肿瘤多为实性，大的肿
瘤中心常有坏死、液化。常见来源是男性以肺癌最多、女性以乳腺癌为
多。而软脑膜转移瘤最常见的病因是白血病、恶性淋巴瘤、乳腺癌，其
主要特点是弥漫性或多发性分布，肿瘤细胞可广泛播散在脑脊液，而不
像实体瘤附着于某一点。

（3）转移的路径　一条途径多为血源性转移，约 2/3 转移瘤位于脑
实质，1/3 在硬膜下或硬膜外腔，脑实质的转移瘤多位于大脑中动脉的
供血区，可能与其独特的血液流变学有关。另一条途径：头颅周围组织

器官发生的肿瘤直接侵入颅内，如鼻咽癌、视网膜母细胞瘤等。也有中枢系统内肿瘤沿脑脊液流动传播，如髓母细胞瘤、松果体生殖细胞瘤。另有约30％颅内转移瘤找不到原发肿瘤。

● **脑肿瘤引起颅内高压征的鉴别诊断及鉴别要点是什么？**

答：（1）有占位性病变的颅内压增高的鉴别

① 脑原发肿瘤（胶质瘤）：位于大脑半球时均可表现为抽搐、颅内压增高、偏瘫等症状。原发肿瘤一般病史较长。CT表现较为相似，瘤周水肿较转移瘤轻，多发少见。

② 脑脓肿：脑脓肿患者有发热，身体其他部位有外伤或感染史，CT增强扫描脓肿多呈比较光滑的圆形。

③ 脑猪囊尾蚴病：可有颅内压增高，抽搐表现，部分智力障碍，患者有食"米猪肉"史，CT表现弥漫性分布不均的脑小片水肿，并有环形有钙化灶，散在多发。

④ 脑卒中：起病急，疾病短期内进展明显，缺血性脑卒中鉴别相对容易，而出血性脑卒中鉴别较困难（根据出血的部位、形态、有无高血压病病史等），MRI及CT检查有助于鉴别。

（2）无占位性病变的颅内转移瘤的鉴别　多见于白血病及淋巴瘤的软脑膜转移，需与脑膜炎、假性脑瘤（良性颅内压增高）相鉴别，脑膜炎借助脑脊液检查一般能确定，而假性脑瘤鉴别较困难，良性颅内压增高一般对口服乙酰唑胺、利尿药及皮质类固醇激素有效，而转移瘤对这些药物无效，这是重要的鉴别依据。

● **颅内压增高的分类如何？**

答：根据起病原因、速度和预后，可分为弥漫性和局限性颅内压增高。

（1）弥漫性颅内压增高　多由于颅腔狭小或脑实质普遍性的体积增加所引起。其特点是颅腔内各部位及各分腔之间不存在明显的压力差，因此在脑室造影、头颅CT等检查上，脑组织及中线结构显示没有明显移位。临床常见各种原因引起的弥漫性脑膜炎、弥漫性脑水肿、交通性脑积水等造成的颅内压增高都属此种类型。这类患者对颅内压增高的耐受性较大，释放出部分脑脊液后增高的颅内压可见到明显下降，颅内压增高症状可明显好转，压力解除后神经功能恢复也较快。

（2）局限性颅内压增高　多因颅内某一部位有局限性的扩张病变引起，在病变部位压力首先增高，促使它附近的脑组织受到来自病灶的压力而发生移位，并把压力传向远处，在颅内各分腔之间存在着压力差，这种压力差是导致脑室、脑干及中线结构移位的主要动力。颅内肿瘤大多数属于此种类型。患者对这种类型颅内压增高的耐受力较低，压力解除后神经功能的恢复较慢且常不完全。

● **此患者的具体治疗方案是什么？**

答：颅内高压是颅内肿瘤致死的重要原因，故应降低颅内压、减少神经功能缺失、抑制肿瘤生长，以提高生活质量、延长生命。根据病情可选择药物治疗，尤其是病情危重不能耐受手术或急性恶化垂危的患者。脱水药甘露醇、糖皮质激素均对降低颅内压有帮助。待病情稳后可再采取其他方法处理。

（1）脱水、利尿及糖皮质激素治疗　20%甘露醇 125ml，q4h；或 20%甘露醇 250ml，q8h；呋塞米 20mg，q6～12h；地塞米松 20～40mg/d，分 2～3 次静脉推注。

（2）放疗　对于直径少于 3cm 单个病灶可用 γ 刀，因脑转移多为多发性转移，多选择全脑放疗加立体定向放疗。

（3）化疗　尼莫司汀 2mg/m²，每周 1 次，连用 2～3 次，总剂量可达 300～500mg；或替莫唑胺 150～200mg/m²，po，d1～d5，每 4 周重复；联合方案替尼泊苷 60mg/m²，iv gtt，d1～d5＋顺铂 20mg/m²，iv gtt，d1～d5。

（4）手术治疗　手术的目的是减轻症状，为放疗及化疗创造有利的条件，可选择肿瘤部分切除减压、去骨瓣切除术；此患者转移瘤单发且为非功能区，故选择肿瘤姑息切除也能获益。

主任医师总结

颅内压增高是神经系统肿瘤的最常见急症，治疗关键如下。

① 首先控制颅内高压，除紧急情况需行手术减压外，一般应用药物治疗。

② 减压后放化疗同步治疗比单用放疗的复发率低。脑转移瘤切除术后行放疗也可以改善神经功能，延长生存期。

③ 脑转移瘤以非手术治疗为主，采取放疗最多见。全脑放疗使多数神经系统症状及体征得到缓解，提高生活质量，因此应尽快进行放疗，放疗剂量大，时间短，力求最短时间取得最好效果。

④ 颅内转移已是晚期，手术无法根治，但是也不能否定手术的作

用，手术能明确肿瘤性质及来源，切除肿瘤可降低颅内压，缓解症状，防止脑疝的发生。对于颅内单发病灶，占位效应明显、全身状况许可的情况下尽早进行手术治疗，术后辅予放化疗。已有资料表明，对于单个的转移癌，采取手术姑息切除获益不比放化疗差。因此，对于非功能区的单个转移瘤，手术也是一个很好的治疗手段；应加强多专科的合作，请神经外科会诊联合制订治疗的方案。对于颅内多发转移病灶，不易手术治疗，对个别多发转移瘤患者，药物不能缓解颅内高压，为延长患者生命，也可手术切除占位大的瘤结节或做去骨瓣减压术，使患者生存获益。

查房笔记

中年女性，反复咳嗽、气促 1 个月余，加重 3d——心包积液与心脏压塞

 ［实习医师汇报病历］

> 患者女性，35 岁，因"反复咳嗽气促 1 个月余加重 3d"入院。1 个月前患者因咳嗽、咳痰伴气促在当地人民医院诊断为"左肺腺癌并左侧胸腔积液"，因拒绝手术化疗而出院。自行服用消炎镇咳药物，3d 前上述症状加重并伴乏力、食欲缺乏、乱语神倦等。查体：血压 150/94mmHg，心率 108 次/min，消瘦神倦、反应迟钝、半坐卧位、颜面唇周苍白、四肢冰冷、呼吸急促不能平卧、右胸廓饱满、呼吸音低、叩诊呈浊音、心音遥远，双乳、腹部、四肢明显水肿。入院初步诊断：左肺癌并左侧胸腔积液。

 主任医师常问实习医师的问题

● **入院时考虑患者的诊断是什么？ 病情如何？**

答：左肺癌并左侧胸腔积液。当时病情非常严重，需要做紧急处理。

● **急性心脏压塞的典型征象包括哪些？**

答：也就是贝克（Beck）三联征，即静脉压升高、动脉压下降、心音遥远。

● **患者病情相当严重，应该怎么处理？**

答：应该立即让患者半坐卧舒适体位，给予持续低流量吸氧、心电监护、建立静脉输液通道、加强观察随时记录病情变化。

主任医师常问住院医师的问题

● **诊断是否还有补充？**

答：患者颜面唇周苍白、四肢冰冷、呼吸急促不能平卧、左胸廓饱满、呼吸音低、心率快、心音遥远。这是大量心包积液引起心脏压塞的

急危重症，要马上进行抢救。

● 具体应该怎样实施抢救？

答：（1）立即报病危、一级护理，吸氧、心电监护，通知护士准备抢救。

（2）建立静脉通道。

（3）通知仪检科立即急诊带超声检查仪到床边定位。

（4）准备心包穿刺包并做好穿刺准备。

（5）请家属签署相关知情同意书。

❀ [主治医师补充病历]

患者入院后立即报病危，予一级护理，持续低流量吸氧，给予 24h 心电监护，并建立静脉通道。床边超声提示左侧胸腔大量积液、右侧胸腔少到中等量积液，心脏周围可见液体环绕，最大径约 28mm，证实大量心包积液。立即将病情跟患者及家属解释清楚，患者及家属表示理解，立即同意并签署心包积液穿刺知情同意书。然后主治医师立即在超声引导下实施心包腔穿刺抽液术，抽取血性心包积液约 150ml，取 20ml 送检细胞学及生化，抽液后复查心包腔液暗区约 8mm，患者气促明显缓解，心率减慢，呼吸较前顺畅。第二天又对左侧胸腔实施胸腔穿刺抽液术，抽取积液 1000ml，取 20ml 送检肿瘤细胞学及胸腔积液生化。

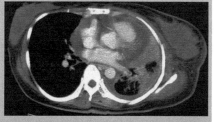
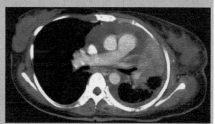

心包、胸腔积液送检结果均显示：红色，中等程度混浊，有凝血块，李凡他试验阳性，LDH 530U/L，可见癌细胞，倾向于腺癌。考虑细胞学检查结果与原发病灶的病理相符，证明患者已经有心包和左侧胸腔的转移。

图 9-5　胸部增强 CT 片
左胸少量积液以及心包大量积液

胸部增强 CT（图 9-5）显示：左上肺占位（3.2cm×2.0cm）并上叶不张及左下肺阻塞性炎症，左侧胸腔及心包积液。实验室检查：血常规示 WBC $6.99 \times 10^9/L$，Hb 113g/L。生化示 Na^+ 132.8mmol/L。肿瘤标志物 CEA 279.6μg/L，CA125 176.2U/ml，TP 53.9g/L，ALB 20.8g/L，LDH 269U/L，ALP 569U/L。

 主任医师常问主治医师的问题

● **考虑该患者最后的诊断是什么？**

答： （1）左上肺癌并左胸腔及心包腔转移腺癌Ⅳ期（$T_4N_0M_{1a}$，Ⅳ期）。

（2）左下肺阻塞性炎症。

（3）低钠血症。

（4）低蛋白血症。

● **下一步的治疗应该怎样安排？**

答：患者病情仍然较重，营养不良、严重低蛋白血症，全身情况较差，预后不良。目前难以耐受全身化疗及放疗，原则上只能考虑最佳支持治疗和局部（心包腔、胸腔）化疗，如果营养状况改善、低蛋白血症纠正、KPS 评分>60 分可考虑全身化疗。

具体来说，心包腔和胸腔内可予顺铂（DDP）20～40mg/次或博来霉素（BLM）15～30mg/次灌注，每 3d 1 次，连用 2～3 次。

同时抗感染、利尿、加强营养，调节水和电解质，提高免疫力，静脉滴注人血白蛋白和球蛋白，适当控制入量以防左心衰竭，严密观察病情，及时处理并发症。

主任医师总结

（1）心脏压塞是指心包腔内液体积聚过多使心包压力升高引起心室舒张充盈受限，导致心排血量降低、肺循环压增高等心脏受压的一系列临床紧急症状，肿瘤所致心包转移是主要病因，原发心包及心脏肿瘤很少见，心脏压塞是肿瘤科的急症，必须及时处理。

该患者入院时已有咳嗽、气促、乏力、食欲缺乏、乱语神倦、反应迟钝、呼吸急促不能平卧、颜面唇周苍白、四肢冰冷、左胸廓饱满、呼吸音低、心音遥远、双乳、腹部、全身水肿等症状和体征。所以临床医师凭此初步判断有心包积液，并指示 B 超到床边探查定位，B 超显示心脏周围可见液体环绕，最大径约 38mm，证实大量心包积液因而心脏压塞的诊断成立。

（2）心脏压塞抢救的原则：首先是要解除心脏压塞，同时积极对症与支持治疗，其次要治疗原发肿瘤。

（3）心包穿刺抽液是解除心脏压塞的最直接、最有效的措施。通常采用中心静脉留置管进行穿刺，具有对心脏损伤小、准确到位、放置留置管方便等优点，可以在短时间内缓解症状，又可以根据病情随时引流积液和给药，避免多次穿刺损伤心包膜，具有重要价值。同时在超声引导下进行心包穿刺术由于定位准确可以迅速、有效地实施操作。

（4）恶性心包积液引起的心脏压塞是临床急症，特别是血性渗出者预后极差，往往危及患者生命。在实施心包穿刺抽液过程中以及治疗中随时会因有心功能衰竭、心搏停止的情况发生，所以必须充分告知患者家属并取得理解，以免发生医疗纠纷。

查房笔记

中年男性，胃癌术后5年，腹痛、呕吐1d——急腹症

✳ ［实习医师汇报病历］

> 患者男性，48岁，因"胃癌术后5年，腹痛、呕吐1d"入院。患者于5年前因上腹部疼痛在本院检查诊断为胃癌并做胃癌根治术，术后确诊为"胃低分化腺癌ⅡB期"，手术前CEA高达249μg/L，术后恢复正常范围，予"氟尿嘧啶（5-FU）＋顺铂（DDP）"化疗6周期，定期复查CEA及腹部增强CT均未见异常，未见肿瘤复发和转移。2年前曾因急性肠梗阻住院治疗。1d前晚餐进食较快且食量稍多，随后出现中腹部阵发性疼痛，呈胀痛或绞痛，恶心呕吐多次，均为胃内容物，伴嗳气，无肛门排气排便，无呕血、黑粪，由家人送入院。查体：痛苦病容，低声呻吟，体温、脉搏、呼吸及血压均正常，皮肤、巩膜无黄染，全身浅表淋巴结未扪及，腹部尚软，上中腹部可见长约10cm手术瘢痕，腹部稍膨隆，上腹部及脐周明显压痛，无肌紧张及反跳痛，未见明显肠型及蠕动波，肠鸣音消失，墨菲征（一）。

❓ **主任医师常问实习医师的问题**

● **目前考虑的初步诊断是什么？应该做哪些检查协助确诊？**

答：初步诊断是胃癌术后，腹痛待查，有可能是肠痉挛、肠梗阻、消化不良、阑尾炎等。首先应该做血常规以明确患者有无感染可能；急诊生化明确患者有无电解质紊乱、肝肾功能异常；血尿淀粉酶检测排除急性胰腺炎可能；心电图可以排除患者有无急性心肌梗死；腹部X线片可以判断患者有无肠梗阻；腹部增强CT检查判断患者有无肿瘤复发或者淋巴结转移可能；肿瘤标志物检测则对细小的肿瘤转移病灶有很好的临床意义。

⊛ [住院医师补充病历]

入院后急查血常规：WBC 6.8×10^9/L，Hb 128g/L，NEU 73.3%，LEU 24.6%。生化：Na^+ 131.4mmol/L，K^+ 3.1mmol/L，BUN 6.8mmol/L，GLU 5.0mmol/L，淀粉酶（AMY）25mmol/L；心电图正常；腹部 X 线片（图 9-6、图 9-7）示小肠肠管扩张，立位可见多发液平面，结肠可见少量气便影，考虑不完全性小肠梗阻。腹部增强 CT 未见异常发现。肿瘤标志物检测 CEA、CA19-9、CA242、CA125、CA153 均正常。

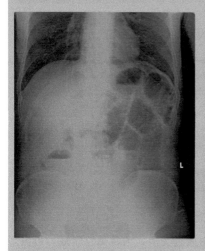

图 9-6 腹部 X 线片（入院时）
可见肠管扩张以及多个液平面

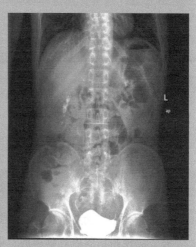

图 9-7 腹部 X 线片（治疗后）

❓ 主任医师常问住院医师的问题

● 该患者的诊断是什么？ 为什么？

答：根据患者入院时以腹痛并恶心呕吐为主诉，同时肛门无排便排气，结合以往手术史、本次饮食不节的病因，腹痛的原因与可能为肠痉挛、肠梗阻、消化不良、胰腺炎、阑尾炎等，入院后急查血常规示白细胞正常，且麦氏点无压痛、反跳痛，故阑尾炎可以排除；血、尿淀粉酶正常，故胰腺炎可以排除；心电图正常，故变异型心绞痛也可以排除；

腹部 X 线片考虑不完全性小肠梗阻；腹部增强 CT 结果未见异常；肿瘤标志物 CEA 等均在正常范围。结合临床可以确诊为：①胃癌术后；②不完全性小肠梗阻；③低钠低钾血症。

● **处理原则是什么？**

答：首先要卧床休息、禁食禁水，持续胃肠减压；同时纠正脱水和电解质失衡并行肠外营养；控制和预防感染。然后进行病因治疗。

✿ [主治医师补充病历]

> 　　该患者予插胃管持续胃肠减压后引流出 800ml 胃液，其中夹有食物残渣，第 2 天腹痛已经有所缓解，肛门有排气，未排便，复查血 WBC 12.5×10^9/L，Hb 120g/L，NEU 78.6%，Na^+ 136.6mmol/L，K^+ 3.46mmol/L，胃液检查潜血试验阴性，仍然持续胃肠减压引流出 300ml 胃液，禁食禁水、继续肠外营养，同时加用左氧氟沙星抗感染。第 3 天腹痛基本消失，予夹闭胃管 3h 后未见腹痛、呕吐，嘱咐患者喝温水 100ml 未见不适，予拔出胃管，嘱咐患者进少许流质饮食。

 主任医师常问主治医师的问题

● **肿瘤患者发生肠梗阻的常见原因有哪些？**

答：肠梗阻指肠内容物在肠道中通过受阻，为常见急腹症，可因多种因素引起，一般分为机械性肠梗阻和动力性肠梗阻两大类。肿瘤患者发生肠梗阻常见的病因如下。

　　① 术后粘连引起肠折叠、扭转而造成梗阻。
　　② 术后肿瘤腹腔广泛转移导致肠粘连、肠梗阻。
　　③ 腹腔内肿瘤压迫肠腔而至外压性梗阻。
　　④ 肠腔内肿瘤堵塞。
　　⑤ 手术后吻合口狭窄。
　　⑥ 低钾血症、服用镇痛药后并发麻痹性肠梗阻。
　　⑦ 肠道炎症及神经系统功能紊乱引起肠管暂时性痉挛而发生梗阻。

● **该患者属于哪一类？ 怎样判断？**

答：该患者具有以下特点。

① 术后规范治疗，定期复查未见肿瘤复发和转移。

② 术后曾有肠梗阻病史。

③ 有饮食不节的病因。

④ 入院体查一般情况好无恶病质状态。

⑤ 无服用镇痛药。

⑥ 肿瘤标志物、腹部 CT 排除肿瘤复发腹腔转移。

根据以上情况分析该患者发生肠梗阻的原因首先考虑动力性肠梗阻，即饮食不节诱发急性胃肠道炎症引起肠管痉挛而致，但是不排除手术后吻合口狭窄，可在梗阻缓解后做胃镜检查排除。低钾血症考虑是梗阻后多次呕吐电解质丢失所致。动力性肠梗阻除非伴有外科情况，不需要手术治疗。

主任医师总结

(1) 本例患者系胃癌术后第 2 次发生肠梗阻，排除肿瘤复发腹腔转移，排除肠粘连，因此肠胃功能失调而致的肠梗阻可能性最大，属于动力性肠梗阻，一般预后较好，应给患者进行健康教育，注意饮食调节宜少食多餐，宜进食易消化富营养的食物，进食速度不宜过快，避免再次发生类似情况。

② 肿瘤患者要注意恶性肠梗阻的问题，是晚期癌症患者的常见并发症，指原发性或转移性恶性肿瘤造成的肠道梗阻。恶性肠梗阻大多缓慢发病，常为不全性肠梗阻。病因分为：癌性病因，如癌症播散（小肠梗阻常见）和原发肿瘤（结肠梗阻常见）造成的梗阻；非癌性病因，如术后或放疗后出现肠粘连、肠道狭窄及腹内疝，年老体弱者粪便嵌顿等。常见症状包括恶心、呕吐、腹痛、腹胀、排便排气消失等。

诊断要点：a. 既往有恶性肿瘤病史；b. 既往未行或曾行腹部手术、放疗或腹腔内灌注药物治疗；c. 间歇性腹痛、腹胀、恶心、呕吐等症状，伴或不伴肛门排气或排便；d. 腹部体检可见肠型、腹部压痛、肠鸣音亢进或消失；e. 腹部 CT 或 X 线腹部平片可见肠腔明显扩张和多个液平面。

③ 必须引起注意的是，即使是有肿瘤病灶的恶性肠梗阻患者，也需要考虑非癌性病因导致恶性肠梗阻的可能，以免处理失误。

④ 肠梗阻的主要病理生理改变为膨胀、体液和电解质的丢失以及感染和毒血症。这些改变的严重程度视梗阻部位的高低、梗阻时间的长短以及肠壁有无血液供应障碍而不同。

⑤ 肠梗阻治疗要抓住纠正水和电解质以及酸碱平衡失调、胃肠减压、控制感染三大要点。治疗时要注意以下几点。

a. 一般成人症状较轻的约需补液1500ml，有明显呕吐的则需补3000ml，如有明显失水征或低血压时则需补液4000ml以上。低位肠梗阻多因碱性肠液丢失易有酸中毒，而高位肠梗阻则因胃液和钾的丢失易发生碱中毒，皆应给予相应纠正。在肠梗阻的后期，可有血浆和全血的丢失，产生血液浓缩或血容量的不足，故尚应补给全血或血浆、白蛋白等方能有效地纠正循环障碍。

b. 通过胃肠插管减压可引出胃内的气体和滞留的液体，解除肠膨胀，避免吸入性肺炎，减轻呕吐，改善由于腹胀引起的循环和呼吸窘迫症状，在一定程度上能改善梗阻以上肠管的淤血、水肿和血液循环。轻型单纯性肠梗阻经有效的减压后肠腔可恢复通畅，本例患者就是如此。插管减压无效者常需手术减压。

c. 肠梗阻时间过长或发生绞窄时，肠壁和腹膜常有多种细菌感染，临床要结合血常规和细菌培养结果选用抗生素静脉滴注，动物实验和临床实践都证实应用抗生素可以显著降低肠梗阻的病死率。

⑥ 肠梗阻预后取决于梗阻的原因和类型，并与是否及时诊治有密切关系。

查房笔记

青年男性，淋巴瘤化疗第 3d 出现憋气加重，烦躁，少尿，恶心呕吐——急性肿瘤溶解综合征

🌀 [实习医师汇报病历]

> 患者男性，19 岁，因"咳嗽、胸闷、憋气并发现颈部肿块 1 个月"入院。入院查：颈部可触及多个肿大淋巴结，质韧，移动性差。血常规：白细胞 17.43×10^9/L，肝肾功能及电解质正常。胸部 CT 显示前纵隔内巨大软组织影，约 $10cm \times 8cm$。颈部淋巴结切取活检病理学检查：提示非霍奇金淋巴瘤，T 系来源。给予常规剂量 CHOP 方案化疗。化疗后第 3d，患者出现憋气加重，烦躁，少尿，恶心呕吐。

❓ 主任医师常问实习医师的问题

⬤ 目前考虑的诊断是什么？

答：①非霍奇金淋巴瘤；②急性肿瘤溶解综合征？

⬤ 什么是急性肿瘤溶解综合征？

答：急性肿瘤溶解综合征（ATLS）是大量肿瘤细胞迅速死亡、细胞内代谢产物特别是尿酸和胞内离子成分释放入血液循环，超过了肾脏的排泄能力，导致包括高尿酸血症、高钾血症、高磷血症和低钙血症等代谢紊乱，最终发生急性少尿性肾衰竭。

⬤ 急性肿瘤溶解综合征常见于哪些疾病？ 存在哪些高危因素容易并发肿瘤溶解综合征？

答：急性肿瘤溶解综合征常见于快速分裂的髓性增殖性病变和淋巴增殖性病变，典型者为高度恶性淋巴瘤和急性白血病。少数可发生于实体瘤如小细胞肺癌等。肿瘤溶解综合征常见于肿瘤全身化疗时。

常见的高危因素有：①高肿瘤负荷；②高级别肿瘤且细胞转换速度快；③存在肾功能受损或肿瘤侵犯肾脏；④年龄增加；⑤高活性、细胞周期特异性药物治疗；⑥同时使用增加尿酸的药物如酒精、阿司匹林、

咖啡因、维生素C、顺铂、二氮嗪、氢氯噻嗪类利尿药、肾上腺素、乙胺丁醇、吡嗪酰胺、左旋多巴、甲基多巴、烟酸、吩噻嗪类药物或茶碱类药物。

● **急性肿瘤溶解综合征的临床表现和诊断要点有哪些？**

答：急性肿瘤溶解综合征多发生于初次接受化疗后早期，其临床表现轻重不一，可不突出或被疾病症状掩盖。症状典型者可表现为恶心、呕吐、食欲缺乏、嗜睡、乏力、大汗、便秘等，或原有症状急剧恶化及出现各种代谢紊乱的相应表现。急性肾功能不全和高尿酸血症几乎见于所有患者；高钾、高磷、低钙和乳酸脱氢酶增高见于约85％的患者。诊断上主要根据生化指标的高尿酸、高血钾、高血磷、低血钙，但目前尚无统一标准。

❀ ［住院医师或主治医师补充病历］

> 近3日连续监测化验结果：血钾 5.16～7.04mmol/L，血磷 19.87～22.35mg/dl，肌酐 88.4～215.3μmol/L，尿酸 480～732μmol/L 均呈进行性升高。血钙 2.05～1.7mmol/L 进行性降低。血气分析提示代谢性酸中毒。

 主任医师常问住院医师、进修医师和主治医师的问题

● **急性肿瘤溶解综合征的发病机制是什么？**

答：肿瘤细胞溶解后释放 DNA、磷酸、钾和细胞因子。DNA 代谢转化为腺苷和鸟苷，二者再进一步转化为黄嘌呤，然后经黄嘌呤氧化酶转化为尿酸，经肾排出体外。如果磷、钾、黄嘌呤或尿酸累积的速度超过了排出速度，急性肿瘤溶解综合征发生。释放的细胞因子导致低血压、炎症和急性肾损伤，增加急性肿瘤溶解综合征发生风险，肾损伤后排尿酸、黄嘌呤、磷酸和钾作用减低，进一步增加急性肿瘤溶解综合征风险，而急性肿瘤溶解综合征后尿酸、黄嘌呤、磷酸钙晶体肾内沉积进一步加重肾损伤。

● **急性肿瘤溶解综合征的预防方法有哪些？**

答：（1）水化 成人每天液体量要达到3L，同时可考虑加入碳酸氢钠以碱化尿液，增加尿液溶解，使肾小管内沉积物达最少。

（2）别嘌醇　标准剂量 $200\sim400mg/(m^2 \cdot d)$，最大 $800mg$，通常给予 $300mg/d$，用于中低危肿瘤溶解综合征发生的预防，预防过程中如果生化或临床指标恶化可增加剂量，但最好是转为拉布立酶治疗。别嘌醇的剂量需根据肾功调整，化疗开始后至少要服用 $7d$。

（3）拉布立酶　主要用于高危急性肿瘤溶解综合征的预防，但不适用于 6-磷酸葡萄糖脱氢酶缺乏，使用方法为 $0.2mg/(kg \cdot d)$，并持续 $5\sim7d$。

● **急性肿瘤溶解综合征的治疗方案有哪些？**

答：（1）水化、促进排尿　每天液体量保证 $3L/m^2$，$100ml/(m^2 \cdot h)$，保证电解质平衡，不补钾。如果尿量不达标，需评估补液量，并注意有无尿路阻塞（需紧急干预），尿量减少是肾功恶化的先兆，考虑给予利尿治疗。

（2）高尿酸血症　别嘌醇主要用于预防，但不适合已出现的急性肿瘤溶解综合征，应给予拉布立酶 $0.2mg/(kg \cdot d)$，静脉输注，持续 $3\sim7d$。

（3）高磷低钙　如果水化和拉布立酶都不能预防高磷发生，最好的办法就是透析。虽可使用氢氧化铝 $50\sim150mg/(kg \cdot d)$，但起效慢、耐受差，不常规推荐。$P \leqslant 1.62mmol/L$ 时可不处理。无症状的低钙无需处理。$Ca \leqslant 1.75mmol/L$ 或较基线减少 25% 需监测心脏，如果出现症状如心律失常、惊厥、强直等给予葡萄糖酸钙 $50\sim100mg/kg$ 治疗，但无需达正常化。

（4）高钾　当 $K \geqslant 6.0mmol/L$ 或较基线增加 25% 需监测心脏，出现心脏毒性时可葡萄糖酸钙治疗。$K \geqslant 7.0mmol/L$ 时为急症，需血液透析治疗，降低血钾的其他方法包括给予沙丁胺醇（舒喘灵）吸入，也可给予葡萄糖和胰岛素治疗。

（5）血液透析　如果上述治疗不能阻止肾功恶化，或有明显的水过载，或有高钾、高磷、高尿酸和低钙，则需要血液透析。

主任医师总结

（1）急性肿瘤溶解综合征（ATLS）是一种比较常见的肿瘤急症，常发生于血液系统恶性疾病、快速增殖的实体瘤如小细胞肺癌、生殖细胞肿瘤等。细胞毒性药物化疗是导致急性肿瘤溶解综合征的首要促发因素，多发生于化疗后 $1\sim7d$。多种常用化疗药物常规剂量即可诱发，偶见肿瘤自发溶解。非细胞毒药物如糖皮质激素亦可引起。急性肿瘤溶解综合征的发生是恶性细胞短时间内大量破坏、细胞内容物释放所致，特征是三高一低：高钾、高磷、高尿酸和低钙，可导致肾损伤、心律失常、抽搐、甚至危及生命。

（2）国际专家共识委员会将发生急性肿瘤溶解综合征风险分为三类：低危、中危和高危。低危组，需动态监测、水化±别嘌醇预防。中危组，需动态监测、水化和别嘌醇预防。高危组，需动态监测、水化和拉布立酶（不适用6-磷酸葡萄糖脱氢酶缺乏）预防。

计划接受强化疗且具有如下指标者属于最高危：①急性淋巴细胞白血病或髓系白血病 WBC＞100×10^9/L；②伯基特淋巴瘤或母细胞淋巴瘤；③高级别淋巴瘤（弥漫大B细胞淋巴瘤、T细胞非霍奇金淋巴瘤）、大包块（LDH＞2ULN或CT证实肿瘤直径超过10cm）；④诊断血液系统恶性疾病伴肾功损害或对别嘌醇过敏需接受拉布立酶治疗。

（3）虽然急性肿瘤溶解综合征属于急症之一，但其治疗并不复杂，关键在于提高对急性肿瘤溶解综合征的认识，预防为主，一旦发生急性肿瘤溶解综合征，密切监测电解质、血气分析等生化指标及心电监护，同时暂停针对肿瘤的治疗如化疗、放疗等。治疗的原则主要是迅速纠正代谢异常，给予充分的治疗，防止出现危及生命的并发症。

查房笔记

附录A 活动状态评分标准

治疗前应该对患者一般健康状态做出评价,一般健康状态的一个重要指标是评价其活动状态(performance status,PS)。活动状态是从患者的体力来了解其一般健康状况和对治疗耐受能力的指标。国际常用的有 Karnofsky 活动状态评分表(表附 A-1)。如果 Karnofsky 活动状态评分若在 40% 以下,治疗反应常不佳且往往难以耐受化疗反应。美国东部肿瘤协作组(ECOG)则制定了一个较简化的活动状态评分表(表附 A-2)。将患者的活动状态分为 0~5 级,共 6 级。一般认为活动状况 3级、4 级的患者不适宜进行化疗。

表附 A-1　Karnofsky 活动状态评分表

Karnofsky 评分(KPS,百分法)	
体力状况	评分/分
正常,无症状和体征	100
能进行正常活动,有轻微症状和体征	90
勉强可进行正常活动,有一些症状或体征	80
生活可自理,但不能维持正常生活工作	70
生活能大部分自理,但偶尔需要别人帮助	60
常需人照料	50
生活不能自理,需要特别照顾和帮助	40
生活严重不能自理	30
病重,需要住院和积极的支持治疗	20
重危,临近死亡	10
死亡	0

表附 A-2　活动状态(performance status)评分表

Zubrod-ECOG-WHO(ZPS,5 分法)	
体力状况	级别/级
正常活动	0
症状轻,生活自在,能从事轻体力活动	1
能耐受肿瘤的症状,生活自理,但白天卧床时间不超过 50%	2
肿瘤症状严重,白天卧床时间超过 5%,但还能起床站立,部分生活自理	3
病重卧床不起	4
死亡	5

附录B 实体瘤疗效评价标准

一、WHO 标准

完全缓解（CR）：肿瘤完全消失超过1个月。

部分缓解（PR）：肿瘤最大直径及最大垂直直径的乘积缩小达50%，其他病变无增大，持续超过1个月。

疾病稳定（SD）：病变两径乘积缩小不超过50%，增大不超过25%，持续超过1个月。

疾病进展（PD）：病变两径乘积增大超过25%。

二、实体瘤的疗效评价标准(RECIST)

1.肿瘤病灶的测量

（1）肿瘤病灶基线的定义　肿瘤病灶基线分为可测量病灶（至少有一个可测量病灶）。用常规技术，病灶直径长度≥20mm或螺旋CT≥10mm的可以精确测量的病灶）和不可测量病灶［所有其他病变（包括小病灶即常规技术长径＜20mm或螺旋CT＜10mm）包括骨病灶、脑膜病变、腹水、胸腔积液、心包积液、炎性乳腺癌、皮肤或肺的癌性淋巴管炎、影像学不能确诊和随诊的腹部肿块和囊性病灶］。

（2）测量方法　基线和随诊应用同样的技术和方法评估病灶。

① 临床表浅病灶如可扪及的淋巴结或皮肤结节可作为可测量病灶，皮肤病灶应用有标尺大小的彩色照片。

② 胸部X线片：有清晰明确的病灶可作为可测量病灶，但最好用CT扫描。

③ CT和MRI：对于判断可测量的目标病灶评价疗效，CT和MRI是目前最好的并可重复随诊的方法。对于胸、腹和盆腔，CT和MRI用10mm或更薄的层面扫描，螺旋CT用5mm层面连续扫描，而头颈部及特殊部位要用特殊的方案。

④ 超声检查：当研究的终点是客观肿瘤疗效时，超声波不能用于

测量肿瘤病灶，仅可用于测量表浅可扪及的淋巴结、皮下结节和甲状腺结节，亦可用于确认临床查体后浅表病灶的完全消失。

⑤ 内镜和腹腔镜：作为客观肿瘤疗效评价至今尚未得到广泛充分的应用，仅在有争议的病灶或有明确验证目的高水平的研究中心中应用。这种方法取得的活检标本可证实病理组织上的完全缓解。

⑥ 肿瘤标志物：不能单独应用于判断疗效。但治疗前肿瘤标志物高于正常水平时，临床评价完全缓解时，所有的标志物需恢复正常。疾病进展的要求是肿瘤标志物的增加必须伴有可见病灶的进展。

⑦ 细胞学和病理组织学：在少数病例，细胞学和病理组织学可用于鉴别完全缓解和部分缓解，区分治疗后的良性病变还是残存的恶性病变。治疗中出现的任何渗出，需细胞学区别肿瘤的缓解、稳定及进展。

2. 肿瘤缓解的评价

（1）肿瘤病灶基线的评价　要确立基线的全部肿瘤负荷，对此在其后的测量中进行比较，可测量的目标病灶至少有一个，如是有限的孤立的病灶，需要组织病理学证实。

① 可测量的目标病灶：应代表所有累及的器官，每个脏器最多 5 个病灶，全部病灶总数最多 10 个作为目标病灶，并在基线时测量并记录。目标病灶应根据病灶长径大小和可准确重复测量性来选择。所有目标病灶的长度总和，作为有效缓解记录的参考基线。

② 非目标病灶：所有其他病灶应作为非目标病灶并在基线上记录，不需要测量的病灶在随诊期间要注意其存在或消失。

（2）缓解的标准

① 目标病灶的评价

完全缓解：所有目标病灶消失。

部分缓解：基线病灶长径总和缩小≥30%。

疾病稳定：基线病灶长径总和有缩小但未达部分缓解或有增加但未达疾病进展。

疾病进展：基线病灶长径总和增加≥20%或出现新病灶。

② 非目标病灶的评价

完全缓解：所有非目标病灶消失和肿瘤标志物水平正常。

疾病进展：出现一个或多个新病灶和（或）存在非目标病灶进展。

疾病稳定：一个或多个非目标病灶和（或）肿瘤标志物高于正常持续存在。

3. 总的疗效评价（表附 B-1）

（1）最佳缓解评估 最佳缓解评估是指治疗开始后最小的测量记录直到疾病进展/复发（最小测量记录作为进展的参考）；虽然没有疾病进展证据，但因全身情况恶化而停止治疗者应为"症状恶化"并在停止治疗后详细记录肿瘤客观进展情况。要明确早期进展、早期死亡及不能评价的患者。在某些情况下，很难辨别残存肿瘤病灶和正常组织，评价完全缓解时，在4周后确认前，应使用细针穿刺或活检检查残存病灶。

（2）肿瘤重新评价的频率 肿瘤重新评价的频率决定于治疗方案，实际上治疗的获益时间是不清楚的，每2周期（6～8周）的重新评价是合理的，在特殊的情况下应调整为更短或更长的时间。治疗结束后，需重新评价肿瘤决定于临床试验的终点，是缓解率还是到出现事件时间（time to event、TTE）即到进展/死亡时间（time to progression，TTP；time to death，TTD）。如为TTP/TTD那需要常规重复的评估，两次评估间隔时间没有严格的规定。

（3）确认 客观疗效确认的目的是避免RR的偏高，完全缓解、部分缓解肿瘤测量的变化必须反复判断证实，必须在首次评价至少4周后复核确认，由试验方案决定的更长时间的确认同样也是合适的。疾病稳定病人在治疗后最少间隔6～8周，病灶测量至少有一次疾病稳定。对于以无进展生存期（progression-free survival，PFS）和总生存期（overall survival，OS）为终点的临床研究并不需要反复的确证肿瘤大小的变化。

（4）缓解期 是从首次测量完全缓解或部分缓解时直到首次疾病复发或进展时。

（5）稳定期 是从治疗开始到疾病进展的时间，疾病稳定期与临床的相关性因不同的肿瘤类型、不同的分化程度而变化。

缓解期、稳定期以及无进展生存期受基线评价后随诊频率的影响，由于受到疾病的类型、分期、治疗周期及临床实践等多种因素的影响，至今尚不能确定基本的随诊频率，这在一定程度上影响了试验终点的准确度。

（6）PFS/TTP 在一些情况下（如脑肿瘤或非细胞毒药物的研究）PFS/TTP可考虑为作为研究的终点，尤其是非细胞毒作用机制的生物药物的初步评估。

（7）独立的专家委员会 对于完全缓解、部分缓解是主要的研究终点，强调所有缓解都必须被研究外的独立专家委员会检查。

4. 结果报告

　　试验中的所有患者包括偏离了治疗方案或不合格的患者必须判断对治疗的疗效（intend to treatment、ITT），每个患者都必须按如下分类完全缓解、部分缓解、疾病稳定、疾病进展、死于肿瘤、死于毒性、死于其他肿瘤、不明（没有足够的资料评估）。所有符合标准合格的患者都应包括在 PR 的分析中，所有 PD 和死亡都应考虑为治疗失败。结论是基于符合标准的患者，其后的进一步分析可在患者的不同亚群中，并提供 95％的可信限间隔。

　　5. 总疗效评价

　　见表附 B-1。

表附 B-1　总疗效评价

目标病灶	非目标病灶	新病灶	总疗效
完全缓解	完全缓解	无	完全缓解
完全缓解	未达完全缓解/疾病稳定	无	部分缓解
部分缓解	无疾病进展	无	部分缓解
疾病进展	任何	有或无	疾病进展
任何	疾病进展	有或无	疾病进展
任何	任何	有	疾病进展
疾病稳定	无疾病进展	无	疾病稳定

三、WHO 与 RECIST 疗效评价标准比较

　　见表附 B-2。

表附 B-2　WHO 与 RECIST 疗效评价标准比较

疗效	WHO （两个最大垂直径乘积变化）	RECIST （最长径总和变化）
完全缓解	全部病灶消失维持 4 周	全部病灶消失维持 4 周
部分缓解	缩小 50％维持 4 周	缩小 30％维持 4 周
疾病进展	增加 25％病灶增加前非完全缓解或部分缓解或疾病稳定	增加 20％病灶增加前非完全缓解或部分缓解或疾病稳定
疾病稳定	非部分缓解或疾病进展	非部分缓解或疾病进展

附录C 抗肿瘤药物静脉输液的注意事项

① 环磷酰胺（CTX）：200mg/支，iv 或 iv gtt，0.9%氯化钠注射液、注射用水，现配现用。注意要多喝水，滴速以 30～40 滴/min 为宜。大剂量使用时应水化利尿，同时使用尿路保护剂（美司钠），预防出血性膀胱炎；肝肾损害者慎用。

② 异环磷酰胺（IFO）：1g/支，iv gtt，林格液、0.9%氯化钠注射液，现配现用。泌尿系统毒性反应严重，2.5g/m² 溶于生理盐水或林格液 500～1000ml 中要滴 3～4h。需充分水化，同时用美司钠解毒；尽可能减少镇静、镇痛及麻醉药同时应用，以减少神经系统毒性。美司钠 0.4g/支，iv 或 iv gtt，0.9%氯化钠注射液，现配现用。在滴异环磷酰胺的同时、滴上后第 4h，第 8h 各注射一次。

③ 多柔比星（ADM）：10mg/支，iv 或 iv gtt，0.9%氯化钠注射液、5%葡萄糖注射液，现配现用。防止渗漏，外渗可致组织溃疡、坏死，最好中心静脉给药。有心脏毒性，化疗时应进行心脏监护，避免发生急性毒性反应。应告诉患者尿液可变为红色。

④ 表柔比星（EPI）：10mg/支，iv gtt，0.9%氯化钠注射液、注射用水，现配现用。防止渗漏，外渗可致组织溃疡、坏死，最好中心静脉给药。有心脏毒性，化疗时应进行心脏监护，避免发生急性毒性反应。应告诉患者尿液可变为红色。

⑤ 吡柔比星（THP）：10mg/支，iv gtt，5%葡萄糖注射液，现配现用。静脉内注射时可引起血管痛、静脉炎。避免用盐水配药。30～40 滴/min。注意本药对心脏的毒性。

⑥ 丝裂霉素（MMC）：2mg/支，iv 或 iv gtt，0.9%氯化钠注射液，现配现用。静脉内注射时可引起血管痛、静脉炎、血栓。注意观察注射部位尽量减慢注射速度。切忌药物漏出血管外；监测血象变化因血小板及白细胞会下降，前者尤为明显，可有出血倾向。

⑦ 卡铂（C_{BP}）：100mg/支，iv gtt，5%葡萄糖注射液，现配现用。

需要监测肝肾功能。本药对骨髓功能有明显的抑制。补液体量不少于2000ml。输液时应避免日光直射。

⑧ 顺铂（DDP）：10mg/支，iv gtt，0.9%氯化钠注射液，现配现用。需要监测肝肾功能。应避光，500ml宜2h内滴完。必须根据顺铂的剂量进行水化利尿，记出入量。对恶心呕吐要进行预防和及时处理。注意患者有无耳鸣，并及时停药观察。

⑨ 奥沙利铂（草酸铂，艾恒）：50mg/支，iv gtt，5%葡萄糖注射液，现配现用。不与氯化合物同用，在其输液前后应输葡萄糖溶液。250～500ml 5%葡萄糖注射液，溶液要输注2～6h。严禁用冷水洗漱和进冷食；禁止与碱性药物或碱性溶液配伍输注；在配置药液及输注时应避免接触铝制品。

⑩ 甲氨蝶呤（MTX）：5mg/支、1g/支，iv或iv gtt或im，0.9%氯化钠注射液、5%葡萄糖注射液，现配现用。防止渗漏，可致组织溃疡，一次使用5g以上静脉注射要6h，5g以下要30～40滴/min，大剂量时需亚叶酸钙解毒。与弱酸性药物，如阿司匹林或磺胺类药物合用时能增加其毒性；治疗中应该密切观察血常规及肝肾功能；当长春新碱和甲氨蝶呤合用时，先用长春新碱，阻止甲氨蝶呤从细胞内流出，可以提高疗效；先用甲氨蝶呤后用氟尿嘧啶能增加细胞杀伤；先用甲氨蝶呤后用L-门冬酰胺酶能降低甲氨蝶呤的细胞毒性。

⑪ 氟尿嘧啶（5-FU）：250mg/支，iv或iv gtt，0.9%氯化钠注射液、5%葡萄糖注射液，现配现用。氟尿嘧啶由肝脏代谢分解，经肾脏及呼吸道排出，在治疗前后应监测肝肾功能；监测尿量，成人每天1500ml以上，以免蓄积性毒性发生。给药途径不同，毒性作用和副作用轻重不同。如口服则胃肠道反应重，静脉给药则各反应都重，持续给药4～6h以上则疗效较好且副作用较轻。

⑫ 亚叶酸钙（CF）：100mg/支、50mg/支，iv或iv gtt或im，0.9%氯化钠注射液、5%葡萄糖注射液，现配现用。本品不应与叶酸拮抗剂如甲氨蝶呤同时使用。甲氨蝶呤过量时可每6h肌注本品10～12mg，作解毒用。

⑬ 羟喜树碱（HCPT）：2mg/支，iv或iv gtt，0.9%氯化钠注射液，现配现用。应缓慢注射，因为滴速快可引起心律失常。用药期间应鼓励患者多饮水，以减轻膀胱刺激性。

⑭ 紫杉醇（泰素，Taxol）：30mg/支，iv gtt，0.9%氯化钠注射液、5%葡萄糖注射液，现配现用。比多柔比星先用，滴后3h再用多柔

比星，500ml液体不少于3h，注意过敏反应，用药时备抢救盒。用专用管，不可接触聚氯乙烯塑料器械和设备。用药期间注意监测生命体征的变化。

⑮ 多西他赛（泰索帝，Dacetaxol）：20mg/支、80mg/支，iv gtt，0.9%氯化钠注射液，现配现用。75mg/m^2 用 1h 滴完。注意过敏反应，用药时备抢救盒。配药时忌剧烈摇动。为预防液体潴留，应提前服用皮质类固醇激素。

⑯ 吉西他滨（健择，GEM）：1g/支、200mg/支，iv gtt，0.9%氯化钠注射液，现配现用。100ml 或 250ml 的补液 30～40min 内滴完。延长药物滴注时间和增加用药频率可增加药物毒性。

⑰ 长春新碱（VCR）：1mg/支，iv，0.9%氯化钠注射液、注射用水，现配现用。仅用于静脉注射，渗出后可致局部坏死；防止药物溅入眼睛；使用时要避光；注意观察有无便秘、腹胀等肠梗阻迹象。

⑱ 长春地辛（VDS，西艾克）：4mg/支，iv 或 iv gtt，0.9%氯化钠注射液、注射用水，现配现用。必须溶于生理盐水，于短时间内即15～20min 内静脉输注，并用生理盐水冲管。监测血象、神经毒性反应；宜用中心静脉注入；避光；保持大便通畅。

⑲ 酒石酸长春瑞滨（诺维本，NVB，盖诺）：10mg/支，iv gtt，0.9%氯化钠注射液，现配现用。必须溶于生理盐水，于短时间内即15～20min 内静脉输注，并用生理盐水冲管。宜用中心静脉注入；监测血象，预防感染；保持大便通畅。

⑳ 依托泊苷（VP-16）：100mg/支，iv 或 iv gtt，0.9%氯化钠注射液，现配现用。避光。

㉑ 替尼泊苷（VM26）：50mg/支，iv gtt，0.9%氯化钠注射液、5%葡萄糖注射液，现配现用。本品毒性为骨髓抑制，表现为血小板减少。点滴药物时注意避免外渗而引致组织坏死，输注本品时在30min 内应监测生命体征。30～40 滴/min。肝肾功能损害或肿瘤已侵犯骨髓者慎用。监测生命体征。滴速不宜过快，应在30min 以上，避免低血压。用药时避免受孕。

㉒ 曲妥组单抗（赫赛汀，herceptin）：440mg/支，iv gtt，0.9%氯化钠注射液，现配现用。用配送的 20ml 无菌溶液稀释 440mg 曲妥组单抗，每次用 250ml 0.9%氯化钠注射液加 110mg 曲妥组单抗的稀释液，半小时滴完（首次使用则需 90min 滴完），每次用剩的溶液必须无菌并

在2～8℃下封存。配药时忌剧烈摇晃。

㉓ 达卡巴嗪（氮烯咪胺，DTIC）：100mg/支，iv gtt，5％葡萄糖注射液，现配现用。遇热分解，对光和酸不稳定，输液时应该避光；避免外渗对局部的损伤。30～60min滴完。

附录D 化疗药物毒性及防治

一、血液系统毒性

血液系统毒性见表附 D-1。

表附 D-1 血液系统毒性的剂量调整

下次化疗前的计数	剂量调整
WBC($\times 10^9$ 个/L)	
>4.000	100％剂量
3.000~3.999	无骨髓抑制药物用 100％,有骨髓抑制药物用 50％
2.000~2.999	无骨髓抑制药物用 100％,有骨髓抑制药物用 25％
1.000~1.999	有骨髓抑制药物用 25％
≤0.999	不用药
PLT($\times 10^{12}$个/L)	
>100	100％剂量
500~100	无骨髓抑制药物用 100％
<500	不用药

二、胃肠道毒性

（1）黏膜炎 抗真菌治疗（念珠菌很常见）。

（2）坏死性肠炎（绝大多数为难辨梭状芽孢杆菌） 万古霉素（125mg，4 次/d，10~14d）。

三、皮肤反应

（1）药物外渗 皮肤坏死。糖皮质激素局部浸润注射，冰袋包扎，4~5 次/d，连用 3d。

（2）全身过敏反应（尤其是紫杉类） 地塞米松 10mg，po 或 iv，治疗前 12h 和 6h；苯海拉明 50mg，iv，治疗前 30min；雷尼替丁

50mg，治疗前 30min。西咪替丁 300mg，治疗前 30min。

（3）肝脏毒性　不常见。

（4）间质性肺炎　多柔比星、烷化剂和亚硝基脲。

（5）心脏毒性　多柔比星、环磷酰胺、丝裂霉素 C。

（6）泌尿生殖道毒性　环磷酰胺、异环磷酰胺、顺铂（水化＋甘露醇利尿，避免使用氨基糖苷类药物）。

四、神经毒性

长春新碱、紫杉醇、顺曲铂可致神经毒性。维生素 B_6 可减少这些毒性，化疗停止后会缓解。

五、性腺功能障碍

化疗药物尤其是烷化剂可致性腺功能障碍。

降低常见副作用。

强催吐药的联合止吐方案见表附 D-2。

表附 D-2　强催吐药的联合止吐方案

药物	剂量
地塞米松	20mg,iv
昂丹司琼(恩丹西酮)	32mg,iv(可分次使用)
甲氧氯普胺	3mg/kg,iv(必要时每 2h 重复)
苯海拉明	25～50mg,iv(必要时每 2h 重复)
劳拉西泮	1～2mg,iv

剂量的计算（体表面积计算的剂量较体重更佳）

$$Mostellar 公式(m^2) = wt \times ht / 3600$$

式中，wt 为以 kg 计算的体重；ht 为以 cm 计算的身高。

以 mg/kg 表示的剂量 $\times 40 =$ 以 mg/m^2 的剂量

附录E 抗肿瘤药物的分类及作用机制

一、影响核酸生物合成的药物

为细胞周期特异性药物（CCSA），主要作用于 S 期。

① 氟尿嘧啶（5-FU）：抑制脱氧胸苷酸合成酶，影响 DNA 合成。也能掺入 RNA 中干扰蛋白质合成。对多种肿瘤有效，特别对消化道癌症和乳腺癌疗效较好。

② 巯嘌呤（6-MP）：干扰嘌呤代谢，阻碍核酸合成。对儿童急性淋巴性白血病疗效好，大剂量治疗绒毛膜上皮癌有效。

③ 甲氨蝶呤（MTX）：抑制二氢叶酸还原酶，阻止脱氧胸苷酸合成，影响 DNA 合成。也可阻止嘌呤核苷酸合成而干扰 RNA 和蛋白质合成。用于儿童急性白血病和绒毛膜上皮癌。

④ 阿糖胞苷（Ara-C）：抑制 DNA 多聚酶，阻止 DNA 合成。也可掺入 DNA 中干扰其复制，使细胞死亡。是治疗成人急性粒细胞或单核细胞白血病的有效药物。

⑤ 羟基脲（Hu）：抑制核苷酸还原酶，阻止 DNA 合成。对慢性粒细胞白血病、黑色素瘤有效。肾功能不良者慎用。

二、破坏 DNA 结构和功能的药物

为细胞周期非特异性药物（CCNSA）。

这类药物如烷化剂、抗生素和铂类制剂等。

（1）烷化剂　具有活泼的烷化基团，能与 DNA 或蛋白质的某些基团起烷化作用，形成交叉联结或引起脱嘌呤作用，使 DNA 链断裂；还可使核碱配对错码，造成 DNA 结构和功能的损害。

① 环磷酰胺：在肿瘤细胞转变为磷酰胺氮芥，与 DNA 形成交叉联结，抑制肿瘤细胞的生长繁殖。抗瘤谱较广，对恶性淋巴瘤、急性淋巴

性白血病等疗效好。还可作为免疫抑制药。其代谢产物丙烯醛由尿排出刺激膀胱可引起化学性膀胱炎如血尿和蛋白尿。

② 噻替派（TSPA）：与 DNA 的碱基结合，抑制瘤细胞分裂。抗瘤谱广，用于乳腺癌、卵巢癌、肝癌和恶性黑色素瘤等。抑制骨髓。

③ 白消安（马利兰）：在体内解离后起烷化作用。对慢性粒细胞白血病疗效显著。易引起骨髓抑制，偶见肺纤维化。

④ 亚硝脲类：脂溶性高，易透过血脑屏障，可治疗脑瘤、黑色素瘤等。常见骨髓抑制、消化道反应，偶有肝肾毒性。卡莫司汀、洛莫司汀、司莫司汀属此类。

（2）抗生素类

① 丝裂霉素 C（MMC）：与 DNA 双链交叉联结，抑制 DNA 复制，或使部分 DNA 断裂。抗瘤谱广，可与博来霉素、长春新碱治疗宫颈癌；与多柔比星、氟尿嘧啶（5-FU）治疗胃癌、肺癌、慢性粒细胞白血病、恶性淋巴瘤等。可致明显的骨髓抑制、胃肠反应，偶见心脏毒性。

② 博来霉素（BLM）：在腺嘌呤-胸腺嘌呤配对处与 DNA 结合，使 DNA 断裂，阻止 DNA 复制。用于鳞状上皮癌、淋巴瘤和睾丸癌。可致过敏性休克，最严重不良反应为肺纤维化。

（3）金属化合物　有顺铂（DDP）与卡铂。顺铂可与 DNA 上的鸟嘌呤、腺嘌呤、胞嘧啶形成交叉联结破坏 DNA 的结构和功能。抗瘤谱广，对睾丸肿瘤、卵巢癌、膀胱癌、乳腺癌等实体瘤有效。可致消化道反应、骨髓抑制、听力减退。卡铂的抗癌作用与顺铂相似，毒性较低，但仍可致骨髓抑制。

三、嵌入 DNA 干扰转录 RNA 的药物

为细胞周期非特异性药。

① 放线菌素 D：嵌入 DNA 碱基对间鸟嘌呤和胞嘧啶间，阻碍 RNA 多聚酶的功能，阻止 RNA 合成。抗瘤谱较窄，对恶性葡萄胎、绒毛膜上皮癌、淋巴瘤、肾母细胞瘤、横纹肌肉瘤及神经母细胞瘤的疗效较好。

② 柔红霉素：与 DNA 碱基对结合，阻止转录过程，抑制 DNA 复制和 RNA 合成，可治急性淋巴性白血病、急性粒细胞白血病。可抑制骨髓，心脏毒性大。

③ 多柔比星（阿霉素，ADM）：作用机制同柔红霉素，属周期非特异性药。抗瘤谱广。不良反应同红霉素，但心脏毒性轻。

④ 普卡霉素：抗肿瘤机制同柔红霉素，还有抗甲状旁腺作用，用于睾丸胚胎瘤，并纠正癌所致的血钙过高。可致恶心呕吐、血小板减少、粒细胞减少、肝肾毒性。

四、干扰蛋白质合成的药物

① 长春碱类：为作用于 M 期的药，主要有长春碱（VLB）和长春新碱（VCR）。它们可干扰纺锤丝微管蛋白合成，使细胞有丝分裂停止于中期。长春碱主要用于急性白血病、恶性淋巴瘤及绒毛膜上皮癌，对淋巴瘤类也有效，但对骨髓抑制明显。长春新碱对小儿急性淋巴细胞白血病疗效较好，与其他抗癌药合用于多种癌瘤的治疗。长春新碱对骨髓抑制不明显，主要引起神经症状。

② 鬼臼毒素及依托泊苷（VP-16）：鬼臼毒素破坏纺锤丝的形成，抑制有丝分裂。依托泊苷（VP-16）干扰 DNA 拓扑异构酶Ⅱ，使 DNA 断裂。临床上常与顺铂联合用于治疗睾丸肿瘤、肺小细胞癌。也用于淋巴瘤治疗。可致胃肠道反应、骨髓抑制、肝毒性。

③ 紫杉醇：促进微管蛋白聚合并抑制其分解，影响纺锤体功能而抑制瘤细胞有丝分裂，适于转移性卵巢癌，对食管癌、肺癌也有效。有骨髓抑制、周围神经病变。

④ 三尖杉酯碱：抑制蛋白质合成起始阶段，使核蛋白体分解，释出新生肽链，抑制有丝分裂。对急性粒细胞白血病疗效好，对急性单核细胞白血病也有效。可引起心肌损害。

⑤ L-门冬酰胺酶：可水解血清门冬酰胺而使肿瘤细胞缺乏门冬酰胺而生长受抑。主要用于急性淋巴细胞白血病。可有低蛋白血症及出血。

五、激素类

无一般抗肿瘤药的不良反应。

① 肾上腺皮质激素：抑制淋巴组织，使淋巴细胞溶解。对急性淋巴细胞白血病及恶性淋巴瘤的疗效较好。对慢性淋巴细胞白血病也有效。

②　雌激素：减少促间质细胞激素的分泌，从而减少雄激素的分泌并有抗刺激素作用。用于前列腺癌的治疗。还可用于绝经 7 年以上伴有内脏或软组织转移的乳腺癌患者。

③　雄激素：可抑制促卵泡激素的分泌而减少雌激素分泌，对抗乳腺癌细胞腺催乳素的促进作用而抗乳腺癌。对女性晚期乳腺癌，尤其是骨转移者疗效较佳。

④　他莫昔芬：阻断雌激素的促乳腺癌作用。用于治疗乳腺癌。无雄激素的副作用。

附录F 常见化疗药物用药注意事项

一、烷化剂

1. 环磷酰胺（CTX）

① 在室温中稳定，溶于水，但溶解度不大。水溶液不稳定，故应在溶解后短期内应用。

② 可由脱氢酶转变为羧磷酸酰胺而失活，或以丙醛形式排出，导致泌尿系统毒性，故应用时应鼓励患者多饮水。大剂量应用时需配合美司钠解毒。

2. 异环磷酰胺（IFO）

① 一般用生理盐水配伍，因代谢产物对泌尿系统有毒性，轻者可表现为血肌酐升高，大剂量可导致肾小管坏死，故必须用尿路保护剂美司钠解毒。

② 用法及用量：美司钠与异环磷酰胺的代谢产物结合，因而避免发生膀胱炎。其静脉注射排出较慢，所以每4h给药1次。其剂量是异环磷酰胺总剂量的60%。于异环磷酰胺静滴的0h、4h、8h静推。

③ 神经毒性：肾功能不全和既往用过顺铂（DDP）的患者可有神经毒性，这是由于异环磷酰胺的代谢产物氯乙醛引起的。患者表现为昏睡、意识不清，常在药物治疗期间内或停药后短期内出现。故应尽量减少镇静、镇痛及麻醉药物同时应用。

二、抗代谢药

1. 氟尿嘧啶（5-FU）

① 通过抑制胸腺嘧啶核苷酸合成酶而抑制DNA合成。

② 一般用葡萄糖溶液配伍。

③ 由肝脏代谢分解，经肾脏及呼吸道排出，在治疗前后应监测肝

肾功能；监测尿量，成人每天 1500ml 以上，以免蓄积毒性发生。

④ 氟尿嘧啶 （5-FU） 不能与奥沙利铂同时用，因为奥沙利铂与碱性溶液存在配伍禁忌，也不能通过同一条静脉给药。

2. 吉西他滨 （健择，GEM）

① 一般用生理盐水溶解，已配制的溶液在室温下可稳定 24h。

② 用 100ml 或 250ml 的溶液 30min 或 40min 滴完。延长药物滴注时间和增加用药频率可增加药物毒性。

③ 吉西他滨和顺铂联用时，应先用吉西他滨，再用顺铂。如果在顺铂后应用吉西他滨可加重骨髓抑制。

三、抗肿瘤抗生素

1. 平阳霉素 （PYM）

① 对鳞癌有较好疗效，而肺毒性较低。

② 与博来霉素成分相近，引起化学性肺炎或肺纤维化的机会较小。

2. 多柔比星 （ADM）

① 其代谢产物配氧糖基与心脏毒性有关。目前认为总剂量不宜超过 $450\,\mathrm{mg/m^2}$。

② 辅酶 Q10、维生素 C、维生素 E 等由于可清除自由基，可降低心脏毒性。

③ 防止外渗，外渗可致组织溃疡、坏死，最好经中心静脉给药。化疗时应进行心脏监护，应告诉患者尿液可变成红色。

3. 表柔比星 （EPI）

与多柔比星相似，但代谢产物配氧糖基产生少，心脏毒性小。

四、植物来源的抗肿瘤药及其衍生物

1. 长春新碱 （VCR）

① 生理盐水或葡萄糖溶液配伍均可。

② 仅用于静脉注射，渗出后可导致局部坏死；防止药物溅入眼睛；使用时要避光。注意观察有无便秘、腹胀等肠梗阻迹象。

③ 对骨髓抑制和消化道反应较大而周围神经系统毒性大。用药期间应严格监测血常规。注射局部有刺激作用，不能外漏。

2. 长春瑞滨 （NVB、盖诺、诺维本）

① 主要用于非小细胞肺癌、乳腺癌、卵巢癌、淋巴瘤等。

② 必须溶于生理盐水。于短时间内即 15～20min 内静滴，用生理盐水 100ml＋激素 5mg 前后冲管。对静脉有刺激性，宜用中心静脉注入，避免外渗。也可用利多卡因 50mg 在长春瑞滨输注前后进行冲洗，减少血管刺激。

③ 骨髓抑制较明显，主要是白细胞减少，多在 7d 内恢复。神经毒性主要表现为腱反射减低（约 25％）及便秘（17％～40％）。

3. 羟喜树碱（HCPT）

① 作用机制为抑制 DNA 拓扑异构酶Ⅰ。

② 一般用生理盐水配伍。应缓慢注射，因为滴速快可引起心律失常。用药期间应鼓励患者多饮水，以减轻膀胱刺激性。

③ 主要对肝癌、大肠癌、肺癌和白血病有效。

4. 紫杉醇（PTX）

① 对卵巢癌、乳腺癌、非小细胞肺癌有较好的疗效，对头颈癌、食管癌、胃癌等有效。

② 生理盐水、葡萄糖氯化钠液溶解均可。与顺铂联用时，先用紫杉醇可减轻骨髓抑制；与多柔比星（ADM）联用时，先用多柔比星，后用紫杉醇，可降低黏膜炎发生率。紫杉醇滴完 3h 后用多柔比星，500ml 液体不少于 3h。

③ 必须用玻璃瓶来配，不能用塑料瓶和塑料管，否则紫杉醇有效成分会吸附在塑料瓶壁上，降低效价。

④ 为预防过敏反应，在紫杉醇用药前 12h 和 6h 分别予地塞米松 10mg，po；在静滴前 30min 苯海拉明 50mg，po 或 im 予 H_2 受体拮抗药西咪替丁 300mg，iv。

⑤ 给药期间尤其输注开始的 15min 内应密切观察有无过敏反应。

五、其他抗肿瘤药及辅助治疗药

1. 达卡巴嗪（DTIC、氮烯咪胺）

① 主要用于霍奇金病、黑色素瘤和软组织肉瘤。

② 为减少对血管的刺激，可用 5％葡萄糖溶液 25ml 稀释后快速静脉注射。联合用药时，每次 200mg/m²，iv gtt（30～60min），连用 5d，3 周重复 1 次。

2. 顺铂（DDP）

① 一般用生理盐水溶，500ml 需 2h 内滴完。必须根据顺铂的剂量进行水化利尿，记出入量。

② 不良反应主要为消化道反应、肾脏毒性、骨髓抑制及听神经毒性。注意患者有无耳鸣，并及时停药观察。

3. 奥沙利铂（草酸铂、L-OHP、OXA、艾恒）

① 不与氯化合物同用，在其输液前后应输葡萄糖溶液。250～500ml 5％葡萄糖溶液要输注 2～6h。

② 严禁用冷水洗漱和进冷食；禁止与碱性溶液配伍输注；在配制药液及输注时应避免接触铝制品。

③ 对大肠癌、卵巢癌有较好疗效，对胃癌、非霍奇金淋巴瘤、头颈部肿瘤有一定疗效。对氟尿嘧啶治疗无效的大肠癌病人，对铂耐药者仍有效。

4. 去甲斑蝥素

① 对肝癌、食管癌等细胞株的形态、增殖有破坏或抑制作用，可抑制肿瘤细胞合成。对骨髓细胞无抑制作用，且能升高白细胞。

② 可用于联合化疗，与其他化疗药物联用能提高疗效、减少副作用。

附录G 化疗临床需注意细节总结

1. 化疗药物的配伍

① 必须用葡萄糖液配伍的：L-OHP、CBP、THP（CBP 和 L-OHP 在盐水中不稳定，可以变成 cddp，所以必须用糖）。

② 一般用葡萄糖液配伍的：EPI、5-FU、CF（在临床工作中，在盐水里难溶解，一般还是在葡萄糖氯化钠液里用）。

③ 必须用盐水配伍的：VM-26、DDP（在盐水中稳定，有提倡用高盐配的）。

④ 一般用盐水配伍的：VP-16、CTX、IFO、DTIC、HCPT、吉西他滨（健泽）。

⑤ 盐水或葡萄糖液配伍的：ACNU、VCR、VDS、BLM、紫杉醇、多西他赛。

顺铂用盐水而不用糖水并不是难溶或者不稳定。如果细胞外 Cl^- 浓度偏低，会有一部分顺铂分子的 Cl^- 代谢发生在细胞外，带有氧自由基的顺铂分子不能进入细胞内，进而形成二聚体，从而造成脏器损害，尤其是损害肾脏，因此最好是高氯环境，即 3% 的氯化钠溶液配伍顺铂。

L-OHP 与盐水可以形成沉淀，使 L-OHP 迅速分解，所以必须用糖。

2. 预处理

（1）紫杉醇类　如特素、泰素、安泰素等。目的为抗过敏处理。

① 化疗前 12h 口服 10mg 地塞米松（国产地塞米松一般为 0.75mg/片，所以一般口服 13 片，即 9.75mg），化疗前再用 10mg 地塞米松静脉冲入，然后静滴 300mg 西咪替丁，紫杉醇半小时前还需苯海拉明 20mg im。

② 紫杉醇类如特素、泰素、安泰素等的脱敏处理至关重要，对于预处理常这样做：

地塞米松 10mg iv

西咪替丁（泰胃美）0.2g iv

格雷司琼（凯特瑞）3mg iv

苯海拉明 20mg im（PTX 输入前半小时给）

③ 紫杉醇（泰素）必须用玻璃瓶来配，不能用塑料瓶，否则紫杉醇的有效成分会吸附在塑料瓶壁上，降低效价。

（2）多西他赛　如泰索帝、紫杉特尔、艾素。目的为预防液体潴留综合征。于 TXT 药前 1d 开始使用，连用 3d（地塞米松 8mg，口服，q12h）。

（3）提到 NVB 这一类，是用利多卡因 50mg 在 NVB 输注前后对血管进行冲洗，减少血管刺激。

（4）CPT-11 如果第一次出现腹泻，第二次化疗前预先给予阿托品皮下注射 0.25mg。年轻一点的病人可以第一次就预先给予阿托品。

（5）伊立替康（CPT-11）　易出现乙酰胆碱综合征，需用阿托品 0.25mg 皮下注射；延迟性腹泻，需用洛哌丁胺（易蒙停），且用法为首剂 4mg，以后 2mg，每 2h 一次，直至末次水样便停止后继续 12h，但最长不超过 48h。

我们习惯在第一次 CPT 就打阿托品。其发生腹泻后会很危险。最大量可至 360mg/d。

（6）长春瑞滨（NVB）　应快速滴完，10～15min，滴完后再用生理盐水 20ml＋DXM 5mg 静推，减轻血管刺激。

（7）异环磷酰胺（IFO）需用美司钠，用量为 IFO 的 60％，于 IFO 静滴的 0h、4h、8h 静推。

（8）一个一般状况很好的患者，住院后接受检查过程中本是没有必要输液的，当然免疫支持除外，在这种状况下若不给些药物有些患者会感觉对其不是很关注，处理办法是给予高糖加胰岛素静滴几天，原因是胰岛素可以促进葡萄糖转化为糖原进入细胞，这样对于化疗有增敏作用，当然具体效果很难说。化疗前常给病人半量激化液和右旋糖酐 40＋复方丹参，似乎患者更好耐受化疗，但没有统计。

3. 化疗药物顺序

① MTX 后 6h 再用 5-FU 疗效好、毒性低。

② CBP 后 4h 后用 GEM 疗效更好。

③ DDP、GEM 联合用药，GEM 安排在 d1、d8，DDP 放在 d8，副反应少。

④ PTX、DDP 联合用药，先用 PTX，后用 DDP，否则骨髓抑制加重。

⑤ PTX、ADM联合用药，先用ADM，后用PTX，可降低黏膜炎发生率。PTX、ADM间隔4～24h。

⑥ VCR后8h再用CTX、BLM、MTX。

⑦ 先用5-FU、VP-16或VM-26、紫杉类，后用DDP均可增加疗效，反之则减效。

⑧ CPT-11和VP-16协同效应的机制为：CPT-11可以增加细胞内拓扑异构酶Ⅱ mRNA的含量，导致肿瘤细胞内拓扑异构酶Ⅱ过度表达，使用拓扑异构酶Ⅱ抑制药（VP-16）的细胞毒性增强，因此临床上要求CPT-11的使用先于VP-16，两者若同时使用则表现为拮抗效应。

根据化疗药物的细胞动力学原理来安排的，大致可分为以下两种情况。

（1）序贯化疗　对生长比率较小、增殖较慢的肿瘤，先用大剂量有效的CCNSA，大量杀灭肿瘤细胞，使肿瘤细胞总数减少后，驱动更多的 G_0 期细胞进入增殖周期，继而选用CCSA以杀伤重新进入增殖周期的细胞，重复治疗则取得较好疗效。相反，先用CCSA杀灭周期敏感细胞，然后用CCNSA杀伤其他各期细胞，待 G_0 期细胞进入周期时，可重复上述治疗。

（2）同步化化疗　用CCSA在杀灭处于对此药物敏感时相的肿瘤细胞的同时，又能够延缓肿瘤细胞在周期中的进程，阻止细胞从某一时相进入下一时相，导致细胞在某一时相的暂时性蓄积，即部分同步化。①此时给予对该时相具有杀伤作用的药物或放疗，能明显增效；②此种阻止一旦解除，肿瘤细胞将同步进入周期的下一时相，此时如给予对这一时相具有杀伤作用的药物，也将明显增效。

4. 止吐

① 临床使用的"化疗止吐五联"

a. 甲氧氯普胺1～3mg/kg，静脉使用易致锥体外系反应，可改为im或po 20mg，tid，维生素 B_6 0.2g iv gtt。

b. 地塞米松10mg。

c. 昂丹司琼4mg iv。

d. 地西泮2.5mg tid。

e. H_2 受体拮抗药，如西咪替丁400mg iv、苯海拉明20mg im或异丙嗪25mg im。

② 如果是急性呕吐（24h内）可以考虑使用5-HT_3 受体阻滞药，一旦超过24h即是延迟性呕吐，必须使用激素来治疗。

③ 化疗止呕一般就用 5-HT$_3$ 受体阻滞药就可以。如果要加强的话，可在用 5-HT$_3$ 受体阻滞药之前加用地塞米松 10mg，静脉注射，要用西咪替丁护胃。

④ 有时在用了 5-HT$_3$、DXM、甲氧氯普胺之后，患者仍明显呕吐时，应肌注氯丙嗪 25mg，副作用是夜间排尿时会出现嗜睡。

附录H 肿瘤标志物的种类和临床意义

1. 癌胚抗原（CEA）

CEA 是一个腺癌标志物。

CEA 不同程度地出现在其他很多肿瘤中，如结肠外的其他消化道癌、肺癌、乳腺癌、卵巢癌和甲状腺癌，其中腺癌的 CEA 常高于其他上皮癌。它在监测治疗和预后中更有意义，术后 CEA 仍居高不下者预示着复发的可能。

CEA 水平受吸烟习惯的影响，健康吸烟者参考值范围上限为 7～10ng/ml。

20%～50%良性疾患者 CEA 适量升高。尤其在肠、胰、肝和肺良性疾病中，但 CEA 水平仍保持在病理范围的低值部分，很少超过 10ng/ml。

2. 甲胎蛋白（AFP）

AFP 可诊断原发性肝细胞癌及监测治疗效果。

AFP 也用于诊断生殖细胞肿瘤（非精原细胞瘤的睾丸肿瘤）。

约 9%的恶性肿瘤和肝转移患者可见血清 AFP 升高，这些患者 AFP 值很少超过 100ng/ml，极少超过 500ng/ml，但其 CEA 水平有大幅度升高，因此，同时检测 AFP 和 CEA 可以鉴别诊断原发性肝癌和肝转移人群。

AFP 水平升高也见于肝脏良性疾病，大部分是间歇性升高且在病理范围的低值部分（极少超过 500ng/ml）。这些 AFP 阳性患者更易发生肝细胞癌。

3. 糖类抗原 19-9（CA19-9）

CA19-9 诊断胰腺癌的敏感性达 82%，浓度和肿瘤体积之间无相关性。几乎所有 CA19-9 水平超过 10000U/ml 的患者都存在远处转移。

CA19-9 在肝胆管癌中敏感性可达 50%～75%。

CA19-9 在多种腺癌中升高，如胃癌、结直肠癌、肺癌。

CA19-9 的升高也可见于胃肠道及肝胆胰的各种良性及感染性疾病

（大部分在 100U/ml），往往呈"一过性"增高。若 CA19-9 水平持续升高，特别提示胰腺恶性疾病。

4. 糖类抗原 72-4（CA72-4）

CA72-4 是监测胃癌进程和治疗效果的一个有用的肿瘤标志。

CA72-4 在黏液性卵巢癌也有特殊价值。

CA72-4 在良性和感染疾病中很少升高。

5. 糖类抗原 242（CA242）

在胰腺癌或结直肠癌时，血清 CA242 表达升高。

在胃癌有一定表达。

在良性胃肠疾病如胰腺炎、肝炎及肝硬化患者中，CA242 水平升高有限。

6. 糖类抗原 15-3（CA15-3）

CA15-3 对于乳腺癌高度敏感。CA15-3 也是监测乳腺癌患者术后复发的最佳指标，当 CA15-3 浓度大于 100kU/L 时，可认为有转移性病变，其含量的变化与治疗结果密切相关。

也可见于其他多种腺癌内，如肺腺癌、卵巢癌、胰腺癌。

妊娠前 3 个月的孕妇可见中等程度升高。

7. 糖类抗原 125（CA125）

CA125 存在于浆液性卵巢癌细胞和浆液性腺癌的组织中，但不存在于黏液性卵巢癌中。

很多输卵管、子宫内膜及宫颈内膜腺癌患者血清 CA125 亦有所升高。

CA125 在消化道肿瘤、支气管癌和乳腺癌也可见 CA125 升高。

CA125 是监测浆液性卵巢癌病程及治疗效果的重要的肿瘤标志。血清 CA125 水平与肿瘤体积有直接关系。卵巢癌转移患者 CA125 升高更明显。经治疗后 CA125 含量可明显下降，若不能恢复至正常范围，应考虑有残存肿瘤的可能。

妇科良性肿瘤及附件炎中可见 CA125 升高，在妊娠前 3 个月的孕妇和多种自身免疫性疾病、肝炎、慢性胰腺炎及肝硬化患者中可见轻度升高。

8. 鳞状上皮细胞癌抗原（SCC）

SCC 是鳞状细胞癌的标志，特异性高而敏感性低。

SCC 常用于监测肺、宫颈、头颈上皮细胞癌的进展。

其他鳞状细胞癌如皮肤癌、食管癌、膀胱癌、阴茎和肛门癌都会引起 SCC 水平的升高。

由于唾液、汗液和呼吸分泌物中存在大量 SCC，因此血样应避免暴露于皮肤和唾液。

9. 神经元特异性烯醇化酶（NSE）

NSE 对小细胞肺癌的敏感度及特异度均高。

NSE 对神经母细胞瘤的敏感性可达 85％。

在肺良性疾病中，NSE 可达到 20ng/ml；恶性肿瘤多在 25ng/ml 以上。

NSE 也存在于红细胞、浆细胞和血小板中，若溶血发生或离心时间延长，可导致 NSE 值升高。神经内分泌肿瘤 NSE 也可升高。

10. 铁蛋白（Ferr）

铁蛋白是一种铁结合蛋白，血清水平直接与体内总铁储量有关。

肝癌患者体内存在酸性肿瘤分化铁蛋白，因此血清中升高。

病理状态下释放到血液，在多种恶性疾病中升高，包括淋巴瘤、白血病、结直肠癌、乳腺癌、胰腺癌及肺癌等。

11. 细胞角蛋白 21-1 片段（Cyfra21-1）

Cyfra21-1 对于非小细胞肺癌是一个有用的肿瘤标志，尤其是肺鳞状细胞癌。

Cyfra21-1 可用于膀胱癌的肌肉浸润的监测。

12. 人绒毛膜促性腺激素（HCG）

单纯精原细胞瘤 14％的病例 HCG 阳性，AFP 阴性。

睾丸癌中 70％～75％的非精原细胞瘤 HCG 水平升高。

绒毛膜癌 HCG 通常阳性，同时 AFP 阴性。

内胚窦瘤通常是 HCG 阴性，AFP 阳性。

部分胆囊癌、妇科肿瘤（卵巢、宫颈、子宫内膜及外阴肿瘤）患者 HCG 水平升高。

HCG 可用于诊断和监测妊娠。

13. 前列腺特异抗原（PSA）

PSA 可监测前列腺癌的病程进展和疗效并可监测前列腺增生症患者，尽可能早地发现前列腺癌。

90％患者术后的血清 PSA 值可降至不能检出的痕量水平，若术后血清 PSA 值升高，提示有残存肿瘤；放疗后疗效显著者，50％以上患者在 2 个月内血清 PSA 降至正常。

在前列腺增生症患者以及前列腺炎症的情况下，有时血清 PSA 水平会明显升高。

直肠指诊、膀胱镜检查、结肠镜检查、经尿道活检、激光、测力法以及尿潴留，均可导致轻度或较高水平的以及相对长时间的 PSA 升高，血清 PSA 检测应在这些检查之前或之后一周进行。

PSA 可被抗雄激素治疗抑制。

14. 组织多肽特异性抗原（TPS）

$80\%\sim100\%$ 的肿瘤（如乳腺癌、支气管癌、宫颈癌或膀胱癌等）患者血清 TPS 水平与肿瘤进展密切相关。

TPS 在支气管癌（不考虑组织学类型）敏感性为 51%。

在膀胱癌，尤其是肌层浸润型，也显示出良好的敏感性。

15. 胃蛋白酶原 I 和 II（PG I 和 PG II）

胃蛋白酶原（PG）为胃蛋白酶的前体，反映主细胞的数量，分为 PG I 和 PG II 两种。当胃黏膜发生病变时，PG 分泌细胞受累，血清中 PG 的含量也随之发生改变。

当胃酸分泌增多时 PG I 升高，胃酸分泌减少或胃黏膜腺体萎缩时 PG I 降低，因此 PG I 被称为检测胃泌酸细胞功能的指针。

PG II 与胃底黏膜病变的相关性较大，其升高与胃底腺管萎缩、腺上皮化生或假幽门腺化生、异型增生有关。

当肠上皮化生、不典型增生和胃癌时，PG I 分泌会减少，PG I /PG II 比值也会减低，血清 PG I 、PG II 水平是早期诊断胃癌的一个有效的标志物。

16. 附睾蛋白 4（HE4）

用于早期诊断卵巢癌联合检测。HE4 和 CA125 的联合检测敏感性 76.4%，特异性为 95%，高于单用任一标志物。

17. 胃泌素释放肽前体（ProGRP）

这是诊断小细胞肺癌（SCLC）的最新肿瘤标志。

附录I 已上市靶向药物

1997 年，史上首个癌症靶向药 Rituximab（利妥昔单抗）获得 FDA 批准，该药物以 CD20 为靶点，用于治疗非霍奇金淋巴瘤。此后，癌症靶向药物陆陆续续在美国批准上市，而这些靶向药仅有 29% 在中国上市，余下 71% 还不知道需要多少年才能在中国上市，希望中国癌症患者能尽早享受到这些靶向药带来的益处！

以下是按疾病种类和药物靶点整理的癌症靶向药及其在中国的上市情况。

疾病	靶点	靶向药	中国是否上市
肺癌	EGFR(Her1/ERBB1)	Gefitinib 吉非替尼	√
		Erlotinib 厄洛替尼	√
		Icotinib 埃克替尼	√
		Osimertinib(AZD9291)	×
		Necitumumab 耐昔妥组单抗	×
	ErbB (EGFR、Her2、ErbB3、ErbB4)	Afatinib 阿法替尼	√
	ALK	Ceritinib 色瑞替尼	×
		Alectinib 艾乐替尼	×
	MET	Crizotinib 克唑替尼	√
	ROS1		
	PD-1	Nivolumab 纳武单抗	×
		Pembrolizumab 帕姆单抗	×
	PD-L1	Atezolizumab 阿特组单抗	×
	VEGFR2	Ramucirumab 雷莫芦单抗	×
	VEGF	Bevacizumab 贝伐组单抗	√

疾病	靶点	靶向药	中国是否上市
乳腺癌	CDK4、CDK6	Palbociclib 帕布昔利布	×
	Her2（ERBB2/neu）	Ado-trastuzumabemtansine（T-DMl）	×
		Pertuzumab 帕妥组单抗	×
		Trastuzumab 曲妥组单抗	√
	EGFR（Her1/ERBB1）	Lapatinib 拉帕替尼	√
	mTOR	Everolimus 依维莫司	√
头颈癌	EGFR（Her1/ERBB1）	Cetuximab 西妥昔单抗	√
	PD-1	Pembrolizumab 帕姆单抗	×
结直肠癌	EGFR（Her1/ERBB1）	Cetuximab 西妥昔单抗	√
		Panitumumab 帕尼单抗	×
	kit、PDGFRα/β、RET、VEGFR1/2/3、FGFR1/2、Abl、RAF-1、BRAF、BRAFV 600E	Regorafenib 瑞戈非尼	√
	VEGFA/B、PlGF	Ziv-aflibercept 阿柏西普	×
	VEGFR2	Ramucirumab 雷莫芦单抗	×
	VEGF	Bevacizumab 贝伐组单抗	√
	PD-1	Nivolumab 纳武单抗	×
		Pembrolizumab 帕姆单抗	×
胃癌	VEGFR2	Ramucirumab 雷莫芦单抗	×
	Her2（ERBB2/neu）	Trastuzumab 曲妥组单抗	√
	VEGFR2	Apatinib 阿帕替尼	√
肾癌	PD-1	Nivolumab 纳武单抗	×
	VEGFR1/2/3、PDGFRα、FGFR1/2/3/4、kit、RET	Lenvatinib 乐伐替尼	×
	mTOR	Everolimus 依维莫司	√
		Temsirolimus 替西罗莫司	×
	VEGFR、PDGFR、kit	Pazopanib 帕唑帕尼	×

续表

疾病	靶点	靶向药	中国是否上市
肾癌	RAF、mutant BRAF、kit、VEGFR2/3、PDGFRβ、FLT-3	Sorafenib 索拉非尼	√
	PDGFR、RET、VEGFR、kit、FLT3、CSF-1R	Sunitinib 舒尼替尼	√
	VEGF	Bevacizumab 贝伐组单抗	√
	PDGFR	Axitinib 阿昔替尼	√
	FLT3、kit、MET、RET、VEGFR2	Cabozantinib 卡博替尼	×
胃肠道间质瘤	kit、PDGFRα/β、RET、VEGFR1/2/3、FGFR1/2、Abl、RAF-1、BRAF、BRAF V600E	Regorafenib 瑞戈非尼	√
	ABL、PDGFR、kit	Imatinib 伊马替尼	√
	PDGFR、RET、VEGFR、kit、FLT3、CSF-1R	Sunitinib 舒尼替尼	√
肝癌	RAF、mutant BRAF、kit、VEGFR2/3、PDGFRβ、FLT-3	Sorafenib 索拉非尼	√
食管胃结合部癌	VEGFR2	Ramucirumab 雷莫芦单抗	×
		Apatinib 阿帕替尼	√
	Her2(ERBB2/neu)	Trastuzumab 曲妥组单抗	√
胰腺癌	EGFR(Her1/ERBB1)	Erlotinib 厄洛替尼	√
	mTOR	Everolimus 依维莫司	√
卵巢癌	PARP	Olaparib 奥拉帕尼	×
宫颈癌 输卵管癌	VEGF	Bevacizumab 贝伐组单抗	√
黑色素瘤	PD-1	Nivolumab 纳武单抗	×
		Pembrolizumab 帕姆单抗	×
	CTLA-4	Ipilimumab 伊匹单抗	×
	BRAF	Vemurafenib 维罗非尼	×
		Dabrafenib 达拉非尼	×

疾病	靶点	靶向药	中国是否上市
黑色素瘤	MEK	Trametinib 曲美替尼	×
		Cobimetinib 卡比替尼	×
甲状腺癌	EGFR(Her1/ERBB1)、RET、VEGFR2	Vandetanib 凡德他尼	×
	FLT3、kit、MET、RET、VEGFR1/2/3	Cabozantinib 卡博替尼	×
	VEGFR1/2/3、PDGFRα、FGFR1/2/3/4、kit、RET	Lenvatinib 乐伐替尼	×
	RAF、mutant BRAF、kit、VEGFR2/3、PDGFRβ、FLT-3	Sorafenib 索拉非尼	√
	RAS	Selumetinib 司美替尼	×
多发性骨髓瘤	HDAC	Panobinostat 帕比司他	×
	Proteasome	Carfilzomib 卡非佐米	×
		Bortezomib 硼替佐米	√
		Ixazomib 阿西佐米	×
	CD38	Daratumumab 达雷木单抗	×
	SLAMF7 (CS1/CD319/CRACC)	Elotuzumab 埃洛妥组单抗	×
软组织肉瘤	VEGFR、PDGFR、kit	Pazopanib 帕唑帕尼	×
	PDGFRα	Olaratumab	×
骨巨细胞瘤	RANKL	Denosumab 狄诺塞麦	×
基底细胞癌	Smoothened	Sonidegib 索尼德吉	×
	PTCH	Vismodegib 维莫德吉	×
高危神经母细胞瘤	GD-2	Dinutuximab	×
白血病	ABL、kit、PDGFR	Imatinib 伊马替尼	√
	ABL、kit、kit D816V	Nilotinib 尼洛替尼	√
	ABL、SRC、kit、PDGFRβ	Dasatinib 达沙替尼	√
	ABL、SRC	Bosutinib 博舒替尼	×

续表

疾病	靶点	靶向药	中国是否上市
白血病	ABL、SRC、kit、RET、FLT3、VEGFR、PDGFR、FGFR	Ponatinib 普纳替尼	×
	BTK	Ibrutinib 依鲁替尼	×
	CD20	Obinutuzumab 奥滨尤妥组单抗	×
		Ofatumumab 奥法木单抗	×
		Rituximab 利妥昔单抗	√
	CD52	Alemtuzumab 阿伦组单抗	×
	PI3Kδ	Idelalisib 艾代拉里斯	×
	CD19、CD3	Blinatumomab 双特异性抗体	×
	BCL2	Venetoclax	×
淋巴瘤	BTK	Ibrutinib 依鲁替尼	×
	CD20	Ibritumomabtiuxetan 替伊莫单抗	×
		Rituximab 利妥昔单抗	√
		Tositumomab 托西莫单抗	×
		Obinutuzumab 奥滨尤妥组单抗	×
	CD30	Brentuximabvedotin 本妥昔单抗	×
	HDAC	Belinostat 贝利司他	×
		Romidepsin 罗米地辛	×
		Vorinostat 伏立诺他	×
	PI3Kδ	Idelalisib 艾代拉里斯	×
	PD-1	Nivolumab 纳武单抗	×
	Proteasome	Bortezomib 硼替佐米	√
腹膜癌 胶质母细胞瘤	VEGF	Bevacizumab 贝伐组单抗	√
皮肤纤维肉瘤	kit、PDGFR、ABL	Imatinib 伊马替尼	√

疾病	靶点	靶向药	中国是否上市
膀胱癌（尿路上皮癌）	PD-L1	Atezolizumab 阿特组单抗	×

附录J 处方常用外文缩写表

项目	中文意义	外文缩写	中文意义	外文缩写
给药次数	每日1次	qd	每晨1次	qm
	每日2次	bid	每晚1次	qn(on)
	每日3次	tid	隔日1次	qod
	每日4次	qid	每2天1次	q2d
	每日5次	quing id	每小时1次	qh
	每日6次	sex id	每半小时1次	q1/2h
	每周1次	qw	每4小时1次	q4h
	每2周1次	qiw	每6小时1次	q6h
	隔周1次	qow	每8小时1次	q8h
给药时间	上午	am		
	下午	pm	早餐及晚餐	m et n
	今晚	hn	疼痛时	dol dur
	明晨	cm	早餐前	aj
	明晚	cn	早餐后	pj
	立即	st	中餐前	ap
	随意	a dlid	中餐后	pp
	饭前(晚餐前)	ac	临睡前	hs
	饭后(晚餐后)	pc	用作1次	pd
	必要时(长期)	prn	遵医嘱	md
	需要时(临时)	sos		
给药途径及部位	口服	po	静脉滴注	iv gtt 或 iv drip
	内服	us imt	穴位顿射	i adacum
	外用	us ent	一次顿服	pro dos
	灌肠	pr	餐间	ie
	吸入	inhal	顿服	ht
	鼻用	pro nar	肌内注射	im
	眼用	pro o	腰椎注射	iI
	耳用	pro aur	静脉注射	iv
	阴道用	pro vgain	腹腔注射	ia
	皮试	AST(et)	球结膜下注射	isc
	皮下注射	ih:H	胸腔注射	ip
	皮内注射	id		

参 考 文 献

[1] 万德森主编. 临床肿瘤学. 北京：科学出版社，2000.

[2] 储大同主编. 当代肿瘤内科治疗方案评价. 北京：北京大学医学出版社，2004.

[3] 陈凛主编. 原发性腹膜后肿瘤. 北京：科学技术文献出版社，2000.

[4] 周际昌主编. 实用肿瘤内科学. 北京：人民卫生出版社，2007.

[5] 范钦和等主编. 软组织病理学. 南昌：江西科学技术出版社，2003.

[6] 罗荣城等主编. 肿瘤综合诊疗新进展. 北京：人民军医出版社，2008.

[7] 汤钊猷等主编. 现代肿瘤学. 上海：上海医科大学出版社，1993.

[8] 孙燕主编. 内科肿瘤学. 北京：人民卫生出版社，2005.

[9] 姜文奇，孙晓非，张力，等主编. 实用肿瘤内科处方用药手册. 第2版. 广州：广东科学技术出版社，2009.

[10] 沈志祥等主编. 淋巴瘤特殊问题诊治对策. 上海：上海科学技术出版社，2009.

[11] 章祥主编. 神经系统肿瘤学. 北京：军事医学科学出版社，1999.

[12] 李永生等主编. 肿瘤急症学. 北京：科学技术文献出版社，2009.

[13] 包兴才等主编. 肿瘤急症的诊断与治疗. 北京：人民军医出版社，1998.

[14] 银卫民等主编. 临床肿瘤急症学. 北京：人民卫生出版社，2000.

[15] 安永恒等主编. 肿瘤合理用药. 北京：人民卫生出版社，2004.

[16] 王奇璐主编. 肿瘤科主治医师980问. 北京：中国协和医科大学出版社，2006.

[17] 孙燕，汤钊猷主译. UICC临床肿瘤学手册. 北京：人民卫生出版社，2006.

[18] 隋军主编. 临床肿瘤内科学. 昆明：云南科技出版社，2007.

[19] 季加孚主译. 牛津临床肿瘤手册. 北京：人民卫生出版社，2006.

[20] 廖子君主编. 现代肿瘤治疗药物学. 北京：世界图书出版公司，2002.

[21] 殷蔚伯主编. 肿瘤放射治疗学. 北京：中国协和医科大学出版社，2007.

[22] 周道安主编. 新编放射治疗学. 上海：复旦大学出版社，2010.

[23] 郝希山主编. 肿瘤学. 北京：人民卫生出版社，2010.

[24] 中华医学会编著. 临床诊疗指南——血液学分册. 北京：人民卫生出版社，2006.

[25] 曹惠明主编. 肿瘤科药物手册. 上海：第二军医大学出版社，2004.

[26] 陆再英主编. 内科学. 北京：人民卫生出版社，2008.

[27] 2016 Clinical Practice Guidelines in Oncology（NCCN）.